U0363397

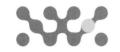

图书馆·情报·文献学

国家社科基金项目书系

　　本书是国家社科基金重点项目"网络用户健康信息素养及交互信息行为引导机制研究"（17AZD036）的研究成果。

健康信息用户研究：
素养、行为与机制

Health Information User Studies:
Literacy, Behavior and Machanism

李月琳　等著

国家图书馆出版社

图书在版编目(CIP)数据

健康信息用户研究:素养、行为与机制／李月琳等著.--北京：
国家图书馆出版社,2024.12. --(图书馆·情报·文献学国家社科
基金项目书系). -- ISBN 978-7-5013-8187-6

Ⅰ.R199.2

中国国家版本馆 CIP 数据核字第 20246GZ330 号

书　　名　健康信息用户研究:素养、行为与机制
　　　　　JIANKANG XINXI YONGHU YANJIU：
　　　　　SUYANG,XINGWEI YU JIZHI
著　　者　李月琳　等著
责任编辑　唐　澈
封面设计　陆智昌

出版发行　国家图书馆出版社(北京市西城区文津街 7 号　100034)
　　　　　(原书目文献出版社　北京图书馆出版社)
　　　　　010-66114536　63802249　nlcpress@nlc.cn(邮购)
网　　址　http://www.nlcpress.com
排　　版　北京金书堂文化发展有限公司
印　　装　河北鲁汇荣彩印刷有限公司
版次印次　2024 年 12 月第 1 版　2024 年 12 月第 1 次印刷

开　　本　787mm×1092mm　1/16
印　　张　21.5
字　　数　421 千字
书　　号　ISBN 978-7-5013-8187-6
定　　价　178.00 元

前　言

　　党的二十大报告明确指出，推进健康中国建设，把保障人民健康放在优先发展的战略位置。党的二十届三中全会再次明确实施健康优先发展战略。改革开放 40 多年以来，我国经济社会发展取得了巨大成就，人民物质生活不断丰富，基本生活条件得到根本改善，民众对生活的追求不再囿于温饱，而是更加关心生活质量，健康则是事关人民生活质量的核心问题。实现国民健康长寿，是国家富强、民族振兴的重要标志，也是全国各族人民的共同愿望。因此，党和政府将健康中国战略确定为国家战略。然而，我国目前仍然面临医疗健康资源不足、分布不均衡的客观事实，这与人民对医疗健康服务的极大需求存在矛盾。为缓解这一矛盾，也避免有限医疗健康资源的浪费，近年来党和政府大力倡导新健康理念，如"每个人都是自己健康的第一责任人""治未病""全面健康"等，以调动民众管理个人健康的主观能动性，而不是被动医疗。民众自主做出科学合理的医疗健康决策依赖于其对健康信息/知识的了解和掌握，因此健康信息资源及服务尤为重要。随着政府大力推进"互联网＋医疗健康"，各类医疗健康系统/平台如雨后春笋般出现，极大地丰富了网络健康信息资源，在帮助民众"治未病，防慢病，救急病""不生病，少生病，提高生活质量"等方面发挥了关键作用，由此，网络逐渐成为民众获取健康信息的主要来源。然而，与复杂多样的网络健康信息需求不太"匹配"的是，我国网络用户健康信息素养整体偏低，健康信息辨别能力也偏弱，很难从质量参差不齐的网络信息海洋中定位到高质量健康信息。因此，如何帮助民众高效获取高质量健康信息成为关乎国计民生的重大问题，也是信息资源管理学科领域"面向人民生命健康"的时代课题和历史使命。

　　作为信息资源管理领域的科研工作者，我和诸多专家或学者一样，怀着一颗赤诚之心，基于情报学理论和方法视角，在"如何帮助民众获取高质量健康信息"问题上尝试探索可行路径，这也是开展网络用户健康信息行为研究的初衷。所幸的是本研究获批国家社科基金重点项目，以"网络用户健康信息素养及交互信息行为引导机制研究"（17AZD036）立项。立项之后，我和研究团队基于研究设计与计划对项目所涉及的问题展开了一系列研究工作，部分阶段性成果已公开发表在海内外知名学术期刊上，其中，多项成果被中国人民大学复印报刊资料、国家 A 类报纸《中国人口报》转载或宣传，产生了良好的学术影响和重要社会价值。虽然前期本项目的部分研究成果以学术论文的方式发表在期刊上，但囿于学术论文篇幅，无法反映本项目的研究过程和主要结果。我们决定对相关成果内容进行系统性梳理并以专著形式出版。希望本书的出版能更好地反映本项目研究的全貌，为关注健康信息用户研究的专家或学者以及相关领域研究的发展提供些许参考或启示；也希望本书所呈现的研究结果能助力政府和相关部门的政策和决策制定，提升网络用户健康信息获取能力和水平，进而改善他们的健康信息素养，为"健康中国"战略的实现添砖加瓦。

本书展现的研究从跨学科视角出发，吸纳情报学、计算机科学与技术、公共卫生学等的理论和方法，着力解决网络健康信息资源急剧膨胀、网络用户健康信息需求持续增长及网络用户健康信息素养相对偏低的矛盾，探讨如何构建网络健康信息的需求侧（用户）的健康信息交互行为模型和供给侧（网络健康信息服务）的用户交互引导机制。全书一共 9 章。第 1 章系统阐述了本书的研究背景、目的、内容，并解释了所涉及的基本概念，介绍了本书的理论与实践意义；第 2 章从健康信息素养、健康信息搜寻行为、网络健康信息质量、健康信息服务及系统可用性，以及交互信息检索、个性化信息检索与推荐等方面系统梳理了已有相关研究，并基于已有研究的不足阐述了本书系列研究的必要性；第 3 章详细介绍了如何采用半结构化深度访谈与问卷调查法分析健康信息素养维度，构建了用户健康信息素养维度框架，探究了用户健康信息素养水平成因；第 4 章通过实验法研究了不同年龄社交媒体用户健康信息甄别能力及影响不同年龄社交媒体用户健康信息甄别能力提升的因素；第 5 章聚焦用户健康信息源选择问题，系统分析了不同用户健康信息源选择与利用特征、任务类型对用户网络健康信息源选择的影响、用户跨源健康信息搜寻行为动机及影响用户跨源选择信息的因素；第 6 章探讨了不同健康信息素养水平和健康信息搜寻行为特征之间的关系；第 7 章分析了用户执行不同类型健康任务时交互质量间的差异，并探究了交互感知、交互行为与交互质量间的关联关系；第 8 章通过分析用户实验数据构建了基于完整任务会话的交互质量预测模型，并结合预测模型结果与交互质量的影响因素，对用户网络健康信息行为引导机制与策略进行了分析；第 9 章总结了本书的主要发现、研究带来的启示及局限性，同时，展望研究未来并提出了下一步研究的方向。

相关研究工作的顺利开展及其成果的付梓成书，离不开我的同事、学术前辈们和朋友们的指导和帮助，在此一并表示感谢！同时，也要感谢我的学生们，本书所展示的系列成果蕴含他们的贡献：张秀、章小童、王姗姗依托该项目完成了博士学位论文，张帆若心、阮妹、张原、沈宸、车若琪依托该项目完成了硕士学位论文，常乐、张嫿依托该项目完成了学士学位论文，张建伟和范斯诺也参与了该项目的研究工作。需要特别说明的是，在本书撰写过程中，我指导的博士张秀（现天津仁爱学院副教授、教学质量监控与评估中心副主任）、章小童（现西南大学讲师）、王姗姗（现上海理工大学图书馆馆员）、张建伟（现郑州航空工业管理学院讲师）承担了重要工作：张秀负责第 4 章的初稿以及第 1、2 章的资料整理与内容修改工作，章小童负责第 5（部分）、7、8 章的初稿及第 1、2 章内容修改工作，王姗姗负责第 3、5（部分）、6 章的初稿工作，张建伟负责内容框架逻辑、部分内容核对修改工作，他们扎实的基础工作为本书的顺利完成奠定了坚实基础。此外，我还要向我的同事李颖教授、樊振佳副教授、张瑶博士、李樵博士等以及我的学生何鹏飞、韩宏亮、张泰瑞、李安祎、孙劲松、潘正源、宋津卉、张书涵、张向怡虹、赵景玉等表示衷心的感谢，在项目申报和研究开展的过程中，他们都积极参与，不辞劳苦，承担不同的工作任务，使项目顺利完成。本书依托的国家社科基金重点项目历经四年，部分研究成果已经以论文的形式发表。本书反映了依托该项目完成的最主要的成果。全书由我最终修订完成，由于水平和能力所限，如有错误或不当之处，敬请大家批评指正。

本书适合对健康信息行为研究感兴趣的同人参考。在整理书稿、反复阅读的过程中，我发现，我们在研究中提出的一些研究问题仍未完全得到解答，一些问题甚至在部分解答之后引申出更多有趣的问题，尤其是在生成式人工智能技术日益成熟并广泛应用、健康信息的提供方式发生根本性变化的当下，提出的这些研究问题又该如何作答？答案会怎样？这些问题值得深思。相信阅读本书的读者，也一定会有同感：很多研究问题值得在新的技术情境下深入挖掘和探究！同时，揭示的一些研究结果中其实也蕴含了新的研究问题。总之，与时俱进地探究这些问题有助于推进健康中国战略的实现，这是信息资源管理的学科使命，也是学者的社会责任。

李月琳

2024 年 5 月于南开园

目　录

1　绪论 ……………………………………………………………（ 1 ）

　1.1　研究背景 …………………………………………………（ 2 ）

　1.2　研究目的 …………………………………………………（ 5 ）

　1.3　研究内容 …………………………………………………（ 6 ）

　1.4　基本概念 …………………………………………………（ 7 ）

　1.5　理论与实践意义 …………………………………………（ 13 ）

　1.6　本书内容和结构 …………………………………………（ 15 ）

2　健康信息用户研究综述 ………………………………………（ 22 ）

　2.1　健康信息素养研究 ………………………………………（ 22 ）

　2.2　健康信息搜寻行为研究 …………………………………（ 25 ）

　2.3　网络健康信息质量研究 …………………………………（ 31 ）

　2.4　健康信息服务系统及系统可用性研究 …………………（ 33 ）

　2.5　交互信息检索、个性化信息检索与推荐 ………………（ 37 ）

　2.6　本章小结 …………………………………………………（ 43 ）

3　健康信息素养维度与用户素养水平 …………………………（ 60 ）

　3.1　研究方法 …………………………………………………（ 60 ）

　3.2　健康信息素养维度 ………………………………………（ 65 ）

　3.3　用户健康信息素养水平成因分析 ………………………（ 75 ）

　3.4　本章小结 …………………………………………………（104）

4　用户健康信息甄别能力及影响因素 …………………………（109）

　4.1　样本特征 …………………………………………………（110）

　4.2　数据收集与处理 …………………………………………（114）

　4.3　研究结果 …………………………………………………（117）

　　4.4　本章小结 ……………………………………………………………（135）

5　用户健康信息源选择行为研究 ……………………………………………（146）

　　5.1　研究方法 …………………………………………………………（147）

　　5.2　健康信息源选择行为 …………………………………………………（153）

　　5.3　本章小结 ………………………………………………………………（189）

6　健康信息素养与搜寻行为 …………………………………………………（200）

　　6.1　研究方法 …………………………………………………………（200）

　　6.2　不同层次的健康信息素养与搜寻行为特征 ……………………………（203）

　　6.3　本章小结 ………………………………………………………………（231）

7　基于任务的网络健康信息搜索与交互质量 ………………………………（237）

　　7.1　研究方法 …………………………………………………………（238）

　　7.2　任务与交互质量 ………………………………………………………（250）

　　7.3　本章小结 ………………………………………………………………（265）

8　用户网络健康信息交互行为与引导机制研究 ……………………………（269）

　　8.1　研究方法 …………………………………………………………（269）

　　8.2　基于完整任务会话的交互质量预测模型 ………………………………（276）

　　8.3　本章小结 ………………………………………………………………（296）

9　总结与展望 …………………………………………………………………（300）

　　9.1　主要研究发现 …………………………………………………………（300）

　　9.2　研究启示 ………………………………………………………………（308）

　　9.3　局限性及未来展望 ……………………………………………………（311）

附　录 …………………………………………………………………………（312）

　　附录1　健康信息素养问卷 …………………………………………………（312）

　　附录2　搜索任务 …………………………………………………………（315）

　　附录3　用户个体特征问卷或量表 …………………………………………（317）

　　附录4　健康信息搜寻任务书 ………………………………………………（324）

　　附录5　访谈大纲 …………………………………………………………（324）

　　附录6　任务搜索前问卷 …………………………………………………（324）

　　附录7　任务搜索后问卷 …………………………………………………（325）

　　附录8　不同指标下的打分细节和打分参考示例 …………………………（328）

1 绪论

健康是促进人全面发展的必然要求，是经济社会繁荣发展的基础性条件。习近平总书记在党的二十大报告中明确指出，要"推进健康中国建设"，"把保障人民健康放在优先发展的战略位置"[1]。二十届三中全会继续强调了实施健康优先发展战略。可见，实现健康中国战略，确保国民身心健康，是国家富强、民族振兴的重要标志，也是全国各族人民的共同愿望。近年来，数智技术蓬勃发展并普及应用于社会生活的方方面面，极大地改变了人们获取信息的途径和方式。此外，经历改革开放40多年的发展，我国全面进入小康社会，生活条件得到了极大的改善，人们对生活质量的要求越来越高，确保人民的健康和高品质的生活质量成为政府的重要职责。因此，从信息资源管理与服务视角，助力政府和社会力量更好地提供高质量的健康信息资源与服务，助力人民更高效和有效地获取高质量健康信息服务以支持自身健康管理，成为信息资源管理学科的重要使命。

随着人们对"每个人都是自己健康的第一责任人"这一理念认识的逐步深入，人们对健康信息、健康信息服务及管理的需求也呈现日益增长的趋势。然而，我国医疗健康资源分布的不均衡是不争的事实。为解决这一问题，近年来，政府大力推进"互联网＋医疗健康"，各类医疗健康网站如雨后春笋般涌现，形成了不同类型、不同目的的网络健康信息平台。在此背景下，一方面，网络健康信息资源极大丰富，一般搜索引擎、专业医疗网站已成为网络用户获取健康信息的重要途径；另一方面，健康信息资源良莠不齐，极大地影响了用户高质量健康信息的获取。因此，本书聚焦网络用户健康信息素养（Health Information Literacy，HIL）、健康信息交互行为及引导机制的研究，致力于帮助网络用户更有效地获取和利用这些丰富的网络健康信息资源，包括提升他们的健康信息素养、健康信息甄别能力及健康信息交互质量等。

本章重点阐述与本书研究相关的背景，提出研究问题，阐明研究内容、目的与意义。同时，明晰基本概念，为后续各项研究的开展奠定概念和逻辑基础。

1.1 研究背景

1.1.1 政策背景

党和国家历来高度重视人民健康。习近平总书记在 2020 年 9 月举行的科学家座谈会上，要求科学家和广大科技工作者坚持面向世界科技前沿、面向经济主战场、面向国家重大需求、面向人民生命健康[2]。自提出以来，"四个面向"已成为广大科技工作者的行动指南。本书所呈现的各项研究，其主旨是面向人民生命健康，着眼于改善网络健康信息资源的质量、全民健康信息素养的提升和健康获取能力的改善，以符合我国社会发展和迈向社会主义现代化强国的重大需求。

为推进健康中国建设，近年来，我国政府从国家健康战略层面发布了一系列关于提高健康管理、改善健康服务、促进全民健康的政策文件。2016 年 10 月印发并实施的《"健康中国 2030"规划纲要》[3] 明确提出了"健康素养水平持续提高，健康服务体系完善高效"的战略目标。针对提高全民健康素养的战略目标，提出了"建立健康知识和技能核心信息发布制度，健全覆盖全国的健康素养和生活方式监测体系""建立健全健康促进与教育体系，提高健康教育服务能力""各级各类媒体加大健康科学知识宣传力度"等具体措施和要求；围绕提高健康服务体系的战略目标，提出了"完善人口健康信息服务体系建设""推进健康医疗大数据应用"的具体要求。2016 年 12 月印发的《"十三五"卫生与健康规划》[4] 提出了"健康服务体系持续完善"的发展目标，并围绕该目标提出了促进人口健康信息互通互享、健康医疗信息化新业态快速有序发展的具体目标，重点在人口健康信息平台、人口健康信息化标准规范体系建设、医疗大数据应用等方面提出了建议。2016 年 6 月印发的《关于促进和规范健康医疗大数据应用发展的指导意见》[5] 中强调健康医疗大数据的应用发展将带来健康医疗模式的深刻变化，整个政策致力于将健康医疗大数据作为国家重要的基础性战略资源，重点落实加快建设统一权威、互联互通的人口健康信息平台与移动健康医疗大数据资源共享开放，全面深化健康医疗大数据应用，规范和推动"互联网＋健康医疗"服务，加强健康医疗大数据保障体系建设等重点任务，并提出加强政策宣传普及，不断落实提升人民群众掌握相关健康医疗大数据应用的能力和社会公众健康素养等保障措施。

2017 年 2 月印发的《"十三五"全国人口健康信息化发展规划》[6] 致力于建设全业务应用系统的人口健康信息和健康医疗大数据应用服务体系，将人口健康信息化和健康医疗大数据应用发展纳入卫生与健康总体规划。2017 年 8 月印发的《关于加强健康教育信息管理服务的通知》[7]，具体针对目前公众对健康知识需求的逐步增加，但各类健康知识信息质量水平参差不齐，进而容易误导公众的现状，提出各级各类医疗卫生机构应开展健康教育讲座和咨询活动，鼓励本单位专业人员参与提供健康教育信息服务，各级卫生部门接受公众对健康虚假信息的举报，并对突发事件及时回应等，重点提出了要加大健康信息供给服务力度，规范健康教育信息生成与传播，加强健康教育信息监管，强化健康教育信息服务、管理、组织、领导。2018 年 4 月印发的《国务院办公厅关于促进"互联网＋医疗健康"发展的意见》[8]，明确指出要健全"互联网＋医疗健康"服务体系，发展"互联网＋"医疗服务，创新"互联网＋"公共卫生服务，推进"互联网＋"人工智能应用服务；完善"互联网＋医疗健康"支撑体系，加快实现医疗健康信息互通共享，健全"互联网＋医疗健康"标准体系；等等。

2019 年 6 月 24 日发布的《国务院办公厅关于印发健康中国行动组织实施和考核方案的通知》[9]，目的在于推动贯彻落实《"健康中国 2030"规划纲要》和《国务院关于实施健康中国行动的意见》，进一步完善健康中国建设推进协调机制，以确保健康中国行动有效实施。该通知提到，为加快推动从"以治病为中心"转变为"以人民健康为中心"，动员全社会落实预防为主方针，实施健康中国行动，提高全民健康水平。2019 年 7 月，国务院发布的《关于实施健康中国行动的意见》[10]明确指出，要动员各方广泛参与，凝聚全社会力量，形成健康促进的强大合力。同时，要实施健康知识普及行动，鼓励个人和家庭积极参与健康中国行动，落实个人健康第一责任人。2020 年 12 月，国务院发布了《关于深入推进"互联网＋医疗健康""五个一"服务行动的通知》[11]，总结推广实践中涌现出的典型做法，进一步聚焦人民群众看病就医的"急难愁盼"问题，持续推动"互联网＋医疗健康"便民惠民服务向纵深发展。2022 年 5 月，国务院发布了《"十四五"国民健康规划》[12]，实施积极应对人口老龄化国家战略，加快实施健康中国行动，深化医药卫生体制改革，持续推动发展方式从"以治病为中心"转变为以"人民健康为中心"，为群众提供全方位全周期健康服务，不断提高人民健康水平。为推动"十四五"期间全民健康信息化发展，国家卫生健康委、国家中医药局、国家疾控局于 2022 年 11 月发布了《"十四五"全民健康信息化规划》[13]。该规划要求，要紧密结合卫生健康行业应用需求和新一代信息技术发展大势，以引领支撑卫生健康事业高质量发展为主题，促进全民健康信息服务体系化、集约化、精细化发展，进一步畅通全民健康信息"大动脉"。

上述各项政策和规划体现了党和政府对健康中国建设的高度重视，持续的政策发布，展现了层层推进、不断向纵深发展的健康中国建设实践。从中也可以看到，加强健康信息、数据的服务和管理已提升到国家的战略层面。这些国家健康战略层面的相关政策，针对健康信息服务与管理重点强调了以下几个方面：第一，用户的健康信息素养和机构的健康信息服务水平已引起了政府的高度重视。用户健康信息素养水平的提高是网络社会背景下公众健康素养提升的关键。同样，健康信息服务水平也是健康服务水平的重要组成部分，是目前健康服务水平战略目标实现的关键。因而，为了不断促进全民健康，提升国家综合国力和竞争力，就必须重视公民健康信息素养水平和健康信息服务水平的不断提高。第二，实现健康信息的有效管理和利用，需要实现信息的需求侧（信息用户）及信息的供给侧（信息服务提供机构，包括政府、商业公司、事业单位等）之间的有效衔接，即实现健康信息需求及健康信息管理与服务之间的无缝链接。在需求侧方面，要关注用户多层次、多样化的健康信息需求，对他们获取、识别、加工和利用健康信息的能力进行培养；在供给侧方面，要重视健康信息质量的控制，不断提高所提供的健康信息的质量，有效促进健康信息的利用和价值的实现。第三，随着"互联网＋医疗健康"措施的实施，人们通过健康信息网站和社交媒体网络平台获取健康信息，已成为实现自我健康教育的一种重要途径，并引起了政府相关部门的高度重视。

网络的开放性虽然为健康信息的自由发布及传播提供了便利条件，也导致了健康信息质量的良莠不齐，加上当前我国网络用户健康信息素养的缺失，进而引发了一系列社会问题。如 2016 年震惊全国的"魏则西事件"等，这类突发公共卫生事件暴发时，民众早期的盲从是典型的情况。由于网络健康信息质量无法保障，而网络用户又缺乏必要的健康信息素养，面对纷繁复杂的信息往往束手无策，容易丧失正确判断的能力。因而，帮助用户通过网络获得高质量的健康信息，避免此类社会问题的发生，是学者的重要责任和使命。

1.1.2 学术背景

社会发展的需求推动学术研究的发展。沟通（Communication）研究领域对健康沟通（Health Communication）的探究起源于 20 世纪中叶[14]，该领域较早地探讨了健康信息在医患沟通中的作用。20 世纪 90 年代，学者们开始关注健康信息学[15]。在综述 2011 年美国情报科学与技术年会相关论文时，李月琳等[16]就明确指出，健康信息学已成为情报学发展的新领域。此后历年的年会，健康信息学的相关研究都是学者们关注的重点之一[17]。从情报学的视角出发，健康信息学关注用户如何更好、更有效地获取有用的健康信息，以改善其病情和生活品质；同时也关注医生如何更好地获取患者的相关信息，以为患者提供更有效的治疗措施。朱庆华等[18]指出，健康信息学是一个跨学科的研究领域，主要研究如何利用信息技术来满足用户的健康需求、解决相关健康问题和医疗决策，已成为多个学科的研究热点。近年来,公共卫生管理、传播学及情报学等领域的学者从不同的学科视角探究健康信息的相关问题,不断推动该领域研究的创新发展。

健康信息学研究的不断发展,推动国内外相关学会纷纷成立分支机构,为学者们搭建学术交流平台。国际信息科学与技术学会(The Association for Information Science and Technology,ASIS&T)设有健康信息学分会。2020 年,中国科学技术情报学会健康信息学专业委员会成立,表明国内情报学界对该领域研究的充分认可和重视。信息行为研究专业委员会也于同年成立,用户健康信息行为研究是该专委会的重要研究方向。这些学会通过举办各类学术会议,开展了丰富多彩的学术活动。同时,健康信息相关领域的学术研究蓬勃开展,产生了大量的研究成果(具体见第 2 章)。近年来,随着不时在全球范围内爆发的不同类型的突发公共卫生事件,健康信息相关研究的重要性更为凸显。为顺应这一社会需求和健康信息学的发展趋势,笔者围绕健康信息质量和用户健康信息行为开展了一系列研究,部分研究成果也以期刊论文的形式发表。本书依托国家社科基金重点项目"网络用户健康信息素养及交互信息行为引导机制研究",部分研究围绕健康信息用户开展,试图多方面、多维度地呈现健康信息用户研究的内容、方法和过程,为该领域进一步开展各类用户研究提供参考。

1.2 研究目的

本书的各项研究面向我国健康战略的实现,从跨学科视角出发,综合情报学、计算机科学与技术、公共卫生学等学科,着力解决网络健康信息资源急剧膨胀、网络用户健康信息需求持续增长与用户健康信息素养相对偏低的矛盾,揭示健康信息素养的维度、内涵及影响因素,助力网络用户健康信息素养的提升,探讨如何构建网络健康信息的需求侧(用户)的健康信息交互行为模型和供给侧(网络健康信息服务)的用户交互引导机制。换言之,本书呈现的研究,一方面旨在探究网络用户健康信息素养的提升,另一方面是为更好地支持用户与健康信息系统的交互,致力于探讨用户与健康信息系统的交互行为特征,识别高、低质量交互信息行为,构建引导用户实现更有效交互的机制,以支持高质量的网络健康信息的精准获取。即从用户健康信息素养、获取高质量健康信息及用户与健康信息系统交互 3 个方面开展研究,为国家健康战略目标的实现提供理论和实证支持。

1.3 研究内容

为实现研究的目的，本书的各项研究遵循用户视角的研究脉络，一方面，从用户健康信息素养入手，揭示其维度和内涵及影响和塑造用户健康素养的主要因素，探讨用户健康信息甄别能力及其提升，从而有针对性地提出提升用户健康信息素养的策略和措施。另一方面，本书致力于提升健康信息系统的交互支持功能。随着网络健康信息资源的极大丰富，用户通过与网络健康信息系统或平台的交互获取健康信息，已成为其满足自身健康管理需求的重要途径。然而，一方面，如前所述，网络健康信息质量堪忧，另一方面，系统或平台对用户交互的支持能力有限，输出的检索结果往往良莠不齐，导致交互质量高低不同。为解决这些问题，如何识别用户高质量交互和低质量交互是关键。只有解决这一问题，才能有效设计引导机制。因而，本书着重围绕以下研究内容开展相关研究。

1.3.1 网络用户健康信息素养与健康信息搜寻行为特征研究

为确保健康中国战略目标的实现，一方面需提升线上线下高质量健康信息的供给，另一方面，培养高素质、拥有一定健康信息素养水平的健康信息用户是必不可少的条件。然而，如何界定健康信息素养，健康信息素养和健康素养是什么关系等问题在学术界尚未达成共识。本书在已有研究的基础上，致力于进一步揭示健康信息素养的内涵实质，识别其不同的维度，探究不同健康信息素养用户的信息搜寻行为特征，揭示健康信息素养与健康信息搜寻行为之间的关系。具体研究问题如下：

RQ1：健康信息素养包括哪些维度？其内涵及影响因素有哪些？（见第 3 章）

RQ2：作为健康信息素养的一个维度，用户如何选择不同的信息源？（见第 5 章）

RQ3：不同健康信息素养水平的用户在健康信息搜寻行为方面有何特征？（见第 6 章）

1.3.2 网络用户健康信息甄别能力研究

用户健康信息甄别能力也是健康信息素养的重要表现。随着互联网技术的发展和普及，国家政策的推动，"互联网＋医疗健康"蓬勃发展，越来越多的健康信息可通过不同的网络平台便捷地获取，网络已成为用户日常获取健康信息资源的重要途径。然而，当前网络健康信息质量存在诸多的问题已是不争的事实[19]。面对这样的局面，一方面我们要采取措施，利用不同的途径，如立法等实现网络管控，确保高质量的健康信息的供给；另一方面，要提升网络用户的健康信息甄别能力，帮助他们获取高质量的健康信息。尤其是随着人工智能生成内容（Artificial Intelligence Generated Content，AIGC）的出现，用户的健康信息甄别能力变得更为关键。因而，本书的研究将以社交媒体平台传播的健康信息为例，探讨网络用户的健康信息甄别能力、影响因素及提升策略。着重回答以下问题：

RQ4：不同年龄段用户（老、中、青）在甄别真伪网络健康信息方面存在哪些特点？（见第 4 章）

RQ5：哪些因素影响了不同年龄用户的健康信息甄别能力？（见第 4 章）

1.3.3　网络用户健康信息交互与行为引导机制研究

"交互"是信息行为研究领域的重要概念，用户与系统的交互能力是助力他们获取高质量信息的必要条件。为了提升网络用户健康信息获取的能力，有必要探究他们与健康信息系统交互的行为规律。已有研究表明，用户在获取健康信息时，有可能获取高质量健康信息（本书将获取到高质量健康信息的交互过程称之为"高质量交互"，反之为"低质量交互"），也有可能通过"低质量交互"获取低质量的健康信息。当用户在获取不同质量层次的健康信息时，用户与系统的交互行为体现了怎样的特征？形成了哪些模式？揭示这些特征和模式的意义在于可以基于这些特征和模式构建针对用户交互行为的引导机制，更好地助力用户获取高质量的健康信息。因此，本书开展用户健康信息交互行为研究，基于研究结果，构建交互行为引导机制。具体的研究问题包括：

RQ6：用户与健康信息系统的交互质量如何？任务类型、用户交互感知、交互行为与交互质量存在何种关系？（见第 7 章）

RQ7：在用户与系统交互以获取健康信息的过程中，如何引导用户开展高质量的交互？（见第 8 章）

针对以上研究内容和具体的研究问题，本书课题组制订了相应的研究计划，并在相应的章节继续细化以上提出的具体的研究问题（RQ1—RQ7），采取了多元或混合的研究设计，完成相关研究。后续章节将一一报告这些研究的过程和研究结果。

1.4　基本概念

本书涉及的基本概念包括健康信息、健康信息素养、信息行为等。以下阐述这些基本概念，以为本书研究奠定概念基础。

1.4.1 健康信息

美国国立医学图书馆将健康信息学定义为研究信息技术在与医疗服务提供、管理与创新等过程中的设计、开发、应用与采纳的跨学科领域[20]。近年来，健康信息学的研究视野不断拓宽，健康信息作为其研究内容也有着不同的概念与内涵。Fridsma[21]以研究内容和服务对象为维度描述了健康信息学研究视野的分化现状，认为健康信息学的研究内容涵盖疾病、患者、医疗实践、公共卫生等，服务对象包含消费者和社会公众。其中医疗信息学以医疗实践、医学教育、医学研究为研究内容，旨在探究此类活动过程中的信息处理、交流与认知及其相关的信息技术。在此研究视野下，医疗信息指医疗从业者在从事医疗实践、医学教育等任务时所需的所有信息，如病患数据、医学文献等[22]。进入 21 世纪，医疗信息学的研究对象逐渐向用户转移，进而形成健康信息学，其研究对象包含消费者个体和社会公众，并衍生出消费者健康信息学（Consumer Health Informatics）与公共健康信息学（Public Health Informatics）两个分支[23]。公共健康信息学是将计算机信息技术系统性应用于公共卫生实践、研究与学习的学科[24]，该研究视域下的健康信息指与预防、健康监管、健康促进等公共健康议题相关的所有信息[25]。随着互联网的发展，网络为个体获取健康信息并辅助自身做出健康决策提供了更加便捷的渠道。因此，以用户为中心的消费者健康信息学受到了学术界广泛关注，其内涵与如今图书馆学、情报学领域的健康信息研究较为相近。然而，该研究视域下的健康信息定义尚未达成统一，不同机构或学者从内容、目的、主体、要素等维度对健康信息做出了定义。例如，美国国立医学图书馆将健康信息定义为综合健康、药物与保健、环境健康等信息，其需求主体为大众、病患及其家属[26-27]。Patrick[28]从目的维度将健康信息定义为帮助个体理解其自身或家人的身体状况并做出健康决策的任何信息，包括助力个人或社区层面的健康促进、自我养护、健康决策、健康教育、健康技术使用等方面的信息。Suri 等[29]根据健康信息的内容广度将其区分为健康服务信息与健康生活方式信息，前者指用户在面临特定的医疗问题或疾病时所需要的信息，后者指与健康保健、疾病预防、慢病管理相关的信息。在国内的健康信息学研究中，李月琳等[30]从内容维度将健康信息定义为与人们身心健康、疾病、营养、养生等相关的信息，此后的相关研究大多沿用此定义[31-32]。健康信息也可分为一般保健、重大疾病、老人保健、婴幼儿健康、心理卫生、食品营养、另类医疗及医师论著等[33]。此外，根据健康信息内容的广度，可将其分为普及型、治疗型和心理干预型，分别包括：药物价格、公告健康政策和法规、医护人员信息；自身病症相关的治疗、诊断；治疗抑郁、焦虑等心理问题等相关信息[34]。根据健康信息的目的维度，可将健康信息定义为能够让用户了解自身健康状况，做出与健康相关决策所需的信息[35]。根据传播学的理论，可将健康信息定义为一切有关人的健康相关的知识、技术、技能、观念和行为模式，即健康传播过程中传受双方所制作、传递和分享的内容[36]。

中外学者对健康信息做出了不同的定义，综合而言，健康信息的需求主体包括特定群体、个体及其家属，其内容涵盖疾病、心理健康、保健、食品营养、健康素养等健康相关信息，目的是帮助用户做出健康决策、促进健康发展，实现自我养护，并理解与改善健康状况等。本书研究的开展将基于对健康信息的理解展开。

1.4.2　健康信息素养

目前健康信息素养缺乏统一的定义。一些学者将健康信息素养等同于健康素养[37]，指个体获得、理解和利用健康信息和服务，并运用这些信息或服务作出正确判断和决定，以维持和促进自身健康的一种能力[38]。有的学者则认为健康信息素养是信息素养从通用层次向专业层次发展的产物[39]，是指能够识别健康信息需求，甄别相关健康信息来源，检索、获取和利用高质量健康信息，在分析、理解和利用健康信息的基础上做出促进健康决策的能力[40]。一些医学领域的学者认为，健康信息素养是个体处理和理解医疗环境下各种形式健康信息的能力[41]。周晓英等[42]进一步区分了健康素养和健康信息素养的概念，认为健康素养更强调人类利用信息保持健康的能力，而健康信息素养更强调人类对健康信息的发现和利用能力。张士靖等[43]则认为，健康信息素养是健康素养的一部分，健康信息素养是健康素养的能力层面，是认识到信息需求，并有效地获得、评价和利用所需信息的能力；基本的健康知识和技能是健康素养的知识层面。美国医学图书馆学会（Medical Library Association，MLA）整合了信息素养和健康素养的概念，从 4 个方面界定了健康信息素养：①认识到健康信息需求；②鉴别可能的健康信息来源并使用它们检索相关信息；③评估健康信息的质量及其在特定环境下的可用性；④分析、理解和使用信息做出正确的健康决策的一系列能力[44]。在此基础上，Eriksson - Backa 等[45]认为健康信息素养是描述健康信息行为的相关概念，包括需求、搜寻、使用与健康或医学相关的信息。2015 年，中国国家卫生计生委办公厅印发了《中国公民健康素养——基本知识与技能（2015 年版）》（以下简称《健康素养 66 条》）首次提出了我国对健康信息素养的定义，即个体获取、理解、甄别、应用健康信息的能力[46]。此定义除了强调健康信息的获取、理解和应用外，还首次将真伪健康信息的甄别能力纳入主要的衡量指标。它强调了人们在获取、理解健康信息后，要对其真伪进行甄别，将可信的健康信息运用到实践中的能力。可见，健康信息的甄别能力是公众健康信息素养的重要方面。

　　与健康信息素养相关的概念包括信息素养、健康素养和电子健康素养等。美国图书馆学会（American Library Association，ALA）认为信息素养是指个人知道何时需要信息，并具有搜寻、评价和有效使用所需信息的能力[47]。而后，ALA 进一步诠释了这个概念，他们认为具有信息素养的人应该具有确定所需信息范围、有效及高效地获取所需资料、批判性地评价信息质量及信息来源等的能力[48]。于良芝等[49]通过梳理信息素养概念发现，自 20 世纪 90 年代末以来，信息素养领域陆续出现了针对信息素养概念的四种不同性质的修正，并将"元素养"纳入信息素养的概念中。这些变化同样也强调了具有信息素养的人要具有批判性地评估信息及信息源的能力，凸显了信息甄别能力在信息素养中的重要作用。健康素养与健康信息素养较为相近，美国医学研究院（Institute of Medicine，IOM）将健康素养定义为个人获取、处理和理解他们做出合适健康决定所需基本健康信息的能力[50]，该定义侧重于个人基本的功能性健康素养技能，如阅读、写作和计算能力等[51]。世界卫生组织将健康素养定义为：健康素养代表了认知和社会技能，这些认知和技能决定了个人获取、理解和使用信息的动机和能力，以促进和保持健康[52]。这一定义强调认知和社会能力，以及促进和保持个人健康的目的。

　　健康信息素养、信息素养和健康素养都强调了信息获取、甄别和利用的能力，他们将信息作为一种帮助个人做出更好决策的工具。Lawless 等[53]指出，健康素养和信息素养的概念有许多共同的特征，如多维度的读写视角等。但这 3 个概念又不完全相同，关于它们之间的关系，不同学者持有不同的看法。美国医学图书馆学会在定义健康信息素养时，融合了信息素养和健康素养的概念。相关研究也支持了这一观点[54-56]，一些学者认为，健康信息素养是由"健康素养"和"信息素养"两个概念融合而成的。还有部分学者认为，健康信息素养是健康素养的子集。周晓英等[57]认为健康信息素养是信息素养的一个分支，从研究内容范围来看，健康素养比健康信息素养更为广泛一些。此外，健康信息素养强调通过个人的学习来解决健康信息素养问题，而健康素养除了强调促进个人健康素养提升外，还与社区、社会乃至国家密切相关。这两者的不同还体现在：健康素养更强调人类利用不同的方式和手段，包括信息保持健康的能力，而健康信息素养更强调人类对健康信息的发现和利用能力；健康素养关注对健康相关要素的理解及保持健康的能力，健康信息素养重在围绕健康"信息"所展现的相关能力。部分学者认为信息素养、健康信息素养与健康素养的不同之处在于，信息素养强调搜索技能、搜索策略和查找信息[58]。也有一些学者认为健康信息素养与健康素养一样，强调个人的决策能力，而信息素养进一步包括以伦理和法律的方式正确使用信息的能力[59]。此外，还有一些学者将健康信息素养等同于健康素养，视其为个体获得、理解和利用健康信息和服务，并运用这些信息或服务做出正确判断和决定，以维持和促进自身健康的一种能力[60]。

　　综上，当前学者对健康信息素养的定义及相关概念的关系莫衷一是。本书认为，健康信息素养的定义融合了信息素养和健康素养的概念，包含了多种维度的能力，如通过不同途径获取健康信息的能力、利用多种方法和手段甄别健康信息的能力，理解健康信息的能力和有效利用健康信息保持、促进自身或他人健康的能力等。本书将基于这一理解继续探究健康信息素养的维度和内涵。

1.4.3　信息行为、信息搜寻行为、信息搜索行为

　　信息行为是情报学研究的重要领域之一，已有研究对信息行为的基本概念和内涵进行了总结和分析[61-63]。Wilson[64-65]通过长期的研究提出了信息行为概念三层次嵌套模型，如图1-1所示。该模型将信息行为（Information Behavior）、信息搜寻行为（Information Seeking Behavior）与信息搜索行为（Information Searching Behavior）等概念的逻辑展示为具有3个层次的嵌套模型。信息行为是人与信息、信息渠道、信息源产生的所有相关行为的总和；信息搜寻行为是信息行为的重要组成部分，特指用户主动获取信息而与信息、信息源、信息渠道互动过程中产生的行为；信息搜索行为是信息搜寻行为的重要组成部分，主要关注用户与信息系统交互产生的行为[66]。为了表述的严谨性和概念表达的一致性，本书中有关信息行为的相关概念将主要基于Wilson的信息行为概念三层次嵌套模型。

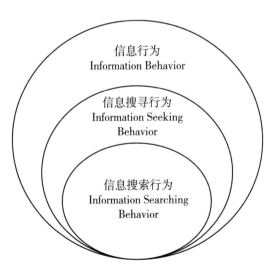

图1-1　信息行为概念三层次嵌套模型

资料来源：WILSON T D. Exploring models of information behaviour：the "uncertainty" project ［J］. Information processing & management，1999，35（6）：839-849.

1.4.4　交互信息行为

交互信息行为本身是一个较为丰富的概念，是交互信息检索领域研究的重要内容。交互通常指两者之间信息的传递和转移，参与交互的双方互换信息，以达到彼此的目的。在情报学领域，交互信息行为体现为用户与信息检索系统或一般性信息系统的交互，同时也体现为处于同一信息系统环境中不同用户之间的信息交换。简言之，交互信息行为包括了人—机信息交互，也包括了人—人信息交互。它不仅包含用户主动使用信息检索系统搜索信息时的交互信息行为[67-68]，还包含用户在被动的信息偶遇或信息规避时产生的交互信息行为[69]。此外，一些研究也将人与人之间的在线信息传递、知识分享等纳入交互信息行为的内容中[70]。需要指出的是，本书无意扩大交互信息行为的概念范畴，而是立足于交互信息检索领域的基本理论和方法，探究网络用户与健康信息系统的交互范畴行为，即聚焦"人—机"交互信息行为，揭示用户交互信息行为的特征和模式，着眼于识别高、低质量交互，为进一步构建健康信息行为引导机制，助力高质量的健康信息获取提供理论和实证参考。需要说明的是，"信息交互行为"也是本书用到的术语，本书认为其与"交互信息行为"是同义词，有时为方便起见，本书也将其简称为"交互行为"，在本书中，这几个术语的内涵是一致的。

1.4.5　用户网络健康信息搜索与交互行为

在已有的国内外研究中，大部分没有严格区分健康信息搜寻（Health Information Seeking，HIS）与健康信息搜索（Health Information Searching，HIS）两个基本概念。相关研究多采取概念上的模糊处理，如虽然研究回答的是健康信息搜索行为的相关问题，但仍使用概念含义更丰富的健康信息搜寻。本书基于 Wilson 信息行为概念三层次嵌套模型，在表达中明确区分了健康信息搜索与健康信息搜寻，即健康信息搜索行为是健康信息搜寻行为的下属概念。用户网络健康信息搜索是指用户通过信息系统（包括大语言模型、一般搜索引擎、垂直搜索引擎、专业健康网站、百科、在线问答社区、在线健康社区、新闻媒体、政府网站、在线文库、专业数据库等）查询、浏览、评估与选择健康信息的过程与交互行为。健康信息搜寻行为则面向更广泛的健康信息源获取健康信息，这些信息源既包括线上也包括线下的信息源。本书中，用户网络健康交互信息行为则指用户通过网络健康信息系统主动搜索健康信息时产生的一系列交互活动（如输入查询、点击浏览、选择结果、页面停留阅读等）。

1.5 理论与实践意义

1.5.1 理论意义

在理论上，本书呈现的研究成果揭示了网络用户健康信息素养、健康信息交互行为特征及行为引导机制，提出了相应的理论观点，并构建了一系列的理论模型。具体包括以下几方面。

- 针对网络用户健康信息素养的探究，揭示了网络用户健康信息素养的维度、内涵、特征及影响因素。本书在已有研究的基础上，发现"元认知"对用户健康信息素养的形成有重要影响，提出其应该成为健康信息素养的重要维度。这一观点，突破了用户健康信息素养的维度局限在信息意识、获取能力、认知水平等方面的现状，而从"元认知"的角度诠释了用户健康信息素养的成因。本书揭示了不同水平健康信息素养的用户健康信息搜寻行为具有不同的特征，形成了不同素养水平用户群体的健康信息搜寻行为特征画像。

- 揭示了用户健康信息源选择行为特征及其影响因素。研究发现理论上具有较高专业性与权威性的"医疗机构或政府网站"并没有成为用户获取网络健康信息的重要信息源。健康信息素养高的用户更倾向于选择专业性强的信息源，而素养相对低的用户则更偏向于选择一般性网络信息平台。同时，不同认知风格和个体特征塑造了用户健康信息源的选择行为。此外，本书提出了跨源健康信息搜寻的行为路径，用户跨源健康信息搜寻的起点多样，跨源行为受到多种因素的影响，包括心理因素、情感因素、沟通能力等。

- 识别了伪健康信息的特征，构建了伪健康信息列表，并基于此，揭示了不同年龄用户群体健康信息甄别能力差异、成因及影响因素。用户年龄越大，甄别网络健康信息的能力越弱，学习和理解健康信息甄别方法的能力越弱，经验就越容易成为他们甄别这类健康信息的主要依据。本书同时揭示了受教育程度、居住地、对健康信息的关注等因素不同程度地影响了用户健康信息的甄别能力。

- 构建了交互感知、交互行为与交互质量的路径模型。本书发现信息有用性判断难度对交互质量有负向影响，即当用户在判断健康信息是否有用时遇到的困难越大，其获取的健康信息质量越低；获取信息认知强度对交互质量有正向影响，即当用户感知到获取相关健康信息很吃力、需要较多思考时，任务结束后保存的信息质量较高。当用户觉得自己对搜索相关健康信息的方法和过程较为熟悉时，会更容易或更多地查找到高质量的网络健康信息。此外，交互行为，如鼠标点击次数、滚轮的使用，均会影响到用户健康信息获取的质量。

　　●构建了基于完整任务会话预测模型的交互行为引导机制模型。该模型由 3 个基础元素构成：①用户—健康信息系统交互；②基于完整任务会话预测模型的交互行为引导机制；③用户—任务交互。①与③是用户网络健康信息搜索一般行为过程，②则是为了提高用户网络健康信息搜索过程中的交互质量，以帮助他们获取高质量健康信息而构建的基于完整任务会话预测模型的交互行为引导机制模型，核心要素包括个体特征、任务属性、信息交互感知、任务交互感知及交互行为。

　　综上所述，本书涵盖的各项围绕健康信息开展的用户研究，以情报学的用户、信息和技术及其关系为基本出发点，基于跨学科的研究视角，采用了多种研究方法，构建了一系列理论模型，完成了研究任务，取得了一系列的理论成果。这些理论成果为健康信息研究、信息行为研究、交互信息检索等领域的相关问题研究提供了创新性的、更深入的理论解释。

1.5.2　实践意义

　　本书围绕健康信息开展的用户研究，具有一定的实践意义，主要体现在以下方面。

　　●通过更深入地了解网络健康信息用户的信息素养维度及其成因，为提升我国公民的健康信息素养及为公民提供更优质的网络健康信息服务奠定了理论基础。已有研究表明，我国用户健康信息素养总体水平不高。本书揭示了健康信息素养的影响因素及不同素养水平用户的健康信息搜寻行为特征，有助于相关机构在实践中有的放矢地开展相关健康教育和培训，有针对性地开发出面向公民健康信息素养提升的教育或培训产品，提升用户的健康信息素养。

　　●基于交互质量的识别与引导机制模型的构建，一方面可以助力健康信息系统和平台交互功能的优化和提升，使系统自动识别低质量的交互并触发系统的引导机制，从而帮助用户更有效地获取高质量的健康信息；另一方面，引导机制中不同要素关系的揭示，可助力相关机构积极引导公民与健康信息服务系统正向交互，培养其高效搜寻和获取信息的行为习惯。因而，本书的相关研究成果可直接应用于提升我国公民健康信息素养的实践中。

　　●为国家健康战略实施与相关部门的政策制定与决策提供支持。本书针对健康信息领域开展的各项实证研究，揭示了网络用户健康信息素养、当前健康信息质量及网络健康信息系统或平台在支持用户健康信息需求方面存在的问题。研究成果的部分内容涉及国家层面或政策层面需要解决的问题，并提出了可能解决这些问题的具体方案，包括如何提高用户健康信息素养水平，如何构建高效的、支持有效交互的健康信息系统或平台。从这一角度来看，本书的相关研究无疑为相关部门制定有针对性的政策提供了实证依据和有益参考。

• 在学科发展的推动方面，本书围绕健康信息开展用户研究，立足于持续改善"用户—信息—技术"之间的关系，改善网络信息环境，为社会的发展作出积极贡献。用户、技术和信息（内容）这几大要素的特性及它们之间的关系是情报学关注的重要研究问题。用户是服务的对象，技术是支撑有效服务的手段，内容是服务的核心。因此，用户的信息素养和获取能力、技术平台的支持能力及信息内容的质量是保障决策支持和信息服务成功的关键所在。本书将情报学的理论运用到健康信息领域，致力于改善网络健康信息环境，助力国家健康战略的实现，同时，彰显情报学的核心价值及其对社会发展的贡献，帮助提升情报学的学科地位。

1.6 本书内容和结构

本书共有 9 章，遵循提出问题和解决问题的思路开展了一系列研究。第 1、2 章分别为研究背景、基本概念和文献综述；第 3、4、5、6 章围绕健康信息素养、健康信息源选择和健康信息搜寻行为特征展开；第 7、8 章探讨健康信息交互行为与引导机制。以下介绍各章的核心内容。

第 1 章是对本书涵盖的相关研究的概述。阐述了研究的政策和学术背景，明确了研究的目的、研究内容和具体的研究问题，界定了基本概念，包括健康信息、健康信息素养、信息行为等，为本书研究的开展提供了相关背景和概念基础。同时，阐述研究的理论和实践意义。

第 2 章为健康信息用户研究综述。综述的目的在于总结已有研究成果，揭示当前研究存在的问题，为本书研究的开展奠定理论和实证基础。为有效地开展研究，本章综述了健康信息素养、健康信息搜寻行为、网络健康信息质量、健康信息服务系统及系统可用性等领域的相关文献。

第 3 章基于第 2 章的文献回顾，针对用户健康信息素养维度、内涵和影响因素开展研究。采用半结构化深度访谈和问卷调查方法收集数据。调查招募了 20 名受访者，收集了 627 份有效问卷，通过开放编码和不同的数理统计分析方法揭示了健康信息素养的维度，包括搜寻与获取能力、认知及元认知三大维度。研究构建了用户健康信息素养维度框架。

从问卷分析可以看出，居住地、年龄、受教育程度、家庭经济收入等均影响了用户的健康信息素养水平。

第 4 章基于前几章的内容，继续探讨不同年龄用户群体的健康信息甄别能力及其影响因素。基于前期研究中构建的伪健康信息特征列表，本章报告了针对青年、中年和老年用户群体开展的实验研究，对实验组和参照组的实验结果进行比较分析。实验表明，青年和中年人健康信息甄别能力普遍优于老年用户；学习了伪健康信息列表之后，青年和中年用户的健康信息甄别能力显著提升，而老年用户的能力却没有得到显著提升。年龄、受教育程度、家庭经济水平、健康信息关注度等因素显著影响了用户健康信息甄别能力的提升。对不同年龄的用户群体，显著影响因素存在差异。

第 5 章探究用户健康信息源的选择行为。健康信息源复杂多样，本章着重揭示用户是如何选择健康信息源的，哪些因素影响了健康信息源的选择。研究采用多种研究方法收集数据，包括实验研究、日记法和半结构化深度访谈。研究招募了 64 名实验参与者、26 名受访者，收集了 9 份完整的日记。研究采用定量和定性数据分析方法回答了研究问题。研究发现，个体特征，包括受教育程度、领域知识、搜索经验、计算机技能、健康信息素养水平及认知风格均显著影响了用户健康信息源的选择行为。此外，本书构建了跨源健康搜寻行为路径，从理论上揭示了健康信息用户为何及如何通过跨源获取所需的健康信息。

第 6 章着重揭示了健康信息素养水平对用户健康信息搜寻行为特征的影响和塑造。本章基于第 3 章的问卷调查及之后的跟踪访谈，继续分析健康信息素养水平与用户健康信息搜寻行为特征之间的关系。共跟踪访谈了 30 名受访者，采用开放编码分析了质性数据。研究发现，便利性、依赖性和可采纳性影响了高 HIL 用户的信息源选择，这类用户显示出了较强的识别、甄别、判断和评估健康信息质量的能力。信息源的便利性、推荐内容的丰富性和依赖性是影响中等 HIL 水平用户信息源选择的因素；在识别、甄别、判断和评估能力方面，明显低于高 HIL 用户。医院是低 HIL 用户首选的信息源，这类人群使用网络健康信息平台获取健康信息的意愿和能力均偏弱。本章还揭示了不同健康信息素养水平用户的其他健康信息搜寻行为特征。研究结果表明，不同健康信息素养水平的用户体现了不同的健康信息搜寻行为特征。

第 7 章基于前期的文献综述和相关研究，探讨了不同任务类型、交互行为、交互感知与交互质量间的关系。分析数据来源于第 5 章开展的实验研究，该实验共招募了 64 名实验参与者。研究发现不同任务属性（任务复杂度、产品类型与健康信息话题类型）对用户网络健康信息搜索过程中的任务交互质量有显著影响；任务属性间的交互效应也显著影响了用户网络健康信息搜索的任务交互质量；健康信息话题类型对任务交互质量有显著影响。研究还发现信息有用性判断难度、获取信息的认知强度、对方法和过程熟悉程度、感知任务复杂度与用户网络健康信息搜索的任务交互质量有显著的相关关系。用户交互行为能有效解释用户网络健康信息搜索任务交互质量，为用户网络健康信息搜索任务交互质量的预测分析提供了理论参考。

第8章基于第7章的研究结果，进一步探讨如何预测用户与网络健康信息交互的质量，并基于此构建用户健康信息交互的引导机制。数据分析基于第5章描述的实验研究，着重揭示用户交互行为、交互质量的特征及其关系。本章通过构建神经网络模型对用户网络健康信息搜索过程中的交互质量进行预测，从而实现对用户网络健康信息交互质量的跟踪、预测和干预。为此，本章从BP神经网络基本原理与实现步骤、RBF神经网络基本原理与实现步骤、神经网络模型的评价等方面，描述了用户网络健康信息交互质量预测模型基本原理与构建方法，并构建了"基于完整任务会话预测模型的用户健康信息交互行为引导机制模型"与"低质量交互预测与交互行为引导策略触发机制"。

第9章总结了本书主要研究发现、研究启示、研究局限性及未来研究展望。本书对提出的研究内容和研究问题进行了进一步的探讨，揭示了用户健康信息素养维度及其影响因素、健康信息搜寻行为特征、健康信息甄别能力及其影响因素、健康信息交互行为及其引导机制等，实现了研究的目的。基于本书围绕健康信息开展的用户研究，未来将继续挖掘和提炼其中的理论和实践成果，持续性地开展相关研究，更好地履行社会科学研究服务社会发展的使命和宗旨，为"面向人民生命健康"做出应有的贡献。

参考文献

[1] 习近平. 高举中国特色社会主义伟大旗帜 为全面建设社会主义现代化国家而团结奋斗——在中国共产党第二十次全国代表大会上的报告 [EB/OL]. [2022 – 10 – 25]. https：//www. gov. cn/xinwen/2022 – 10/25/content_5721685. htm.

[2] 习近平. 面向世界科技前沿面向经济主战场　面向国家重大需求　面向人民生命健康　不断向科学技术广度和深度进军 [EB/OL]. [2020 – 09 – 12]. http：//cpc. people. com. cn/gb/n1/2020/0912/c64094 – 31858846. html.

[3] 国务院. "健康中国 2030" 规划纲要 [EB/OL]. [2020 – 09 – 12]. https：//www. gov. cn/zhengce/2016 – 10/25/content_5124174. htm? eqid = 9d4da6bb00 0833c0000000046496f297.

[4] 国务院. "十三五" 卫生与健康规划 [R/OL]. [2017 – 01 – 11]. https：//www. gov. cn/xin-wen/2017 – 01/11/content_5158674. htm.

[5] 国务院. 关于促进和规范健康医疗大数据应用发展的指导意见 [EB/OL]. [2016 – 06 – 24].

https：//www. gov. cn/xinwen/2016 – 06/24/content_5085211. htm.

［6］国家卫生计生委 . "十三五"全国人口健康信息化发展规划 ［EB/OL］. ［2017 – 03 – 02］. http：//www. nhc. gov. cn/mohwsbwstjxxzx/s2908/201703/ed6 dab0138a9421980386095bfd 54017. shtml.

［7］国家卫生计生委 . 关于加强健康教育信息管理服务的通知 ［EB/OL］. ［2017 – 08 – 21］. http：//www. nhc. gov. cn/xcs/s3581/201708/bee077f7a7314d0d 990363ab60d45394. shtml.

［8］国务院 . 关于促进"互联网 + 医疗健康"发展的意见 ［EB/OL］. ［2018 – 05 – 20］. https：//www. gov. cn/gongbao/content/2018/content_5291365. htm.

［9］国务院 . 国务院办公厅关于印发健康中国行动组织实施和考核方案的通知 ［EB/OL］. ［2019 – 07 – 30］. https：//www. gov. cn/gongbao/content/2019/content_5416160. htm.

［10］国务院 . 国务院关于实施健康中国行动的意见 ［EB/OL］. ［2019 – 07 – 30］. https：//www. gov. cn/gongbao/content/2019/content_5416157. htm.

［11］国家卫生健康委 . 关于深入推进"互联网 + 医疗健康""五个一"服务行动的通知 ［EB/OL］. ［2020 – 12 – 10］. https：//www. gov. cn/zhengce/zhengceku/2020 – 12/10/content_5568777. htm.

［12］国务院 . "十四五"国民健康规划 ［EB/OL］. ［2022 – 05 – 20］. https：//www. gov. cn/xinwen/2022 – 05/20/content_5691494. htm.

［13］国家卫生健康委 . "十四五"全民健康信息化规划 ［EB/OL］. ［2022 – 11 – 09］. http：//www. nhc. gov. cn/guihuaxxs/s3585u/202211/49eb570ca79 a42f688f9efac42e3c0f1. shtml.

［14］THOMAS R K. The history of health communication ［M］//Health communication. Boston：Springer, 2006.

［15］［18］朱庆华，韩文婷，吴琼，等 . 健康信息学研究：起源、现状与未来 ［J］. 信息资源管理学报，2018（4）：4 – 14，97.

［16］李月琳，刘畅 . 美国情报学研究的现状与趋势：ASIST2011 年会研究论文综述 ［J］. 情报学报，2012（5）：452 – 469.

［17］李月琳，章小童，王姗姗，等 . 情报学的坚守与拓展：基于 2018 年 ASIS&T 年会论文的综述 ［J］. 图书情报知识，2019（3）：4 – 16.

［19］张秀，李月琳 . 年龄梯度视角下网络用户健康信息甄别能力研究 ［J］. 情报学报，2019（8）：838 – 848.

［20］U. S. National library of medicine. Health informatics ［EB/OL］. ［2022 – 07 – 05］. https：//hsric. nlm. nih. gov/hsric_public/display_links/717.

［21］FRIDSMA D B. The scope of health informatics and the advanced health informatics certification ［J］. Journal of the American Medical Informatics Association, 2016, 23（4）：855 – 856.

［22］GREENES R A, SHORTLIFFE E H. Medical informatics：an emerging academic discipline and institutional priority ［J］. Journal of the American Medical Association, 1990, 263（8）：1114 – 1120.

［23］朱庆华，杨梦晴，赵宇翔，等 . 健康信息行为研究：溯源、范畴与展望 ［J］. 中国图书馆学

报，2022（258）：94 – 107.

　　［24］YASNOFF W A，O'CARROLL P W，KOO D，et al. Public health informatics：improving and transforming public health in the information age［J］. Journal of public health management practice，2000（6）：67 – 75.

　　［25］Health Informatics Degree Center. What is public health informatics?［EB/OL］.［2022 – 07 – 05］. https：//www. healthinformaticsdegrees. org/faq/what – is – public – health – informatics/.

　　［26］U. S. National Library of Medicine. Health information［EB/OL］.［2022 – 07 – 06］. http：//www. nlm. nih. gov/hinfo. html.

　　［27］U. S. National Library of Medicine. Consumer health information：A workshop for librarians providing health information to the public［EB/OL］.［2022 – 07 – 06］. http：//nnlm. gov/train/chi/mws. htm.

　　［28］PATRICK K，KOSS S，DEERING M J，et al. Consumer health information：a federal perspective on an important aspect of the national information infrastructure［C］// International Workshop on Community Networking. IEEE，1995：261 – 267.

　　［29］RATNADEEP S V，SHOHEEN M，CHANG Y – K，et al. Assessing the influence of health literacy on health information behaviors：a multi – domain skills – based approach［J］. Patient education and counseling，2016，99（6）：1038 – 1045.

　　［30］李月琳，蔡文娟. 国外健康信息搜寻行为研究综述［J］. 图书情报工作，2012（19）：128 – 132.

　　［31］邓胜利，付少雄，陈晓宇. 信息传播媒介对用户健康信息搜寻的影响研究——基于健康素养和信息检索能力的双重视角［J］. 情报科学，2017（4）：126 – 132.

　　［32］周晓英，蔡文娟. 大学生网络健康信息搜寻行为模式及影响因素［J］. 情报资料工作，2014（4）：50 – 55.

　　［33］黄冠英. 台湾大学生网络健康信息使用调查［D］. 高雄：台湾中山大学医务管理研究所，2006.

　　［34］戴艳清. 社区图书馆为老年人提供健康信息服务初探［J］. 图书馆论坛，2011（4）：138 – 40，46.

　　［35］金燕，张启源. 我国公共图书馆健康信息服务现状调查与分析［J］. 图书情报知识，2018（2）：24 – 31.

　　［36］吕姿之. 健康教育与健康促进［M］. 北京：北京医科大学、北京协和医科大学联合出版社，1998.

　　［37］MANCUSO J. Assessment and measurement of health literacy：an integrative review of the literature［J］. Nursing & health sciences，2009，11（1）：77 – 89.

　　［38］KOBAYASHI L C，JANE W，WOLF M S，et al. Cognitive function and health literacy decline in a cohort of aging English adults［J］. Journal of general internal medicine，2015，30（7）：958 – 64.

［39］周志超，张士靖. 国外信息素养领域研究热点分析——从信息素养到健康素养［J］. 情报杂志，2012（9）：147－151.

［40］SHIPMAN J P，KURTZ-ROSSI S，FUNK C J. The health information literacy research project：vital pathway for hospital librarians［J］. Journal of the medical library association，2009，97（4）：293－301.

［41］ADAMS S，BURKE M. New literacies：what can popular culture teach us about information and media literacy［J］. Issues in information and media literacy：education，practice and pedagogy，2009（2）：191－207.

［42］周晓英，宋丹，张秀梅. 健康素养与健康信息传播利用的国家战略研究［J］. 图书与情报，2015（4）：2－10.

［43］张士靖，杜建，周志超. 信息素养领域演进路径、研究热点与前沿的可视化分析［J］. 大学图书馆学报，2010（5）：101－106.

［44］MLA. What is health information literacy［R/OL］. ［2017－05－20］. https：//www. mlanet. org/resources/healthlit/define. html.

［45］［59］ERIKSSON－BACKA K，EK S，NIEMELA R，et al. Health information literacy in everyday life：a study of Finns aged 65－79 years［J］. Health informatics journal，2012，18（2）：83－94.

［46］苏卫. 新版《健康素养66条》首提健康信息素养新概念［J］. 江苏卫生保健，2016（5）：51.

［47－48］ALA. American library association presidential committee on information literacy：Final report［R/OL］. ［2020－04－10］. http：//www. ala. org/acrl/publications/whitepapers/presidential.

［49］于良芝，王俊丽. 从普适技能到嵌入实践——国外信息素养理论与实践回顾［J］. 中国图书馆学报，2020（2）：38－55.

［50］IOM. Health literacy：a prescription to end confusion［M］. Washington，DC：National Academies Press，2004，15（4）：389－395.

［51］GUZYS D，KENNY A，DICKSONSWIFT V，et al. A critical review of population health literacy assessment［J］. BMC public health，2015，15（1）：215－221.

［52］World Health Organization. Health promotion glossary［M］. Geneva：World Health Organization，1998.

［53］［58］LAWLESS J，TORONTO C E，GRAMMATICA G L. Health literacy and information literacy：a concept comparison［J］. Reference services review，2016，44（2）：144－162.

［54］HARUNA H，HU X. International trends in designing electronic health information literacy for health sciences students：a systematic review of the literature［J］. Journal of academic librarianship，2018，44（2）：300－312.

［55］张士靖，杜建. 健康信息素养应成为中国公众健康素养促进的关键点［J］. 医学信息学杂志，2010（2）：45－49.

［56］HUHTA A M，HIRVONEN N，HUOTARI M L. Concepts related to health literacy in online information environments：a systematic review with an emphasis on approach to information ［C］// 2017 European Conference on Information Literacy. Springer，Cham，2018：460 – 469.

［57］周晓英. 健康素养与健康信息传播利用的国家战略研究 ［J］. 图书与情报，2015（4）：2 – 10.

［60］KOBAYASHI L C，JANE W，WOLF M S，et al. Cognitive function and health literacy decline in a cohort of aging English adults ［J］. Journal of general internal medicine，2015，30（7）：958 – 964.

［61］乔欢. 信息行为学 ［M］. 北京：北京师范大学出版社，2010：198 – 203.

［62］邓小昭. 网络用户信息行为研究 ［M］. 北京：科学出版社，2010：11 – 12.

［63］章小童. 大学生数学建模团队信息行为研究 ［D］. 重庆：西南大学，2017.

［64］WILSON T D. Exploring models of information behaviour：the "uncertainty" project ［J］. Information processing and management，1999，35（6）：839 – 849.

［65］WILSON T D. Models in information behaviour research ［J］. Journal of documentation，1999，55（3）：249 – 270.

［66］李月琳，等. 数字图书馆用户多维交互与评估 ［M］. 北京：国家图书馆出版社，2019：60.

［67］INGWERSEN P. Cognitive perspectives of information retrieval interaction：elements of a cognitive IR theory ［J］. Journal of documentation，1996，52（1）：3 – 50.

［68］RIEH S，XIE H. Analysis of multiple query reformulations on the web：the interactive information retrieval context ［J］. Information processing and management，2006，42（3）：751 – 768.

［69］薛翔，赵宇翔，马海云，等. 活动理论视角下的信息偶遇行为模型研究 ［J］. 情报理论与实践，2021（9）：97 – 105.

［70］王美月. 学术虚拟社区用户社会化交互行为研究 ［D］. 长春：吉林大学，2021.

2 健康信息用户研究综述

围绕本书的研究内容和具体研究问题，本章综述了健康信息素养、健康信息搜寻行为、网络健康信息质量、健康信息服务系统及系统可用性的相关研究，对已有研究的进展和取得的成果进行了总结，为后续研究的开展奠定理论和实证基础。

2.1 健康信息素养研究

2.1.1 不同年龄用户群体的健康信息素养研究

2.1.1.1 老年人健康信息素养研究

当前，全球发达国家已经进入老龄化社会，不少发展中国家正在或即将进入老龄化社会。随着互联网和人工智能技术的快速发展和普及，全民进入网络时代和数智时代，不少老年人开始利用微信、抖音等社交媒体平台来获取健康信息，一些智能设备已开始用于支持老年人的自我健康管理。已有研究表明，老年人最关心的是与日常生活息息相关的健康信息，如日常膳食、保健、疾病预防等[1]。针对老年人的健康信息素养，相关研究多集中在老年人的健康信息素养现状、影响老年人健康信息素养的因素及如何帮助他们提高健康信息素养水平等方面。

（1）老年人健康信息素养现状

健康信息素养可划分为三个层次：基本健康知识、健康生活行为及基本健康技能[2]。已有研究显示，老年人在这三个层次的得分普遍偏低[3]。其中，65—69 岁年龄组的老年人健康信息素养水平最低。虽然他们的健康信息需求识别能力较强，但健康信息获取的主动性和信息应用能力偏低[4]。随着年龄的增长及读写能力的下降，一些老年人无法准确理解基本的健康信息[5]。只有 3% 的 65 岁及以上的老年人具备一定的健康信息素养[6]。老年人的健康信息素养水平随着年龄的增长逐年下降[7]。研究发现，老年人对健康知识有强烈的渴望，但由于自身健康信息素养的缺乏，无法明辨健康信息的真伪，由此形成不健康、不正确的生活方式，同时，健康信息素养水平低的老年人的健康知识水平也偏低[8]。

（2）影响老年人健康信息素养的主要因素

老年人的文化水平、所在地区、职业等都是影响其健康信息素养的因素。个人心理因素、实施成本、信息因素和社会因素是影响老年人网络健康信息搜寻行为的重要因素，其中：个人心理因素和个人实施成本是内部因素，直接决定老年人网络健康信息搜寻行为模式；信息因素、社会因素是外部情境条件，分别影响着内部因素与信息搜寻行为之间的关系强度[9]。杨国莉等[10]也发现心理因素（老年人心理健康随年龄增长存在下降趋势）是影响老年人健康信息素养的重要因素之一。年龄、受教育程度、信息获取的媒体渠道、经济水平、患病经历、生活环境等对老年人健康信息素养有显著影响[11-12]。此外，认知老化及生理因素（如白内障、青光眼等疾病影响阅读能力）也是影响老年人健康信息素养的主要因素[13]。

（3）提升老年人健康信息素养的对策

一些学者提出老年人应该"量力而读"，认为在健康信息素养教育中，应选择并使用在难度、可读性及内容上让老年人可接受的健康教育材料，并鼓励老年人多利用网络学习健康知识等[14]。李成波等[15]发现，作为大众传媒的杂志、图书和电视促进了健康信息的传播，有助于老年人对健康信息的获取，杂志、图书和电视作为一种重要的增能性因素，促进了城市老年人健康信息素养的提升。当前中国老年人电子健康素养较低，这受到多种因素影响。医务人员应为老年人提供准确可靠的详细健康信息。有关部门和机构应针对不同背景（如年龄、性别、教育程度和社会经济地位）的老年人的各种教育需求制订干预计划，鼓励家庭成员指导老年人以适当的方式使用电子保健资源[16]。

2.1.1.2 青少年及大学生的健康信息素养研究

当前，针对青少年及大学生健康信息素养的研究还处于起步阶段。在校学习期间是提高学生健康素养的关键时期[17]。周薇薇等[18]发现，大学生具备一定健康信息素养水平的比例仅占研究样本的8.2%。功能素养、批判素养、交互素养是影响青少年应用健康信息做出适当健康决策的关键因素。功能素养是指对所需医学术语的拼写等能力；批判素养是指评估网络健康信息的质量，能够判断健康信息是否正确的能力；交互素养则指将网络健康信息转化为合适的健康行为的能力[19]。此外，性别、父母文化程度和学校类型三个因素也影响着大学生的健康信息素养[20]。研究发现，女生的健康信息素养水平普遍高于男生，究其原因可能是女生自我保健意识较强，更加关注与健康相关的信息[21]。

对于健康信息素养评估，学界仍处于探索阶段。在青少年及大学生健康信息素养评估研究中，问卷量表的编制是关注的重点。Davis等[22]在成人医学语言阅读能力测试量表（Rapid Estimate of Adolescent Literacy in Medicine，REALM）的基础上开发了儿童与青少年医学素养快速评估量表，用来评估儿童与青少年的健康信息素养状况。余小鸣等[23]根据多项政府政策，围绕健康知识、健康理念、健康技能和健康行为四个维度预设形成高中生健康信息素养评价框架。Chang 等[24]建立了针对中国青少年功能性健康素养的测试模型，主要测试17—18 岁的高中生健康信息素养状况。康玫等[25]从健康理念、基本健康知识、健康生活方式与行为、健康认知技能和操作技能 5 个维度编制了中国学生健康信息素养量表。这些研究为进一步完善健康信息素养评估奠定了基础，而良好的评估体系有助于我们更好地了解用户的健康信息素养水平，从而有的放矢地制定教育或培训方案。

2.1.2 特殊疾病患者的健康信息素养研究

慢性非传染病（简称"慢性病"）已经成为威胁人类健康的首要疾病和死亡原因[26]。大多数慢性病与患者的个人观念及生活行为习惯密切相关，在慢性病的预防及治疗过程中，患者的健康信息素养水平影响着预防和治疗的效果[27]。因此，针对慢性病患者的健康信息素养研究十分有必要。

一些学者针对常见的慢性病，如糖尿病、高血压等的患者开展了研究。根据有关糖尿病患者健康信息素养的研究结果，低健康信息素养水平的患者会阻碍医生的有效管理，医生必须在医疗服务过程中评估患者的健康信息素养水平并依此采取不同交流方式[28]。糖尿病患者健康信息素养与疾病控制的相关研究表明，相对于低健康信息素养的患者来说，临界健康信息素养和高健康信息素养的患者血糖控制比较理想，而低健康信息素养的患者其血糖控制水平较差[29-30]。可见，慢性病患者的健康信息素养对其疾患的发展和控制具有重要的影响，健康信息素养水平影响了用户的自我健康管理水平，并由此直接影响其健康水平。

赵晓霜等[31]也发现，健康信息素养通过自我效能间接影响患者的健康状况。健康信息素养水平较低的患者由于相对缺乏健康知识，疾病管理的成功率较低，其自我效能亦较低，由于无法进行有效的自我管理，从而影响自身的健康状况。Giuse 等[32]针对高血压患者的健康信息素养水平及学习方式偏好采取了不同的干预策略，取得了良好的效果。

影响慢性病患者健康信息素养的因素包括交互素养和批判素养[33]。此外，年龄、文化程度、患病时长在一定程度上也影响着糖尿病患者的健康信息素养水平[34]。

2.1.3 健康信息素养与相关变量的关系研究

研究发现，我国城乡居民健康信息素养水平整体偏低；城市居民的健康信息素养水平明显高于农村居民；女性的健康信息素养水平略高于男性[35]。张敏等[36]从健康知识素养和健康检索素养两个角度出发，探究健康信息素养对用户健康信息网络搜索行为的影响。研究发现，用户的健康知识素养和健康信息检索素养对搜索过程变量与搜索结果变量均存在不同程度的影响。Diviani[37]指出，用户对网络健康信息的需求出现大幅度增长，然而网络健康信息的质量仍令人担忧，健康素养的高低是用户评估在线健康信息质量的重要影响因素。张馨遥等[38]探讨了网络环境下用户健康信息需求的影响因素，性别、文化程度及用户自身的健康状况直接影响着用户的健康信息需求。Zarcadoola 等[39]认为通过构建理解健康信息的扩展模型，包括功能性素养（主要包括听、说、读、写与数字理解的能力）、科学素养、公民素养和文化素养，促进不同类型素养的提升与相互作用，才能更好地帮助用户理解健康信息，提升他们的健康信息素养。研究表明，功能素养、计算机能力与人们获取在线健康信息的频率呈正相关关系[40]。

Diviani 等[41]考察了教育水平和其他以技能为基础的健康信息素养指标对网络健康信息评估能力的影响，发现健康素养水平的低下、相关技能及评估网络健康信息的能力与对网络健康信息信任的程度呈负相关关系。健康素养水平较低的患者更少使用在线患者门户网站[42]。针对美国中西部 131 名低收入成年人的网络技术使用影响因素的调查也表明，健康素养较低的用户很少使用互联网技术[43]。可见，用户的健康素养水平与其健康信息素养水平密切相关。

2.2　健康信息搜寻行为研究

信息搜寻行为研究是情报学的核心研究领域之一。早在 1948 年召开的英国皇家学会科学信息会议上，信息搜寻行为的相关研究便被收录其中。从情报学视角探讨用户信息搜寻行为的目的在于了解用户的信息需求、信源选择、认知发展、行为模式等特征，以及影响用户行为过程和模式的因素，以为用户提供更精准的信息服务。近年来，用户在健康信息领域的搜寻行为研究引起了不同领域的关注，也成为情报学学者关注的重要课题之一。自 20 世纪 70 年代以来，学界已产生了大量的与健康信息搜寻行为相关的研究[44]。这些研究表明，健康信息搜寻行为研究可在多方面助力人们健康状况的改善，可帮助用户应对个人的健康危机，增进其对疾病的了解，从而助力医疗决策。健康信息搜寻行为赋予个体在健康上更多的责任，每个人都有机会从大量的信息资源中找到信息以促进健康，个体的健康信息搜寻行为已经成为提升健康素养进而改善健康水平的关键因素[45]。因此，深入研究健康信息搜寻行为十分必要。以下从网络用户健康信息需求、健康信息源的选择、网络用户健康信息搜寻行为特征及影响因素综述健康信息搜寻行为的相关研究。

2.2.1 网络用户健康信息需求

Kim[46]指出，选择和使用合适的信息源是用户健康信息搜索行为发生的基础，它会对用户的健康管理和疾病治疗产生积极的影响，而健康信息需求则是决定用户信息源选择的决定性因素。疾病是导致用户搜寻健康信息的重要驱动力，因而基于不同的疾病来研究病人的健康信息搜寻行为是常见的研究路径。如 Davis 等[47]研究了美国成年癌症幸存者信息搜寻行为和经历的相关因素；Fallatah[48]研究了糖尿病视网膜病变患者的知识、意识和眼科求医行为；Park 等[49]研究了患有多种慢性疾病的人群的健康信息搜寻。

老年人的健康信息需求是研究关注的重点，在健康信息搜寻行为的研究中，关注老年人群的研究占较大比重[50]。研究表明，越来越多的老年人利用网络搜寻健康信息[51]。尤其是以微信为代表的社交媒体平台在老年人的健康信息搜寻中扮演着越来越重要的角色[52]。老年人进行健康信息搜寻的目的多为养生保健、预防健康危害或满足情感需求[53]。他们的信息需求与自身的身体状况和其对健康生活的追求密切相关。

大学生经常利用互联网和社交网站获取健康信息[54]。美国大学生主要使用谷歌搜寻网络健康信息[55]，包括体重控制、心理健康、特定处方药物等。此外，还包括性健康、营养、健身、减肥和与运动相关的损伤[56-57]。周晓英等[58]的研究发现，我国大学生在网络上关注的健康信息主要为养生保健、特定疾病、减肥美容等。可见，尽管身处不同的国家，大学生的健康信息需求具有相似性。

2.2.2 健康信息源的选择

以互联网技术为支撑的网络已成为用户获取健康信息的重要来源。研究表明，网络已经成为用户健康信息搜寻的首要来源之一[59-60]。网络提供了多种健康信息资源搜寻渠道，包括搜索引擎、健康网站、社交媒体平台、社会化问答平台，以及形式多样的健康信息社区等，在本书中，为方便起见，我们统一称之为"网络健康信息服务系统"。网络在提供健康信息服务方面具有极大的优势。赵烨等[61]发现使用网络进行健康信息搜寻的原因主要是网络的方便性及网络资源的丰富性。Yoon 等[62]考察了生活在美国的韩国研究生的健康信息行为，发现他们青睐用网络搜寻健康信息是由于搜寻更快速、简单，且网络信息量较大，包含不同的观点及信息的可用性较好等。

用户往往针对不同的信息需求，使用不同的系统，以获取不同类型的健康信息。研究表明，用户更有可能通过搜索引擎搜索与癌症、糖尿病等严重病症相关的信息，而更可能利用社交媒体平台分享较轻的疾病，如头痛、咳嗽等的不适症状[63-64]。此外，在针对社交媒体及社会化问答平台的用户健康信息搜寻和分享的研究中，就用户的信息需求类型而言，一般性的健康信息占比最大，达45%；其次是癌症相关信息，占比12%。可见，用户的健康信息需求多样，疾病的轻重等在一定程度上决定了他们的资源选择及行为方式。

搜索引擎是用户搜寻健康信息首选的系统[65-66]，他们能从多个来源中搜寻所需的信息，并且具有一定的私密性[67]。Myrick 等[68]发现网络是美国女大学生日常获取医疗健康信息的主要渠道。此外，由于社交媒体的快速发展，利用社交媒体获取健康信息成为网络用户越来越多的选择。社交媒体对人们的健康有着积极的影响，从社交媒体获取健康信息有利于减少消极的情绪[69]。Liu 等[70]研究发现，社交媒体上的新冠病毒相关信息的传播可能会引发人们强烈的担忧，但它通常会强化人们预防行为。Robillard 等[71]也发现社交媒体中的健康信息对公众健康有着显著的影响。Zhang 等[72]对中国大学生的研究发现，虽然大多数受访者对他们获得的结果不满意，但他们中的许多人认为检索到的在线信息是可以接受的，会与他人分享，并会向他人提出建议。Scanfeld 等[73]对 Twitter 上有关抗生素的健康信息进行了分类，并探索了人们对抗生素误解和误用的证据。Li 等[74]基于社会支持理论和前期的研究构建了网络净价模型（Net Valence Model），旨在探索影响社交媒体中用户搜寻和共享健康信息的主要因素，并在中国和意大利进行了两组跨文化的对比试验以验证该模型的可靠性。以上研究表明，不同的网络健康信息服务系统因其功能的不同，在一定程度上塑造了用户的健康信息搜寻和分享行为。

健康信息源的选择受多种因素的影响。为了进一步理解用户网络健康信息源选择偏好的影响因素，学者们进行了一系列的探索研究[75]。如 Zhang[76]发现除信息源质量（Quality）、可得性（Accessibility）外，易用性（Usability）、交互性（Interactivity）、相关性（Relevance）、有用性（Usefulness）、熟悉程度（Familiarity）、情感（Affection）、匿名性（Anonymity）与适当性（Appropriateness）等因素或选择标准也会影响网络健康信息源的选择行为。也有研究将影响用户网络健康信息源选择的因素归纳为 4 个方面：信息源相关因素、用户相关因素、社会因素与情境相关因素[77-78]。其中，信息源相关因素包括健康信息平台、来源专业性、交互支持程度等信息源和内容属性的因素；用户相关因素包括用户年龄、性别、教育水平、领域知识水平、信息素养、健康素养及疾病经历等在内的因素集合；社会因素则是一个比较宏观的因素，包括文化、社会规范，如中国用户与美国用户因为文化和社会规范的差异，导致其网络健康信息源选择存在较大差异[79-80]；情境相关因素是当前用户正在进行网络健康信息选择的综合环境因素，已有研究关注较多的情境因素为用户当前正在进行的搜索任务，一些研究已发现任务属性（如搜索目标、疾病特征、任务感知复杂度、任务困难程度等）对用户网络健康信息源选择有显著影响[81-85]。

此外，成年人的健康信息获取媒介呈现多样化特点，对于不同的信息需求会选择不同的信息源[86]。青少年注重隐私性，因而更加倾向于使用互联网信息源获取健康信息[87]。不同任务情境（事实型、探索型及个人经验型）下，不同人格特质（情绪稳定性、外向性、开放性、随和性、谨慎性）的青年人对网络健康信息源的选择行为各有不同[88]。一些研究发现，在紧急情境下，用户会优先选择医务人员，其次是便利性最高的互联网；青少年则会首选移动技术和互联网来识别疾病症状或帮助他人[89]。当用户遇到相对严重的疾病时，线下传统的面对面就诊为首选信息源[90]；而在非紧急情境下，用户会优先选择互联网，其次才是医务人员[91]。还有研究发现，患者的社会角色特性与疾病的严重程度也直接影响了他们对信息源的选择，如年轻母亲的健康信息搜寻行为主要以互联网信息源为主、传统线下信息源（朋友、医生等）为辅，来获取孩子成长过程遇到的健康问题及与家人健康生活相关的健康信息，在众多信息源中，健康类在线网站是年轻母亲的首选[92-93]。疾病是导致用户搜寻健康信息的重要驱动力之一，不同病症的病人对健康信息源的选择也有所不同：病症严重的患者，如癌症、多发性硬化、糖尿病等患者倾向于将搜索引擎作为主要信息源；而病症较轻者，如头痛、咳嗽等，则乐于在社交网络上浏览、分享与疾病相关的信息[94-95]。

2.2.3 网络用户健康信息搜寻行为特征

在健康信息研究领域，针对不同人群的网络健康信息搜寻行为是当前学者们关注的重点[96]。不同性别、不同年龄段的用户因其需求和动机的不同，健康信息搜寻行为具有不同的特点。相对于其他年龄段的用户，老年人由于身体状况相对较差，比其他群体的用户对健康信息更加敏感。Suenaga 等[97]研究发现，老年人不太可能在网上寻求健康信息，这是由于他们对技术的焦虑和应对新技术的能力有限，导致互联网使用率较低。赵栋祥等[98]研究了中国老年人的健康信息搜索行为，结果表明，中国老年人群通常基于可信度从而选择养生和健康普及类的电视节目。吴丹等[99]的研究揭示，网络健康信息的可信度是老年人日常利用网络获取健康信息时考虑的主要因素之一。然而，研究也表明，老年人对健康信息虽然有很高的关注度，但缺乏对健康信息质量的评价能力[100]。Li 等[101]的研究也表明，年纪偏大的网络用户，往往欠缺甄别社交媒体健康信息真伪的能力。

Head 等[102]发现，大学生会从不同的方面评价日常搜索到的网上健康信息，包括提供信息的网站的设计，对该网站的熟悉程度和提供信息的作者的认证情况等，这体现了这一用户群体具有较高的健康信息素养。李月琳等[103]的研究表明，中国的大学生群体在甄别社交媒体健康信息真伪方面的能力较强，且通过一定的训练，这种能力能进一步提升。

不少研究针对患者的健康信息搜寻行为展开，揭示健康信息搜寻的动机、过程及特征，构建健康信息搜寻模型。Lenz[104]将健康信息搜寻作为决策过程的环节，构建了健康信息搜寻的六阶段模型，包括：① 信息搜寻的动机。可来自用户自身，也可来自其所处的环境。② 确定信息目标。目标可帮助搜寻行为聚焦，限制不必要的行为。③ 主动搜寻信息的决策制定。主动搜寻健康信息可降低压力、焦虑和不确定性，增强对疾病的控制。④ 搜索行为。如果在阶段③用户决定主动搜寻健康信息，搜索行为随之发生。用户的搜索可依据搜索的程度分为深度搜索和表层搜索。⑤ 信息获取和编码整理。主动搜索之后，用户评估所收集的信息，判断收集到的信息是否新颖和相关。新的相关信息被标记保存，也可能成为进一步搜索的动机。此外，获得的信息未必都是相关的。⑥ 基于所获信息的充分性制定决策。一旦获得了必要的信息，用户需决定是否继续搜寻相关信息。Lenz[105]的模型揭示了用户的健康信息搜寻是循环往复的过程，其中，主动的信息搜寻是获取相关和有用信息的关键。因而，鼓励和激励用户的主动信息搜寻是促使健康信息搜寻活动良性循环的基础。Whitcomb 等[106]提出了一种新的信息获取和采用模式（Information Attainment and Adoption Model，IAAM），该模式将信息搜索划分为四个阶段：动机、指导、行动和维护。

Longo 等[107]探讨了乳腺癌和糖尿病健康信息搜寻、接受及利用行为，提出了病人和消费者健康信息搜寻行为模型，并在研究中扩展了这一模型。该模型从环境和个人两方面描述了影响病人和消费者信息搜寻行为和信息利用的变量及导致健康信息搜寻行为的原因。环境因素包括健康状态、健康关怀的途径、信息环境、为自己或替人搜寻、人与人之间的社会支持、网络等；个人因素包括人口统计学变量、社会经济因素、健康历史、遗传、压力、教育、文化、语言、态度、行为、当前的健康状况、认知能力及人机互动的动机。用户的健康信息搜寻行为包括主动信息搜寻和被动信息接受。主动信息搜索可划分为不同的类型，体现用户不同的信息行为特点，具体包括：用户（包括病患或消费者）未意识到信息可通过传统的大众传媒、新媒体及通过人际互动获取；用户意识到但并不试图获取信息；用户意识到并试图获取信息；用户获取信息但不能够利用信息；用户获取并能够利用信息；用户获取信息但不利用信息做出个人的健康决定；用户获取信息并利用信息做出个人健康决定。被动的信息接受也包括不同的类型：用户不从传统的大众传媒、新媒体及人际互动过程中接受信息；用户从传统的大众传媒、新媒体及人际互动过程中接受信息；用户接受但不利用信息；用户接受并且利用信息；用户接受信息但不利用这些信息做出个人的健康决定；用户接受且利用信息做出个人的健康决定。这些主动信息搜寻和被动的信息接受行为会不同程度地影响患者对疾病的控制，带来更高的满意度、更为放松的日常生活及更好的健康状况。Longo 等[108]提出的模型被认为是一个线性的模型。

可见，相对于传统的信息搜寻行为研究，健康信息搜寻行为与用户的生命、身体健康及生活品质有更为紧密的关系，用户的搜寻行为特征和模式也更具多样性和复杂性。以上的综述也表明，在健康信息搜寻行为研究领域，尤其是行为模型或模式的揭示上，针对疾病患者的研究较多，而面向普通网络用户健康信息搜寻行为的理论揭示相对偏少，值得进一步研究。

2.2.4 网络用户健康信息搜寻行为影响因素

研究发现，用户的个体特征、受教育程度、年龄、城乡差异等因素影响了用户健康信息搜寻行为。个体特征包括年龄、性别和受教育程度等不同的人口统计学变量，这些变量可预测他们对不同的网络健康信息系统的选择[109]。用户性别差异、受教育程度[110-111]及年龄[112-113]是重要的影响因素。Johnson 等[114]发现，女性比男性更倾向于从医生、朋友、家庭等不同的信息源了解各类健康信息。Escoffery 等[115]的研究也表明，女学生和互联网经验更丰富的学生更容易搜索到所需的网络健康信息。针对国内的大学生，王永霞等[116]调查发现网络是目前女大学生日常获取医疗健康信息的主要渠道，与自我感觉健康状况很好、较好的学生相比，感觉一般及感觉差的女大学生上网查询医疗健康信息更为频繁。可见，对自身健康状况的评估影响了用户的网络健康信息搜寻行为。

受教育程度越高，搜寻网络健康信息的可能性越大。受教育程度较高的人比其他人更有可能使用互联网，并倾向于从多个来源搜寻健康信息[117]。受过大学或研究生教育的成年人比高中以下学历的成年人有信心采取行动预防疾病的概率高 1.57 倍[118]。受教育程度越低，社交媒体使用率越高[119]。并且，受教育程度较高的父母更愿意在网上搜索有关孩子疾病的补充信息，更有可能在看医生之前根据孩子的症状检索关于疾病的相关网络信息[120]。此外，受教育程度较低的人评估健康信息质量的能力可能较低，这与个人对健康信息的评估可能是主观的和错误的这一发现相一致[121]。年轻人、女性、接受过高等教育的人、卫生保健提供者、患有慢性疾病的人，更有可能使用社交网站进行与健康有关的活动；年轻人、女性及受过高等教育的人使用博客较多[122-124]。从社交网站中发现的日常生活信息，包括与健康有关的信息，对解决国际学生在美国的信息需求是有用的[125]。国际学生从社交网站感知到的日常生活信息的有用性并没有因性别、年龄、学习水平或个性特征而有所不同，而与社交网站的使用呈正相关关系。Yoon 等[126]发现，国际学生的英语水平与他们对网上健康信息的感知能力显著相关，具有较高的英语水平的学生更倾向于认为网络健康信息是有用的。

就年龄的影响而言，年轻人往往比老年人更积极地使用互联网和社交网站。研究发现，学生最有可能使用互联网获取健康信息[127]。中国大学生主要使用百度搜索引擎和微信社交媒体[128]。Magnezi 等[129]也发现，和年龄在 50 岁以上的人群相比，年龄在 20—29 岁之间的年轻人认为健康类社交网站提供的健康信息更有用。此外，Gowen 等[130]还发现，年轻的精神类病患者（18—24 岁）往往更多地参与各种社交活动，在网上结交朋友以建立社交网络，以达到远离孤独。

一些研究揭示，种族差异也是影响用户健康信息搜寻行为的因素之一。如黑人和西班牙裔学生往往比亚裔和白人学生更经常搜索网络健康信息，但性别上不存在明显差异[131]。可见，在一定程度上，种族因素的影响比性别产生的影响更大。

城乡差异[132-133]、经济水平高低[134]、用户群体特征差异[135]均为影响健康信息搜寻行为及用户获取意愿的重要因素。Cotten 等[136]开展的一项由 385 人参与的社会调查表明，数字鸿沟是健康信息搜寻行为的主要影响因素。李颖等[137]的研究也印证了这一点，他们针对城乡青年健康信息搜寻行为的研究表明，与农村青年相比，城市青年健康信息需求范围更广泛、检索策略与平台选择更多样化，并认为城乡青年间"数字鸿沟"的存在可能引发"健康信息鸿沟"的风险，其根源在于收入水平、受教育程度、信息技术使用能力等因素会直接影响数字环境下的网络接入、使用及信息化水平。

经验也会影响用户的健康信息搜寻行为。Sun 等[138]的研究表明，前期经验和使用意愿对网络健康信息搜寻行为有积极的影响。相关研究也表明，用户过去的经验可较准确地预测其未来的行动[139-140]。以上研究表明，人口统计学变量的差异是影响用户健康信息搜寻的重要因素，在一定程度上塑造了用户的健康信息搜寻行为模式[141]。

Zhang[142]发现，用户使用社交网站获取健康信息，受到信息的有用性（如可信度、可用性、相关性和准确性）、发布人的特征（如值得信赖）、技术易用性（如可用性和可访问性）和社会因素（如隐私、安全、自我认同、激励措施等）的影响。Zhang[143]试图全面揭示用户搜寻网络健康信息的动机和原因，她发现，信息需求的性质（如急性和慢性疾病）、信息源的属性（如可访问性和易用性）、用户与资源的关系（如熟悉和感知、信任度）和用户特点（如习惯和领域知识）是影响用户搜寻网络健康信息的重要因素。

2.3 网络健康信息质量研究

网络的自由、开放等特点，使得网民发布信息更加便利，而这也导致信息污染现象严重[144]。研究表明，在健康信息的准确性和全面性方面，不同网站之间存在较大的差异[145]。在各类健康信息资源中，社交媒体的健康信息质量已引起了学者们的关注[146-147]。

微博平台被认为是可靠的信息来源[148]。然而，微博上传播的健康信息可信度却不高。已有研究表明，在线健康信息的质量差异巨大，其许多信息不准确和不完整，尤其是社交媒体上有关癌症、牙科保健和糖尿病等信息[149]，人们常常质疑网络健康信息的可信度。网站的可信度与其健康信息的准确性无关，即使是看似可信的网站提供的健康信息也不一定可靠。由于易于传播虚假信息、缺乏信息质量的保障办法，社交媒体中健康信息的可信度偏低。相关研究表明，在抖音平台上，非营利组织创作的视频信息质量最高，而营利性组织贡献的视频信息质量最低[150]。考虑到网络平台的相通性，即同一信息可在不同平台上传播，其他网络平台上的健康信息的质量可想而知。

网络健康信息资源质量已引起了学者们的关注。Eysenbach 等[151]分析了 MEDLINE、Science Citation Index 等 9 个权威数据库从建库到 2001 年的网络健康信息的相关研究，发现由于研究方法、质量标准、研究人群及主题等的不同，研究结果和结论有较大差异，并认为有必要制定网络健康信息质量标准。随后，Zhang 等[152]对网络健康信息质量标准给出了清晰的定义。他们在 Eysenbach 等研究的基础上，选取了 13 个常用数据库中 2002—2013 年有关网络健康信息的实证研究，构建了包含网站内容和形式及技术平台设计 3 个方面的网络健康信息质量标准，其中包含准确性、完整性、及时性、可信性、可读性、可访问性、美观性、导航功能、交互性、隐私和数据保护及文化敏感性等 13 个标准、50 个具体指标。邓胜利和赵海平（2017）使用与 Zhang[153]同样的方法分析了 2013—2016 年有关网络健康信息的研究，进一步完善了他们提出的网络健康信息质量标准，增加了相关性质量标准，删除了准确性、完整性及文化敏感性标准。他们的研究都表明，超过一半的研究认为健康信息网站存在质量较低的问题。同样，针对中文网络健康信息质量的研究也表明，中文网络健康信息质量有待提高[154-156]。Zhang[157]认为，要提高网络健康信息质量，需要从网络用户教育和创造有效网络健康信息评价工具两方面作出努力，并建议学者在未来的研究中开发网络健康信息自动过滤工具，或者从用户的视角出发，探索新媒体中的健康信息质量。邓胜利等[158]也指出，除了提高网络用户的健康素养外，还应加强医疗工作者和网站建设者对网络健康信息重要性的认识，让他们尽可能地为用户提供易于理解的内容并推荐可靠的健康信息网站，引导用户正确地利用网络健康信息。

针对网络健康信息质量的评价，既有直接的评价，也有利用评价工具进行的评价。在直接评价中，Park 等[159]通过对随机选择的 Yahoo! Answers 中的问答进行文本挖掘和内容分析来识别主要概念间的语义关系，从而有效地识别语义关系，对改进和提高信息搜寻的效率有着重要的作用。Wong 等[160]邀请注册护士和图书馆员对 Yahoo! Answers 中 60 个问题的 126 个英文答案和 112 个中文答案进行对比分析发现，中文答案与英文答案相比质量相对较差，具体体现在可验证性、商业性和完整性等方面。相关研究表明，常用于健康信息内容质量的评价工具为 DISCERN、HONCode、JAMA 和 LIDA 等；对于易读性，常用的三种评价工具是 FRES、FKGL 和 SMOG[161]。尽管研究者使用了多种工具对网络健康信息质量进行评价，但有研究表明，只有少数评价工具被用于多个研究中，同时很多评价工具是基于专家视角建立起来的，跟健康信息用户需求不完全匹配，运用评价工具进行评价产生的结果存在差异，评价工具的有效性有待商榷[162]。

可信度是衡量信息质量的重要维度。就个体用户而言，评估健康信息的可信度是极为重要的。前人对可信度判断的研究通常从信息源入手[163]，当用户认为某网站较为可信时，他们也会认为该网站提供的健康信息同样具有可信度[164]。可见，信息来源显著影响人们对网络健康信息的信任度。信息源主要包括作者、出版商、赞助、链接、广告等。用户对机构信息源的可信度评价显著高于商业信息源与社会化媒体信息源，而商业信息源与社会化媒体信息源之间没有显著差别[165]。用户对信息源网站可信度评价的影响因素包括互联网上健康信息的完整性[166]，健康信息本身是否论证充分和文本的语言、语气等[167]。此外，研究还发现，健康素养和评估在线健康信息的能力越强的人群，对网络健康信息的信任程度越低，健康素养及评估在线健康信息的能力在网络健康信息评价过程中发挥了重要作用[168]。因此，建立长效机制以提升国民信息素养，尤其是健康信息素养，这一问题值得学者的关注[169]。

尽管大学生普遍使用互联网和社交网站的健康信息，然而，他们对这类信息会进行质疑[170]。Zhang[171]发现，大学生最关心健康信息的可信度，通常对社交网站上的健康信息的可信度持负面看法。然而，他们更倾向于信任或采纳那些来自社交网站中有医学和医疗保健及相关专业背景的朋友或有类似健康状况、需求或兴趣的朋友发布的健康信息。研究还发现，虽然大学生了解网络上的信息可能不可靠，但他们很少验证其准确性[172]。

2.4 健康信息服务系统及系统可用性研究

如前所述，本书中的健康信息服务系统包括提供健康信息服务的一般性搜索引擎、门户网站、社交媒体、虚拟社区中的健康信息服务提供平台及专业的健康信息网站等。健康信息服务系统是提供高质量、精准化健康信息服务的重要平台，以下从健康信息系统、健康信息/数据管理、基于用户交互的健康信息系统可用性研究三个方面对相关研究进行综述，以期为后续研究提供理论和实证基础。

2.4.1 健康信息系统

已有研究对不同类型的健康信息系统的设计提出了不同的解决方案和设计理念。在健康医疗大数据资源目录管理系统方面，孟群等[173]认为，建立健康医疗大数据资源目录管理系统是健康医疗大数据资源目录体系建设的首要目标。他们还指出我国健康医疗大数据资源目录体系应以元数据库为核心，以资源目录分类模型和资源目录细目词表为基础，对全国各级各类卫生计生机构产生的各种健康医疗大数据资源进行分类注册与编目，并利用统一的资源目录管理系统进行资源管理，以及对外提供服务，并预期在"十三五"期间，我国健康医疗大数据资源管理工作必将取得突破性进展，逐步实现健康医疗大数据的融合共享、开放应用。在系统设计层面，陈桂芬[174]设计了社区健康物联网信息服务系统，提出了由感知层、网络传输层和应用层组成的体系架构。陈超[175]开发了基于健康信息平台的远程医疗系统，主要依托医院的健康信息平台，实现数据共享和传输，并逐步开展远程医疗服务，以期提高诊疗水平、降低诊疗费用，实现全新的医疗服务，从而提高广大群众享受医疗保健服务的满意度。唐衍军等[176]对区块链技术背景下的医疗健康信息平台建设进行了分析，结果表明区块链技术可给医疗信息共享、医疗数据安全及远程医疗等问题提供新的解决方案，可为医疗健康信息平台的搭建进行技术赋能。虽然健康信息系统的设计和开发取得了较大进展，但也存在一些问题，如陈娜等[177]在其研究中指出，我国职业健康信息系统建设存在建设分散，且不能实现协同联动、数据共享，这些问题大大制约了我国健康信息系统的建设和发展。

个人健康信息服务系统作为现代医院健康管理系统的一个重要分支，在整个医疗系统中起着十分重要的作用。包康等[178]提出了通过 Hadoop 大数据平台实现个人健康信息管理的方法，设计并且构建了一套基于 Hadoop 的个人健康信息管理系统。贾顺贺等[179]则设计并构建了一套基于 MVC 架构的个人健康信息管理系统，较大程度上提高了系统的可维护性、复用性与扩展性。智能手机由于具有卓越的计算能力、多样化的功能及可支持不同用户的偏好等特点，在医疗保健监测和健康信息传递中扮演着越来越重要的角色[180-182]。

Macharia 等[183]指出，健康信息系统服务的及时性、准确性、简洁性、灵活性、可接受性及实用性是影响系统使用和绩效的主要问题。此外，整体健康服务质量也是影响健康信息系统的使用和绩效的重要的因素[184]。在健康信息系统的推广和使用过程中，大部分资源都投入培训各个卫生系统改进技术质量，分析、解释和使用数据的工作人员上[185]，而忽略了用户个人健康信息能力的培养，不利于健康信息系统的推广和应用[186]。

此外，由于健康信息系统常常包含多个子系统，信息系统设计必须包括满足特定子系统需求的组件和模块。相关研究发现，目前健康信息系统设计和开发者还缺少系统性的思考，导致产品不能满足决策者的健康信息需求。一些研究关注政策对设计的影响及健康信息系统建设所面临的障碍[187]。Heeks[188]认为系统设计的障碍包括不恰当的健康信息系统框架、缺乏可用性、缺乏使用数据的政策和动机、缺乏熟悉财务和技术的人员的支持等因素，这些因素不但限制了用户参与，还阻碍了组织内部和跨部门的数据共享和使用，常常导致健康信息系统的失败。Kumar 等[189]指出，在设计过程中提高用户参与度，有效应对设计过程中面临的挑战，增进对相关因素（如影响健康信息系统设计和开发的资源、工作方法和心理健康等）之间的互动关系的理解，是提高健康系统开发和设计效率的有效措施。

2.4.2 健康信息/数据管理

尽管健康信息系统对我们生活很重要，但在其开发和设计过程中也面临诸多挑战，这影响了健康信息质量，尤其是数据质量。Panhuis 等[190]的研究表明，影响健康数据质量和数据使用的障碍有 20 多种，这些障碍可分为技术、动机、经济、政治、法律和伦理六类。例如，技术障碍包括数据格式的限制，缺乏元数据和标准，缺乏技术解决方案，如数据的互操作性差阻碍了数据共享和使用。Baig 等[191]认为智能手机监测系统在可靠性、效率、移动电话平台的可变性、成本效益、能源使用、用户界面、医疗数据质量及安全和隐私等方面仍然存在问题。任大扬等[192]对当前健康信息系统数据标准建设的难点进行了梳理，发现健康管理数据指标范围界定困难、数据标准研究人员选定困难、信息系统及专业技术支持困难是构建健康信息系统数据标准的难点，并认为解决这些困难要从注重需求分析、紧抓数据特点，以及发挥专家作用、促进多领域协作和加强行业间合作、引进技术力量等方面着手。柴国荣等[193]的研究表明医疗健康信息（数据）的价值挖掘与应用的标准化流程或实现路径能有效提高健康数据质量和数据使用，他们在数据生命周期概念的基础上构建了"医疗健康大数据分析架构"，这对作为我国基础性战略资源的健康信息（数据）的管理与开发应用提供了重要参考。

Heeks[194]认为缺乏数据安全性和机密性的法律保障等阻碍了组织内部和跨部门的数据共享和使用，是导致健康信息系统失败的主要原因之一。这些失败会对卫生系统的能力造成不利影响，不能满足其所支持的卫生系统的需要。可见数据有效管理的重要性。张会平等[195]对中美两国健康信息系统的互操作性分别进行了比较分析，发现我国推进健康信息系统互操作的方案和实践在数据交换能力方面具有明显优势，但在数据使用能力方面有待改进。同时指出，应着力推进健康数据的使用，尤其是推进在精准服务和医疗协同方面的运用，通过"数据使用"促进医疗服务机构提供更多、更优质的健康数据，从而为面向个人、行业和社会层面的大数据分析提供扎实的健康数据基础。胡瑶琳等[196]则进一步指出，健康医疗大数据具有重要战略价值，构建健康医疗大数据人才体系、技术推广与共享、数据隐私安全成为未来健康信息系统研究与应用及社会治理的重要问题。已有研究表明，健康信息系统设计必须考虑数据的质量和管理的方式，以及其他与系统设计相关的问题，这样才能为用户提供更好的健康信息服务，为改善公众的健康状况贡献力量。

2.4.3 基于用户交互的健康信息系统可用性研究

学者们针对医疗健康网站（系统）的可用性开展了一系列研究。如从网站健康信息的可用性方面，董伟[197]提出网站的可获取性、信息内容质量、网站交互性、网站可信度、网站外观、医疗专业服务、隐私保护和广告可作为评价指标。Zhang 等[198]发现，在健康网站中添加用户元素，例如交互性元素、隐私相关元素和满足社会文化需求等的研究呈上升趋势，这表明以用户为中心的观点已经渗透到健康网站设计中，目的是增强健康类网站的可用性。此外，我国不同类型健康信息类网站中存在信息发布不规范、信息标准不健全、重复信息和信息污染情况严重等信息质量问题。在健康网站系统的可用性方面，王若佳等[199]基于用户体验，比较研究了常见的医疗健康网站，发现网站的查准率有待提高，网页内容的严谨性存在问题。吕亚兰等[200]在对我国常用的 10 个医疗健康网站进行评价时发现，大部分被评价网站在信息时效性方面做得最差，其次是信息可理解性、信息参考来源、作者资格、单位和信息审核者等方面。研究还发现，与其他常规活动如阅读或浏览娱乐新闻网站相比，健康信息用户往往没有一个值得信赖的健康信息系统[201]。相反，他们通常通过一般性的搜索引擎获取健康信息，导致资源获取的随机性[202-203]。

总之，随着国家健康医疗大数据等政策的出台，健康信息系统的设计与开发日益成为研究的重点。国内外相关学者依托一般性或专业性的搜索引擎、社交媒体等设计并开发了多种健康信息系统。但由于技术及管理等多方面的原因，服务水平和质量依然不尽如人意，并且缺乏值得信赖的健康信息服务系统。在国内，虽然由于政府主导的原因，我国推进健康信息系统互操作的方案和实践在数据交换能力方面具有明显优势，但在数据使用能力方面有待提升。如何做好健康信息系统设计、完善用户培训机制，从而提升用户健康信息素养，是未来研究的重点。此外，目前健康信息系统的设计和开发往往设定用户具有普遍、相对一致的任务和信息需求。然而，现实环境下用户千差万别的任务和信息需求导致当前的健康信息系统在提供精准信息服务方面存在严重不足。随着生成式人工智能技术等的发展和应用，健康信息系统如何更好地利用新技术为用户提供高质量的健康信息服务、改善当前网络健康信息系统的技术支持和服务水平，值得深入研究。

2.5 交互信息检索、个性化信息检索与推荐

本书将用户的交互信息搜索行为置于网络"健康信息"环境中，是对一般信息搜索行为的情境化，其相关研究结果与结论具有较强的情境特征，能为解决与网络用户健康信息搜寻活动有关的现实问题提供有效的理论和实践依据。在已有研究中，交互信息检索、个性化信息检索及个性化信息推荐等旨在探究网络用户在信息搜索过程中的行为特征与规律，以便更好地为用户提供信息服务，满足其个性化的信息需求。本书的研究目的之一，就是探讨如何更好地为网络用户提供精准的信息服务。以下重点综述用户交互信息搜索行为及支持精准信息服务的相关技术，包括个性化信息检索技术和个性化信息推荐技术的研究进展。

交互信息检索（Interactive Information Retrieval，IIR）行为研究旨在揭示用户与信息检索系统交互的行为特点。根据 Wilson 提出的信息行为概念三层次嵌套模型[204]，信息搜索行为属于信息搜寻行为的一种，只是其更关注于用户与计算机信息系统间的交互行为，而信息检索行为则是信息搜索行为的特例[205]。交互信息检索行为研究是情报学领域的重要研究课题，得到了学者们的广泛关注和探索，并产生了大量的科研成果。以下将从信息检索交互的概念与测度、交互信息检索行为的动机、交互信息检索行为模式三个方面对交互信息检索行为相关研究进行梳理。

2.5.1 信息检索中交互的概念与测度

交互的概念化是研究交互信息检索行为的起点。为更好地支持信息检索系统的设计，Cool 等[206]探讨了信息交互（Interaction with Information）的分类法，他们招募了 14 位工程师、经理及技术人员，通过深度访谈收集数据，并基于分面分类的思想分析数据。研究发现了信息交互的五个主要方面，包括沟通行为、信息行为、交互对象、交互的共有维度及交互标准。此外，该研究还明确了四类原型信息交互，包括发现已知或部分已知的信息、通过扫描信息资源确认有用信息、评估信息的有用性及决定一组信息的内容或结构。另一些学者则通过研究用户信息搜寻行为来明确不同的交互行为类型，如 Kuhlthau[207]、Marchionini[208]、Allen[209]等。Kuhlthau 提出了著名的信息搜寻过程模型（Information Seeking Process，ISP），包括六个不同的阶段，即起步、选择、探索、构建、收集及展示，用以揭示用户与信息检索系统交互过程中的行为、认知及心理状态[210]。Marchionini[211]明确指出，用户的信息搜寻过程包括不同的阶段，即意识到并接受一个信息问题、定义及理解问题、选择信息系统、构建查询式、执行搜索、检查搜索结果、提取信息、思考或反复或停止。Allen[212]则明确指出用户与信息检索系统的交互任务包括扫描、回顾与评估、学习、计划。这些研究在定义信息搜寻或搜索阶段的同时也明确了用户与信息检索系统交互的行为类型。Li 等[213]探究任务与用户交互信息搜索行为的关系，将交互信息搜索行为划分为交互努力、与网络信息资源的交互、与图书馆信息资源的交互及查询语句相关的交互行为，并赋予这些行为操作化定义及测评指标。尤其是与查询语句相关的交互行为是交互信息检索研究中通常选取的典型的行为指标，包括反复搜索的次数、单一查询式的数量、查询式长度及单一非停止词检索词。此外，用户的停留时间、浏览、选取等都可用于测量用户与系统的交互，这些指标均可直接表征用户与系统的交互行为。如 Jiang 等[214]、陈忆金等[215]、赵一鸣等[216]使用搜索频率、结果页面浏览频率、结果页面浏览频次、检查结果摘要、点击结果数、浏览结果页面时间、结果页面停留时间、浏览结果个数、结果页面被浏览的长度、结果检查时的点击、相关结果点击、不同排序结果点击、查询重构知识来源、查询推荐的使用等指标测量交互行为，分析用户信息搜索行为特征或规律。

2.5.2 交互信息检索行为的动机

用户的信息检索动机或目标是早期信息行为检索研究领域的学者们所关注的焦点。作为信息检索的开端，对用户信息检索动机的分析显然有助于更好地理解用户的交互行为特征、对信息系统的感知及对检索结果的评价。在一系列已有的信息行为理论框架中，信息搜寻行为的动机通常被理解为情境驱动，或是为弥补已有知识结构的不足或弥合建构世界与客观世界之间的鸿沟。在情报学研究领域，具有代表性的观点或典型性理论包括 Taylor[217]的潜意识需求理论（Unconscious Need）、Wilson[218]的三层情境框架［包括个人的、角色相关的、环境的（Personal，Role-related，Environmental）三层］、Wersig[219]的问题情境理论（Problem Situation），以及 Dervin[220]在意义建构（Sense-making）模型中提出的认知鸿沟理论（Cognitive Gaps）等。其中，Belkin 延伸和发展了 Taylor 的理论，将用户的信息检索动机嵌入信息交流系统中进行解读，从认知层面分析了用户的主观知识状态、文本中的信息及客观问题情境之间的交互关系，并阐释了信息检索过程是如何通过这一交互关系产生的[221]。Belkin 用于分析上述变量与关系的理论框架，即为对信息检索领域乃至整个情报学界均有深远影响的 ASK（Anomalous State of Knowledge）理论假设。

在对 ASK 理论假设及其延伸含义研究的基础上，Belkin 提出，对实现检索系统目标而言，直接要求用户明确提出其信息需求以解决知识的异常态是不合适的，知识异常态应该在检索系统中以更为恰当的方式进行表达，这些表达方式则应能代表用户所不知道的或不能直接表述的信息需求[222]。因此，在系统中心论语境下发展出的信息检索理论模型，即检索式—文本标识最佳匹配排列模型应该被更能表述不同知识异常态类型的新模型替代。在实证研究和检索系统设计实践的层面，Belkin 具体表达了将 ASK 理论假设应用于信息检索系统设计的相关思想，成为后续研究的理论基础。其研究明确并阐释了五种类型的知识异常态，包括：①规范定义的主题和问题；②具体主题，问题规范定义，信息用于支持研究和/或假设；③主题非常具体，问题缺乏规范定义，研究处于早期；④主题具体，但问题缺乏规范定义，缺乏研究假设；⑤主题和问题均缺乏规范定义，主题不熟悉。Belkin 关于 ASK 理论的系列研究和理论创见突破了将信息检索过程简单化地理解为检索式和文本标识之间匹配过程的传统观点，将用户的信息检索过程置于认知层面的信息交流中进行考察，发掘出用户与信息检索系统进行交互的知识性或概念性动机——知识的异常态[223]。

近年来，任务作为用户信息检索行为的动机引起了广泛关注[224-226]。由于任务这一变量的相对稳定性，其研究结果能直接运用到信息检索系统的开发实践中[227]。Kim 等[228]及 Li 等[229]分别对任务的概念进行了阐释和梳理。前者主要回顾了相关研究，从中提炼出与信息搜寻相关的任务特征和属性；后者则基于不同学科，包括社会心理学、管理学、情报学等学科对任务这一概念的理解和阐释的基础上，构建了基于分面分类的任务分类法，成为此后一系列研究的理论基础[230-234]。这一系列的相关研究成果使基于任务的交互信息检索成为一个新的研究领域，为情报学提供了新的研究视角。

2.5.3 交互信息检索行为模式

在信息搜寻动机的驱动下，用户为获取所需信息，需要与信息检索系统在各个维度上进行交互，包括系统技术层面的交互、认知心理层面的交互、任务情境层面的交互。已有研究表明，用户交互信息检索行为模式在不同交互层面呈现不同的特征，这些特征或模式的发现不仅深化发展了信息用户研究，还为交互信息检索系统、个性化检索与推荐系统设计提供了理论支持和实现路径。以下从系统功能与交互行为模式、用户认知心理与交互信息检索、任务情境下的交互信息检索行为三个方面对相关研究进行梳理，为后续相关研究奠定知识基础，并提供理论、方法参考。

（1）系统功能与交互行为模式

在交互信息检索行为研究领域，用户与信息检索系统的交互行为研究备受关注[235-236]，相关研究多以系统本身或系统中的某个功能为起点，研究用户的交互绩效、行为模式及情感认知等问题。

在研究用户与系统的交互行为模式方面，学者们多关注用户行为的具体特征，如查询式长度、浏览时长和偏好等。Zhang 等[237]通过观察用户在 MedlinePlus 系统上进行探索式健康信息搜索时浏览和搜索两种交互方式的切换行为，发现当任务复杂性增加时，两种交互方式之间的转换数量也会增加，而且用户在进行不同健康信息搜索任务时所采取的查询重构策略存在差异，使用最多的策略为具体化或泛化原有的查询概念，其次是完全或部分重构查询概念。

在系统功能方面，Niu 等[238]采用实验研究方法探讨了用户和检索系统中查询建议功能的交互，以了解用户如何使用查询建议及效果如何。研究表明，在用户搜索专业程度不高、搜索任务困难的情况下，用户会更多地使用查询建议，且这能为他们的搜索提供支持。系统的功能不仅会影响用户的交互信息行为，也会对系统检索结果的呈现方式和呈现数量产生显著的影响。Arguello 等[239]研究了用户与集成系统的垂直展示之间的交互行为，结果表明展示方式会影响用户对信息质量的判断，即便这种垂直展示搜索结果的方式可能和搜索任务无关，但任务越复杂，用户与垂直展示的结果间的交互就越频繁。Kelly 等[240]使用实验方法研究了检索结果页面的链接数量与用户行为和用户体验之间的关系，研究发现检索结果页的链接数量会改变用户行为，例如每页的数量减少，用户就会更关注靠前的检索结果。此外，一些学者研究了其他影响用户与系统之间交互信息行为的因素，如时间压力、查询成本等。Wu 等[241]则关注了检索停止行为的影响因素，并将其总结为信息内容、预期目标、主观理解、限制因素等。Zhang 等[242]采用实验研究的方法，比较评估了ACM 数字图书馆、IEEE Explore 及 IEEE 计算机学会数字图书馆的搜索和浏览功能。研究采用 Latin Square 实验设计方法，招募 36 位实验参与者完成了两项搜索主题相同的搜索和浏览任务。研究发现搜索和浏览功能的不同设计显著影响用户与系统的交互行为及用户满意度，如何开发更有效地支持用户交互的检索模型受到关注。

此外，通过用户隐性的交互行为预测用户的某些个体特征也是 IIR 领域关注的研究，如 Zhang X 等[243]、杨倩[244]、韩正彪等[245]的研究表明不同领域知识水平的用户在信息搜索时的搜索策略和绩效存在显著差异。如在信息搜索时，领域专家比新手或非专家有更高的效率和准确率；领域知识水平较高的用户相较于领域知识水平低的用户更倾向于使用较长的查询；健康领域知识水平高的用户能更好地评估搜索引擎页面和网站上的信息，并能更好地选择和生成新的与领域相关的特定关键词。

（2）用户认知心理与交互信息检索

随着用户中心的信息检索研究的发展，尤其是在认知科学的影响下，用户是信息吸收和利用的主体这一观点得到了广泛认可。基于此，交互信息行为研究重点集中于用户与系统交互过程中的认知行为、心理状态等方面的问题[246-249]。

Sun 等[250]提出一个心理学框架——信息系统交互准备模型（Information System Interactive Readiness，ISIR）以描述个体和系统交互的意愿和准备状态，研究用户在选择信息检索系统时的心理状态，这个框架反映了用户的情感、认知和行为。Zhang[251]研究了用户在与 MedlinePlus 系统交互期间的心智模型构建过程，研究发现其过程涉及三个平行维度上的改变和发展，即认知、情感和行为。这种发展得益于三种心理活动，即吸收新概念、修正现有概念和逐步淘汰先前了解的概念。研究还发现，心智模型的构建不仅是用户内部认知的结果，也受到外部认知的影响，包括系统、系统反馈和任务。Xu 等[252]的研究探讨了当特定内容以具备交互特征和不具备交互特征的形式展示的时候，交互性是否会影响这些内容的认知过程。结果表明，高度的交互性确实可以增强用户认知，同时，用户对交互性内容的记忆更为深刻。

同样是研究信息检索用户的认知行为和需求心理，马海群等[253]运用自然语言处理理论，根据其研究结果构建了"需求认知、表达、交互模式""检索语言认知、表达与交互模式""检索目标制定中的心理取向模型"。冯颖等[254]则通过实验，检验了大四学生场独立、场依存认知风格对数据库检索策略学习效果的影响差异。韩正彪等[255]、王菲妍等[256]探讨了我国综合性文献数据库大学生用户心智模型的结构，并把这种结构分为用户动机认知、用户范围认知、常识认知、内容认知、界面功能认知、用户负面情感、用户正面情感和用户检索策略部分。另外，大学生用户的认知、情感和检索策略三个维度之间是一种多重交互关系。这些用户信息交互行为的心理和认知研究对系统的交互设计和评估均具有重要的指导意义。

（3）任务情境下的交互信息检索行为

基于任务的信息搜寻和检索已成为情报学的重要研究课题之一[257]。情报学领域的学者主要关注不同类型的任务，包括工作任务、搜寻任务和搜索任务。Li 等[258]采用分面分类法确定任务类型，并采用模拟仿真工作任务情境的方式编制工作任务情境。实验过程中，用户需为完成六项工作任务搜索相关信息，提供信息支持。研究表明，用户的任务一定程度上塑造了用户交互信息检索行为。在之后的研究中，Li 进一步探讨了工作任务和交互绩效之间的关系，不同的任务分面和选择及查询相关行为之间的关系[259-260]。在搜索任务方面，Qu 等[261]针对网络用户的检索行为，探讨了任务驱动的作用。他们对比了三种类型的搜索任务（事实查明、分层信息收集和并行信息收集），采用实验研究的方法，探究了参加者的搜索行为和搜索任务。结果表明，任务类型和熟悉程度会影响用户的搜索行为，尤其是完成时间和查询的数量，但不影响他们的习惯性行为，比如常用搜索入口。Jiang J 等[262]将搜索任务在两个维度（事实查明还是知识获取、目标明确还是目标模糊）的基础上划分为四种，比较了不同的任务条件下，长搜索会话（10 分钟，约 5 个查询）中用户搜索行为及浏览和点击模式的改变。结果表明，在四种类型的任务下，用户行为在各方面都有所不同，其中包括搜索积极性、浏览风格、点击策略和查询重构。在搜索会话过程中，用户的关注兴趣会从排名靠前的结果转移到靠后的结果，而且结果对用户的吸引力越来越小。Albertson[263]采用交互检索实验的方法研究了交互视频检索，并从特定用户和搜索任务的角度进行结果的搜集和分析。研究表明，特定界面特征和功能的使用和有效性依赖于检索任务的类型。陈忆金等[264]的研究表明不同任务目标（包括保健型、求医型与问诊型）对用户健康信息搜索过程中的查询重构、信息浏览数、信息系统选择等交互行为均有显著影响。这些研究从不同的任务情境和角度揭示了工作任务与信息搜索行为或交互行为之间的关系。

需要指出的是，用户与系统的交互和与任务的交互之间不是完全独立的，它们之间难以划分出清晰的界限，因为用户与系统的交互过程不可避免地受到与任务之间交互的影响，如任务的类型、阶段、复杂度、熟悉度、时间限制等，都会影响用户与系统间交互的行为和模式，用户与系统交互的过程中又会对任务产生新的认知并可能调整任务的目标。任务的复杂程度不同可导致年长的用户与年轻的用户搜索策略的准确性及有效性存在差异，任务越复杂，差异越突出[265-266]。Capra 等[267]研究了不同任务复杂度下用户使用检索工具的差异，其研究结果表明两者之间的相关性：任务复杂度越高，检索工具使用越频繁。袁红等[268]，柯青等[269]，陈明红等[270]，Liu 等[271]通过实验研究也得出了类似的结论。Gwizdka 等[272]的研究发现，单次网页的访问量、最佳路径的偏离程度及导航路径的线性程度可在一定程度上预测用户网络信息搜索任务的困难度，宋筱璇等[273]、黄崑等[274]在其研究中也发现任务困难程度对用户交互行为存在显著的影响。

部分学者独辟蹊径，不以任务类型或复杂度等任务特征为出发点，转而研究任务的有趣程度如何影响用户的检索行为和体验[275]。Edwards 等[276]的研究表明，对于更感兴趣的检索任务，用户的预计任务难度更低、参与度更高、花费时间更长，但在输入查询、搜索结果页数量、标记的文档数方面差异不大。这些结论有助于完善系统的设计，帮助用户完成复杂度高的搜索任务。

以上研究均表明，任务是影响交互过程的主要因素，任务在一定程度上塑造了信息检索过程、用户的交互行为特征和交互绩效及满意度，影响了他们对所获信息相关性或有用性的判断，并决定了信息利用的特点，无论工作任务还是搜索任务均在一定程度上塑造了用户与系统的交互，尤其是用户对任务的理解和感知影响了用户的交互绩效[277]。

综上，国内外交互信息检索行为研究涉及行为学、心理学、计算机科学等领域，呈现出多学科交叉、研究范围广等特点。相关研究从交互信息检索概念化到交互信息检索的行为动机，再到包括系统功能与交互行为模式研究、用户认知心理与交互信息检索研究、任务情境下的交互信息检索行为等不同主题的研究。交互信息检索行为研究已取得了一定的研究成果，这些研究成果对不断改善信息检索系统的交互功能设计，提高交互的性能与绩效具有积极的促进作用。信息检索行为的根本特征就是交互，用户与信息内容、信息检索系统交互过程中的行为特征、认知模式等方面仍然是未来交互信息检索行为研究不断拓展的着力点，需要更加注重用户不同层面的特征及改善和提升用户与新型交互设计如大语言模型的交互机制和交互体验，从信息资源建设、信息系统开发和用户行为引导等方面出发，更好地帮助用户获取信息及提供更精准的信息服务。随着用户对网络健康信息服务需求的不断增多，将这些观点和理念运用到特定的健康信息搜索情境下是十分必要的，也必将为网络健康信息服务带来积极的变化和质量的提高。然而，如何将这些研究成果、观点和理念应用到健康信息研究和实践领域，仍然是一个有待研究的课题。

2.6　本章小结

文献回顾表明，当前研究在用户健康信息素养、个性化精准信息服务方面均取得了一定的进展。然而，当前取得的研究结果相对零星、松散，尚未形成相对完整的理论体系。当前研究的深度、广度及研究的结果都不足以支持国家健康战略的实施，无法为制定进一步的策略提供充分的理论支持和实证证据。总之，已有的研究尚存在需要进一步深入探讨的问题。

●缺乏针对网络用户健康信息素养的深入研究。已有的大量研究一方面针对健康素养，另一方面针对信息素养，而将两者结合起来，专门针对网络用户的健康信息素养，即与网络用户在互联网和移动互联网环境下的健康信息的获取、识别、选择、利用能力相关的研究相对较少。尽管有一些研究也试图探讨这一问题，但是这些研究要么和健康素养相关研究混为一谈，不做区分；要么采用单一的研究方法，如最常用的问卷调查法，浅层次地揭示一些特征、方式和问题，无法揭示深层次的理论问题和用户的实际需求。再如一些研究基于深度访谈完成，很大程度上忽略了特定的健康信息搜寻情境的影响，具有一定的局限性。因而，这些研究无法真正地、科学地获得研究结论，从而也无法为提升和促进网络用户健康信息素养水平提出有效的策略和途径。

● 缺乏对网络健康信息质量特征的研究。虽然不少研究已关注到网络健康信息的质量问题，也从不同的角度确定健康信息质量的评价标准，以此帮助用户识别虚假甚至是有害的健康信息，然而，这样的方式终究依赖于用户较高的健康素养和健康信息素养，用户需扮演主动的角色，付出不同程度的认知努力才能达到较好的效果。对于我国这样一个人口众多、网民数量庞大、受教育程度参差不齐的国家来说，这样的途径往往收效甚微。因此，如何更有效地识别低质量健康信息的特征这一问题值得深入研究。一方面，这类研究能帮助用户学习和了解这些特征，以便更有效地获取高质量健康信息；另一方面，也能为健康信息系统自动过滤低质量甚至是虚假健康信息提供实证依据。

● 缺乏对网络用户与健康信息及健康信息服务系统交互的研究。用户的信息行为研究是情报学的重要研究领域，然而，已有的用户信息行为研究多针对学术用户，而学术信息相对于健康信息来说，是"无害"的，即使用户获取和利用了不正确的学术信息，也不会对他的身体健康和生命安全带来负面的影响。但健康信息就不同了，虚假甚至是有害的健康信息会直接威胁到用户的生活质量和生命安全。因而，健康信息用户行为的特点和模式应有别于普通的学术信息用户，而已有的信息行为研究领域的一些研究成果，在解释健康信息用户的信息行为方面却表现乏力，并未充分认识到用户与"学术信息"和"健康信息"交互特点和模式的差异性。

● 缺乏针对网络用户健康信息需求提供精准信息服务的研究。精准信息服务可以是一个很宽泛的概念，但在本书中专指针对网络用户健康信息需求的精准、高质量的信息服务。情报学一直致力于为用户提供相关、有用且有价值的信息，通过精准的服务，帮助他们完成各项工作任务，实现他们的目标。其中，个性化信息检索和个性化信息推荐研究近年来取得了一些进展，提出了不同的算法和途径。然而，多数的算法和途径还依然处于实验室阶段，实践性不强。在健康信息服务系统的开发和建设中，如何实现"个性化"，如何帮助用户避免低质量的健康信息，仍然需要深入探究。因而，本书拟探究用户交互行为的引导机制，提高健康信息服务的精准度，助力用户高质量健康信息的获取和利用。

综上，本书所呈现各项研究拟在以上方面寻求突破，基于情报学的研究立场和视角，结合跨学科的视野和优势，针对用户（素养和行为）、信息（内容和质量）及技术（交互功能和引导机制）三个维度及其之间的关系展开研究，构建相对完整的理论体系或模型，阐释提升网络用户健康信息素养和完善精准健康信息服务的策略和方法，从理论和实践上提出解决当前网络用户信息需求急剧增长、健康信息素养不高、网络健康信息质量欠佳及服务水平偏低之间的矛盾，为推动健康信息领域的相关研究和健康事业的发展，支持国家健康战略的实施贡献力量。

参考文献

［1］MACIAS W, MCMILLAN S. The return of the house call: the role of internet-based interactivity in bringing health information home to older adults ［J］. Health communication, 2008, 23 (1): 34 – 44.

［2］［5］［10］［13 – 14］杨国莉, 严谨. 老年人健康素养现状、影响因素及健康教育策略 ［J］. 中国老年学杂志, 2016 (1): 250 – 252.

［3］黄卫东, 孙平辉. 影响老年人健康素养的相关因素分析 ［J］. 中国老年学, 2010 (11): 1564 – 1565.

［4］袁婧怡, 李眩眩, 吴方园, 等. 吉林省城乡居民健康信息素养现状及其影响因素 ［J］. 中国健康教育, 2017 (2): 103 – 106.

［6］KUTNER M A, GREENBURG E, JIN Y, et al. The health literacy of America's adults: results from the 2003 national assessment of adult literacy. NCES 2006 – 483 ［EB/OL］. ［2024 – 09 – 06］. https://www. researchgate. net/publication/260081983_The_Health_Literacy_of_America's_Adults_Results_From_the_2003_National_Assessment_of_Adult_Literacy_NCES_2006 – 483.

［7］BAKER D W, GAZMARARIAN J A, Sudano J, et al. The association between age and health literacy among elderly persons ［J］. Journals of gerontology, 2000, 55 (6): 368 – 374.

［8］GAZMARARIAN J A, WILLIAMS M V, PEEL J, et al. Health literacy and knowledge of chronic disease ［J］. Patient education & counseling, 2003, 51 (3): 267 – 275.

［9］朱姝蓓, 邓小昭. 老年人网络健康信息查寻行为影响因素研究 ［J］. 图书情报工作, 2015 (5): 60 – 67

［11］罗爱静, 王辅之, 谢文照, 等. 长沙市社区老年慢病患者健康信息素养状况及影响因素 ［J］. 中国老年学, 2016 (14): 3554 – 3556.

［12］［15］李成波, 陈静凌. 健康信息获取渠道对城市老年人健康信息素养的影响——基于我国西部地区三省市的问卷调查分析 ［J］. 人口与发展, 2020 (2): 49 – 59.

［16］SHI Y, MA D, ZHANG J, et al. In the digital age: a systematic literature review of the e – health literacy and influencing factors among Chinese older adults ［J］. Journal of public health, 2023, 31 (5), 679 – 687.

［17］曲爽笑, 王书梅, 郑文娟, 等. 儿童青少年健康素养评估体系的研究进展 ［J］. 中国学校卫生, 2014 (10): 1594 – 1597.

［18］周薇薇, 罗春花, 范存欣, 等. 广州市大学生健康素养现状及影响因素分析 ［J］. 中华疾病控制杂志, 2014 (7): 654 – 658.

［19］JAIN A V, BICKHAM D. Adolescent health literacy and the internet: challenges and opportunities ［J］. Current opinion in pediatrics, 2014, 26 (4): 435 – 439.

［20］牟劲松, 赵淑英, 欧阳江, 等. 长沙市高校在校大学生健康素养影响因素多水平模型分析

[J]. 中国卫生统计, 2015 (6)：945 – 947.

[21] 李蓓, 梁昌标, 兰小筠. 长沙市高校新生健康素养调查结果分析 [J]. 中国健康教育, 2010 (8)：600 – 603.

[22] DAVIS T C, CROUCH M A, LONG S W, et al. Rapid assessment of literacy levels of adult primary care patients [J]. Family medicine, 1991, 23 (6)：433 – 435.

[23] 余小鸣, 郭帅军, 王璐, 等. 高中生健康素养评价问卷的结构框架及信效度分析 [J]. 中国学校卫生, 2014 (5)：672 – 674.

[24] CHANG L C, HSIEH P L, LIU C H. Psychometric evaluation of the Chinese version of short – form Test of Functional Health Literacy in Adolescents [J]. Journal of clinical nursing, 2012, 21 (17/18)：2429 – 2437.

[25] 康玫, 高俊岭, 余金明. 青少年健康素养与健康行为研究现状 [J]. 中国学校卫生, 2015 (8)：1276 – 1279.

[26] STRONG K. Preventing chronic diseases：how many lives can we save? [J]. Lancet, 2005, 366 (9496)：1578 – 1582.

[27] 张庆华, 黄菲菲, 朱爱群, 等. 国内外慢性病健康素养的研究进展 [J]. 中国全科医学, 2014 (7)：814 – 817.

[28] INOUE M, TAKAHASHI M, KAI I. Impact of communicative and critical health literacy on understanding of diabetes care and self – efficacy in diabetes management：a cross – sectional study of primary care in Japan [J]. BMC family practice, 2013, 14：40.

[29] TANG Y H, PANG S M, CHAN M F, et al. Health literacy, complication awareness, and diabetic control in patients with type 2 diabetes mellitus [J]. Journal of advanced nursing, 2008, 62 (1)：74 – 83.

[30] POWELL C K, HILL E G, CLANCY D E. The relationship between health literacy and diabetes knowledge and readiness to take health actions [J]. Diabetes educator, 2007, 33 (1)：144.

[31] 赵晓霜, 李春玉, 李彩福. 社区糖尿病患者健康素养和自我效能对健康状况影响的路径分析 [J]. 中华护理杂志, 2013 (1)：63 – 65.

[32] GIUSE N B, KOONCE T Y, STORROW A B, et al. Using health literacy and learning style preferences to optimize the delivery of health information [J]. Journal of health communication, 2012, 17 (sup3)：122 – 140.

[33] LEDFORD D, BRODER M, ANTONOVA E, et al. Corticosteroid-related adverse events in chronic idiopathic urticaria [J]. Journal of allergy & clinical immunology, 2015, 135 (2)：AB125.

[34] 李春玉, 赵晓霜, KIM M, 等. 社区糖尿病患者疾病相关健康素养对血糖控制的影响 [J]. 中华护理杂志, 2012 (1)：69 – 71.

[35] 姚宏文, 石琦, 李英华. 我国城乡居民健康素养现状及对策 [J]. 人口研究, 2016 (2)：88 – 97.

［36］张敏，聂瑞，罗梅芬. 健康素养对用户健康信息在线搜索行为的影响分析［J］. 图书情报工作，2016（7）：103 - 109.

［37］［41］［168］DIVIANI N，PUTTE B V D，GIANI S，et al. Low health literacy and evaluation of online health information：a systematic review of the literature［J］. Journal of medical internet research，2015，17（5）：3 - 17.

［38］张馨遥，曹锦丹. 网络环境下用户健康信息需求的影响因素分析［J］. 医学与社会，2010（9）：25 - 27.

［39］ZARCADOOLAS C，PLEASANT A，GREER D S. Understanding health literacy：an expanded model［J］. Health promotion international，2005，20（2）：195 - 203.

［40］［43］JENSEN J D，KING A J，DAVIS L A，et al. Utilization of internet technology by low-income adults：the role of health literacy，health numeracy，and computer assistance［J］. Journal of aging and health，2010，22（6）：804 - 826.

［42］SARKAR U，KARTER A J，LIU J Y，et al. The literacy divide：health literacy and the use of an Internet-based patient portal in an integrated health system—results from the diabetes study of northern California（DISTANCE）［J］. Journal of health communication，2010，15（sup2）：183 - 196.

［44］［109］CASE D O，JOHNSON J D，ANDREWS J E，et al. From two-step flow to the Internet：the changing array of sources for genetics information seeking［J］. Journal of the association for information science & technology，2014，55（8）：660 - 669.

［45］CHAVARRIA E A，CHANEY B H，STELLEFSON M L，et al. Predictors of online health information-seeking behaviors among college Latino men［J］. Health behavior and policy review，2017，4（4）：367 - 379.

［46］KIM S. An exploratory study of inactive health information seekers［J］. International journal of medical informatics，2015，84（2）：119 - 133.

［47］DAVIS S N，O'MALLEY D M，BATOR A，et al. Correlates of information seeking behaviors and experiences among adult cancer survivors in the USA［J］. Journal of cancer education，2020（7）：1 - 8.

［48］FALLATAH M O. Knowledge，awareness，and eye care-seeking behavior in diabetic retinopathy：a cross-sectional study in Jeddah，Kingdom of Saudi Arabia［J］. Ophthalmology & therapy，2018（7）：377 - 385.

［49］PARK M S，OH H，YOU S. Health information seeking among people with multiple chronic conditions：contextual factors and their associations mined from questions in social media［J］. Library and information science research，2020，42（3）：101030.

［50］韩景倜，樊卫国，罗晓兰，等. 用户健康信息搜寻行为对健康行为影响的研究进展［J］. 情报资料工作，2018（2）：48 - 55.

［51］DETLEFSEN E G. Where am I to go？ Use of the internet for consumer health information by two vulnerable communities［J］. Library trends，2004，53（Fall）：283 - 300.

［52］［98］赵栋祥，马费成，张奇萍. 老年人健康信息搜寻行为的现象学研究［J］. 情报学报，2019（12）：1320－1328.

［53］徐孝婷，赵宇翔，朱庆华. 在线健康社区老年用户健康信息需求实证研究［J］. 图书情报工作，2019（10）：87－96.

［54］［117］［127］BASCH C H, MACLEAN S A, ROMERO R A, et al. Health information seeking behavior among college students［J］. Journal of community health, 2018, 43（6）：1094－1099.

［55］SENKOWSKI V, BRANSCUM P. How college students search the internet for weight control and weight management information：an observational study［J］. American journal of health education, 2015, 46（4）：231－240.

［56］BANAS J. A tailored approach to identifying and addressing college students' online health information literacy［J］. American journal of health education, 2008, 39（4）：228－236.

［57］［131］HANAUER D, DIBBLE E, FORTIN J, et al. Internet use among community college students：implications in designing healthcare interventions［J］. Journal of American college health, 2004, 52（5）：197.

［58］周晓英，蔡文娟. 大学生网络健康信息搜寻行为模式及影响因素［J］. 情报资料工作，2014（4）：50－55.

［59］［122］PRESTIN A, VIEUX S N, CHOU W Y S. Is online health activity alive and well or flatlining? Findings from 10 years of the health information national trends survey［J］. Journal of health communication, 2015, 20（7）：790－798.

［60］［66］［110］［119］JAKS R, BAUMANN I, JUVALTA S, et al. Parental digital health information seeking behavior in Switzerland：a cross-sectional study［J］. BMC public health, 2019, 19（1）：1－11.

［61］赵烨，陈任，马颖，等. 门诊就诊者健康焦虑与网络健康信息搜寻行为关系［J］. 中国心理卫生杂志，2019（9）：701－705.

［62］［126］YOON J W, KIM S. Internet use by international graduate students in the USA seeking health information［J］. Aslib journal of information management, 2014, 66（2）：117－133.

［63］［94］ZHANG Y. College students' uses and perceptions of social networking sites for health and wellness information［J］. Information research, 2012, 17（3）：20.

［64］［67］［95］CHOUDHURY M D, MORRIS M R, WHITE R W. Seeking and sharing health information online：comparing search engines and social media［C］// Proceedings of the SIGCHI conference on human factors in computing systems. ACM, 2014：1365－1376.

［65］ESMAEILZADEH S, ASHRAFI-RIZI H, SHAHRZADI L, et al. A survey on adolescent health information seeking behavior related to high-risk behaviors in a selected educational district in Isfahan［J/OL］. PLoS ONE, 2018, 13（11）：e0206647［2022－08－23］. https：//pubmed. ncbi. nlm. nih. gov/30403763/.

［68］MYRICK J G, WILLOUGHBY J F. Educated but anxious：how emotional states and education levels combine to influence online health information seeking ［J］. Health informatics journal, 2019, 25 （3）: 649 - 660.

［69］ PÁLSDÓTTIR Á. Preferences in the use of social media for seeking and communicating health and lifestyle information ［J］. Information research, 2014, 19 （4）: 1 - 16.

［70］ LIU P L. COVID-19 Information seeking on digital media and preventive behaviors: the mediation role of worry ［J］. Cyberpsychology, behavior, and social networking, 2020 （7）: 677 - 682.

［71］ ROBILLARD J M, JOHNSON T W, HENNESSEY C, et al. Aging 2.0: health information about dementia on Twitter ［J/OL］. Plos One, 2013, 8 （7）: e69861 ［2022 - 08 - 23］. https: //pubmed. ncbi. nlm. nih. gov/23922827/.

［72］ ［128］ ZHANG D, ZHAN W, ZHENG C, et al. Online health information-seeking behaviors and skills of Chinese college students ［J］. BMC public health, 2021, 21 （1）: 736 - 736.

［73］ SCANFELD D, SCANFELD V, LARSON E L. Dissemination of health information through social networks: Twitter and antibiotics ［J］. American journal of infection control, 2010, 38 （3）: 182 - 188.

［74］ ［101］ LI Y, WANG X, LIN X, et al. Seeking and sharing health information on social media: a net valence model and cross-cultural comparison ［J］. Technological forecasting & social change, 2018 （126）: 28 - 40.

［75］陈忆金, 庄家正, 谈大军. 不同情境下老年人对健康信息源的选择差异研究 ［J］. 图书情报工作, 2020 （21）: 90 - 98.

［76 - 77］ ［143］ ZHANG Y. Beyond quality and accessibility: source selection in consumer health information searching ［J］. Journal of the American society for information science and technology, 2014, 65 （5）: 911 - 927.

［78］ SONG X, LIU C, ZHANG Y. Chinese college students' source selection and use in searching for health-related information online ［J］. Information processing and management, 2021, 58 （3）: 102489.

［79］ SHI Y, LUO L. Chinese college students' health information seeking behavior: implications for academic libraries ［J］. Journal of academic librarianship, 2019, 45 （2）: 69 - 74.

［80］ SONG H, OMORI K, KIM J, et al. Trusting social media as a source of health information: online surveys comparing the United States, Korea, and Hong Kong ［J/OL］. Journal of medical internet research, 2016, 18 （3）: e25 ［2022 - 03 - 02］. https: //pubmed. ncbi. nlm. nih. gov/26976273/.

［81］ ZHANG Y, SUN Y, KIM Y. The influence of individual differences on consumer's selection of online sources for health information ［J］. Computers in human behavior, 2017, 67: 303 - 312.

［82］ CHI Y, HE D, JENG W. Laypeople's source selection in online health information-seeking process ［J］. Journal of the association for information science and technology, 2020, 71 （12）: 1484 - 1499.

［83］ KELLY D, ARGUELLO J, EDWARDS A, et al. Development and evaluation of search tasks for IIR experiments using a cognitive complexity framework ［C］ //Proceedings of the 2015 international conference on the theory of information retrieval, ACM, 2015: 101 - 110.

［84］SAASTAMOINEN M, JÄRVELIN K. Relationships between work task types, complexity and dwell time of information resources ［J］. Journal of information science, 2018, 44 (2), 265 – 284.

［85］CHEN Y, ZHAO Y, WANG Z. Understanding online health information consumers' search as a learning process: search platform sequences, query reformulation and conceptual changes ［J］. Library Hi Tech, 2020, 38 (4): 859 – 881.

［86］BEAUDOIN C E, HONG T. Health information seeking, diet and physical activity: an empirical assessment by medium and critical demographics ［J］. International journal of medical informatics, 2011, 80 (8): 586 – 595.

［87］［89］OKONIEWSKI A E, LEE Y J, RODRIGUEZ M, et al. Health information seeking behaviors of ethnically diverse adolescents ［J］. Journal of immigrant and minority health, 2014, 16 (4): 652 – 660.

［88］邓胜利, 付少雄, 刘瑾. 任务情境下青年人网络健康信息资源选择的群体差异研究 ［J］. 图书情报工作, 2017 (22): 98 – 106.

［90］张敏, 罗梅芬, 聂瑞, 等. 问诊类移动医疗 APP 用户持续使用意愿分析——基于患者特征、医护特性与系统质量的多维视角 ［J］. 软科学, 2018 (5): 99 – 104.

［91］［93］邓胜利, 付少雄, 陈晓宇. 信息传播媒介对用户健康信息搜寻的影响研究——基于健康素养和信息检索能力的双重视角 ［J］. 情报科学, 2017 (4): 126 – 132.

［92］马守军. 年轻母亲网络健康信息搜寻行为研究 ［D］. 保定: 河北大学, 2017.

［96］李月琳, 蔡文娟. 国外健康信息搜寻行为研究综述 ［J］. 图书情报工作, 2012 (19): 128 – 132.

［97］SUENAGA H, VICENTE M R. Online and offline health information seeking and the demand for physician services ［J］. The European journal of health economics, 2022, 23 (3): 337 – 356.

［99］吴丹, 李一喆. 老年人网络健康信息检索行为实验研究 ［J］. 图书情报工作, 2014 (12): 102 – 108.

［100］吴丹. 老年人网络健康信息查询行为研究 ［M］. 武汉: 武汉大学出版社, 2017.

［102］［141］HEAD A J, EISENBERG M B. How college students use the web to conduct everyday life research ［J］. First Monday, 2011, 16 (4): e3484.

［103］［199］王若佳, 李月琳. 基于用户体验的健康类搜索引擎可用性评估 ［J］. 图书情报工作, 2016, 60 (7): 92 – 102.

［104 – 105］LENZ E R. Information seeking: a component of client decisions and health behavior ［J］. Advances in nursing science, 1984 (6): 59 – 72.

［106］WHITCOMB E A, ASKELSON N M, FRIBERG J E, et al. Development of a hybrid model with elements of information seeking, behavioral change and social influence ［J］. Transportation research part F: psychology and behaviour, 2017 (46): 161 – 168.

［107 – 108］LONGO D R, SCHUBERT S L, WRIGHT B A, et al. Health information seeking, receipt and use in diabetes self-management ［J］. Annals of family medicine, 2010 （8）: 334 – 340.

［111］［120］KARTIWI M, GUNAWAN T S, RAHMAN J A, et al. The influence of gender and level of education on motivations for seeking health information online among parents ［C］// 2020 8th International Conference on Cyber and IT Service Management （CITSM）, IEEE, 2020: 1 – 4.

［112］BURGHLE A, ARAHAMSEN B, LUNDBY C. Customers' information seeking behavior prior to community pharmacy visits: a community pharmacy survey ［J］. Research in social and administrative pharmacy, 2020, 16 （10）: 1442 – 1446.

［113］Soto-Perez-de-Celis E, Perez-Montessoro V, Rojo-Castillo P, et al. Health-related information-seeking behaviors and preferences among Mexican patients with cancer ［J］. Journal of cancer education, 2018, 33 （3）: 505 – 509.

［114］JOHNSON J D, MEISCHKE H. Women's preferences for cancer information from specific communication channels ［J］. American behavioral scientist, 1991, 34 （6）: 742 – 755.

［115］ESCOFFERY C, MINER K R, ADAME D D, et al. Internet use for health information among college students ［J］. Journal of American college health, 2004, 53 （4）: 183 – 188.

［116］王永霞, 杜娟. 北京某高校女大学生网络搜寻医疗健康信息分析 ［J］. 中国学校卫生, 2016 （9）: 1336 – 1338.

［118］DEAN C A, GENEUS C J, RICE S, et al. Assessing the significance of health information seeking in chronic condition management ［J］. Patient education and counseling, 2017, 100 （8）: 1519 – 1526.

［121］SUN Y, ZHANG Y, GWIZDKA J, et al. Consumer evaluation of the quality of online health information: a systematic literature review of criteria and indicators ［J］. Journal of medical Internet research, 2019, 21 （5）: e12522.

［123］TENNANT B, STELLEFSON M, DODD V, et al. eHealth literacy and Web 2.0 health information seeking behaviors among baby boomers and older adults ［J］. Journal of medical Internet research, 2015, 17 （3）: e70.

［124］ROSEMARY T, CROOKSTON B T, WEST J H. Correlates of health-related social media use among adults ［J］. Journal of medical Internet research, 2013, 15 （1）: e21.

［125］SIN S, KIM K S. International students' everyday life information seeking: the informational value of social networking sites ［J］. Library & information science research, 2013, 35 （2）: 107 – 116.

［126］YOON J W, KIM S. Internet use by international graduate students in the USA seeking health information ［J］. Aslib journal of information management, 2014, 66 （2）: 117 – 133.

［129］MAGNEZI R, BERGMAN Y S, GROSBERG D. Online activity and participation in treatment affects the perceived efficacy of social health networks among patients with chronic illness ［J］. Journal of medical internet research, 2014, 16 （1）: e12.

［130］GOWEN K, DESCHAINE M, GRUTTADARA D, et al. Young adults with mental health conditions and social networking websites: seeking tools to build community [J]. Psychiatric rehabilitation journal, 2012, 35 (3): 245 – 250.

[132] [137] 李颖, 杨伟娜, 李媛. 数字环境下城乡青年健康信息搜寻行为研究 [J]. 图书情报工作, 2016 (12): 115 – 123.

[133] SUN X, LUO S, LUO L, et al. Health seeking behavior and associated factors among individuals with cough in Yiwu, China: a population-based study [J]. BMC public health, 2021, 21 (1): 1157 – 1157.

[134] YI Y J, HWANG B, YOON H, et al. Health literacy and health information-seeking behavior of immigrants in South Korea [J]. Library and information science research, 2021, 43 (4): 101121.

[135] 赵海平, 邓胜利. 基于社会化问答平台的用户健康信息行为研究综述 [J]. 信息资源管理学报, 2016 (4): 19 – 27.

[136] COTTEN S R, GUPTA S S. Characteristics of online and offline health information seekers and factors that discriminate between them [J]. Social science & medicine, 2004, 59 (9): 1795 – 1806.

[138] SUN J C, IM E O. A path analysis of Internet health information seeking behaviors among older adults [J]. Geriatric nursing, 2014, 35 (2): 137 – 141.

[139] AJZEN I. Residual effects of past on later behavior: habituation and reasoned action perspectives [J]. Personality & social psychology review, 2002 (6): 107 – 122.

[140] NORMAN P, SMITH L. The theory of planned behaviour and exercise: an investigation into the role of prior behaviour, behavioural intentions and attitude variability [J]. European journal of social psychology, 1995 (25): 403 – 415.

[142] [153] [157] [162] [171] ZHANG Y. The effects of preference for information on consumers' online health information search behavior [J]. Journal of medical internet research, 2013, 15 (11): e234.

[144] 宋立荣, 张群, 齐娜. 我国医疗健康类网站的信息质量问题分析 [J]. 中华医学图书情报杂志, 2014 (9): 1 – 6.

[145] [152] ZHANG Y, SUN Y, XIE B. Quality of health information for consumers on the web: a systematic review of indicators, criteria, tools, and evaluation results [J]. Journal of the association for information science and technology, 2015, 66 (10): 2071 – 2084.

[146] MADATHIL K C, RIVERA-RODRIGUEZ A J, GREENSTEIN J S, et al. Healthcare information on YouTube: a systematic review [J]. Health informatics journal, 2015, 21 (3): 173 – 194.

[147] MOORHEAD S A, HAZLETT D E, HARRISON L, et al. A new dimension of health care: systematic review of the uses, benefits, and limitations of social media for health communication [J]. Journal of medical internet research, 2013, 15 (4): e85.

[148] SHAN C. The sources young people trust: the credibility ratings of sources of national political news in China [D]. Ames, Iowa: Iowa State University, 2013.

[149] AFFUL-DADZIE E, AFFUL-DADZIE A, EGALA S B. Social media in health communication: a lit-

erature review of information quality [J]. Health information management journal, 2021 (4): 1 – 15.

[150] KONG W, SONG S, ZHAO Y, et al. TikTok as a health information source: assessment of the quality of information in diabetes-related videos [J]. Journal of medical internet research, 2021, 23 (9): 1 – 8.

[151] EYSENBACH G, POWELL J, KUSS O, et al. Empirical studies assessing the quality of health information for consumers on the world wide web: a systematic review [J]. Journal of the American medical association, 2002, 287 (20): 2691 – 2700.

[154] 周有莲, 袁祥, 杨小玲, 等. 我国糖尿病健康信息网页质量评价 [J]. 中国全科医学, 2021 (16): 2103 – 2107.

[155] 钱明辉, 徐志轩, 王珊. 基于用户参与的在线健康平台信息服务质量研究 [J]. 情报学报, 2019 (2): 132 – 142.

[156] 吴超, 吴昊, 毕建强, 等. 中文网站中关于肺癌健康信息的质量评估 [J]. 中国肿瘤, 2018 (6): 433 – 437.

[158][161] 邓胜利, 赵海平. 国外网络健康信息质量评价: 指标、工具及结果研究综述 [J]. 情报资料工作, 2017 (1): 67 – 74.

[159] PARK M S, OH S. Research design: Understanding semantic relationships in health question – answering behavior in social context [C/OL] // iConference 2015 Proceedings, IDEALS, 2015. [2022 – 08 – 23]. http://hdl. handle. net/2142/73745.

[160] WONG W N M, CHU S K W, HONG H, et al. Cross-cultural quality comparison of online health information for elderly care on yahoo! answers [C] //Proceedings of the Association for information science & technology, 2015, 51 (1): 1 – 10.

[163] 宋士杰, 赵宇翔, 宋小康, 等. 互联网环境下失真健康信息可信度判断的影响因素研究 [J]. 中国图书馆学报, 2019 (4): 72 – 85.

[164] BLIEMEL M, HASSANEIN K. Consumer satisfaction with online health information retrieval: a model and empirical study [J]. e-Service journal, 2007, 5 (2): 53 – 84.

[165] 宋士杰, 赵宇翔, 宋小康, 等. 信息源对数字原住民健康信息可信度判断的启发式实验研究 [J]. 情报学报, 2020 (4): 399 – 408.

[166] DUTTA-BERGMAN M J. The impact of completeness and web use motivation on the credibility of e-Health information [J]. Journal of communication, 2004, 54 (2): 253 – 269.

[167] HIRVONEN N, TIRRONIEMI A, KORTELAINEN T. The cognitive authority of user-generated health information in an online forum for girls and young women [J]. Journal of documentation, 2019, 75 (1): 78 – 98.

[169] 吴金华, 剧晓红. 新冠肺炎疫情对我国信息素养培养的影响及思考 [J]. 图书与情报, 2021 (2): 84 – 90.

［170］KWAN M Y W, Arbour-Nicitopoulos K P, Lowe D, et al. Student reception, sources, and believability of health-related information ［J］. Journal of American college health, 2010, 58（6）：555 – 562.

［172］METZGER M J, FLANAGIN A J, ZWARUN L. College student Web use, perceptions of information credibility, and verification behavior ［J］. Computers & education, 2003, 41（3）：271 – 290.

［173］孟群, 胡建平, 董方杰, 等. 我国健康医疗大数据资源目录体系建设研究 ［J］. 中国卫生信息管理杂志, 2017（3）：387 – 391.

［174］陈桂芬. 社区健康物联网信息服务系统设计研究 ［J］. 中国管理信息化, 2017（7）：186 – 188.

［175］陈超. 基于健康信息平台建立远程医疗系统的思考与实践 ［J］. 电脑知识与技术, 2017（7）：252 – 253, 225.

［176］唐衍军, 宋书仪, 蒋翠珍. 区块链技术下的医疗健康信息平台建设 ［J］. 中国卫生事业管理, 2020（11）：804 – 807.

［177］陈娜, 李静芸, 樊晶光, 等. 我国职业健康信息系统建设现状及对策研究 ［J］. 中华劳动卫生职业病杂志, 2021（4）：274 – 277.

［178］包康, 刘图明, 孙明瑞, 等. 基于 Hadoop 的个人健康信息服务系统 ［J］. 智能计算机与应用, 2016（6）：9 – 11, 16.

［179］贾顺贺, 陈建飞, 陈古运, 等. 基于 MVC 架构的个人健康信息管理系统设计与实现 ［J］. 计算机应用与软件, 2018（3）：43 – 48.

［180］［191］BAIG M M, GHOLAMHOSSEINI H, CONNOLLY M J. Mobile healthcare applications：system design review, critical issues and challenges ［J］. Australasian physical & engineering sciences in medicine, 2015, 38（1）：23 – 38.

［181］文佳佳, 肖化, 熊爱民, 等. 基于智能手机的便携家用式医疗监测分析系统 ［J］. 中国医学物理学杂志, 2018（10）：1210 – 1213.

［182］王煜, 马洪升, 戴燕, 等. 日间手术患者对围术期管理移动医疗手机应用软件需求的调查分析 ［J］. 中国护理管理, 2020（8）：1236 – 1241.

［183］MACHARIA J, MAROA C. Health management information systems（HMIS）implementation characteristics that influence the quality of healthcare in private hospitals in Kenya ［C］// Ist-Africa Conference Proceedings. IEEE, 2014：1 – 12.

［184］付少雄, 赵安琪, 邓胜利. 国外信息系统使用对用户健康负面影响研究综述 ［J］. 情报资料工作, 2020（6）：54 – 62.

［185］PAPPAIOANOU M, MALISON M, WILKINS K, et al. Strengthening capacity in developing countries for evidence-based public health：the data for decision-making project ［J］. Social science & medicine, 2003, 57（10）：1925 – 1937.

［186］张镨心, 钟欢, 刘春. 国外数字健康信息系统持续使用意愿研究综述及最新进展 ［J］. 现代

情报，2020（9）：166 – 175.

［187］周晓英. 网络健康信息综合治理的方向和重点［J］. 国家治理，2018（47）：45 – 49.

［188］［194］HEEKS R. Health information systems：failure，success and improvisation［J］. International-al journal of medical informatics，2006，75（2）：125 – 37.

［189］KUMAR M，GOTZ D. System design barriers to HIS data use in low and middle-income countries：a literature review，2016［EB/OL］.［2022 – 08 – 11］. https：//vaclab. unc. edu/publication/unc_2016_ku-mar/.

［190］PANHUIS W G V，PAUL P，EMERSON C，et al. A systematic review of barriers to data sharing in public health［J］. Bmc public health，2014，14（1）：1144.

［192］任大扬，程传苗，孙金海，等. 基于信息系统的健康管理数据标准建设难点［J］. 解放军医院管理杂志，2017（3）：234 – 236.

［193］柴国荣，汪佳颖.“健康中国”战略下医疗健康大数据的价值挖掘与实现［J］. 电子政务，2022（6）：99 – 110.

［195］张会平，邓凯，杨国富. 面向大数据应用的领域信息系统互操作能力研究——基于中美健康领域的比较分析［J］. 现代情报，2017（5）：145 – 150.

［196］胡瑶琳，余东雷，王健.“健康中国”背景下的健康医疗大数据发展［J］. 社会科学家，2022（3）：79 – 87.

［197］董伟. 医学健康网站信息可用性影响因素探析［J］. 情报资料工作，2015（3）：37 – 41.

［198］ZHANG Y，ZHANG Z，ZHAO Y，et al. Identifying health effects of exposure to trichloroacetamide using transcriptomics and metabonomics in mice（Mus musculus）［J］. Environmental science & technology，2013，47（6）：2918 – 2924.

［200］吕亚兰，侯筱蓉，黄成，等. 泛在网络环境下公众网络健康信息可信度评价指标体系研究［J］. 情报杂志，2016（1）：196 – 200，207.

［201］EYSENBACH G. Infodemiology and infoveillance：framework for an emerging set of public health in-formatics methods to analyze search，communication and publication behavior on the internet［J］. Journal of medical internet research，2009，11（1）：e1.

［202］LIAO Q V，FU W T. Age differences in credibility judgments of online health information［J］. ACM Transactions on Computer-Human Interaction（TOCHI），2014，21（1）：1 – 23.

［203］CHANG Y S，ZHANG Y，GWIZDKA J. The effects of information source and eHealth literacy on consumer health information credibility evaluation behavior［J］. Computers in human behavior，2021，115（3）：106629.

［204］［218］WILSON T D. Models in information behavior research［J］. Journal of documentation，1999，55（3）：249 – 270.

［205］BYSTRÖM K，HANSEN P. Conceptual framework for tasks in information studies［J］. Journal of American society for information science and technology，2005，56（10）：1050 – 1061.

［206］COOL C，BELKIN N J. A classification of interactions with information ［M］//BRUCE H，FIDEL R，INGWERSEN P，et al.（Eds.）Emerging frameworks and methods：proceedings of the Fourth International Conference on Conceptions of Library and Information Science（COLIS4）. Greenwood Village，CO：Libraries unlimited，2002：1 – 15.

［207］［210］KUHLTHAU C C. Inside the search process：Information seeking from the user's perspective ［J］. Journal of the American society for information science，1991，42（5）：361 – 371.

［208］［211］MARCHIONINI G. Information-seeking strategies of novices using a full – text electronic ency-clopedia ［J］. Journal of the American society for information science，1989，40（1）：54 – 66.

［209］［212］ALLEN B L. Topic knowledge and online catalog search formulation ［J］. The library quarter-ly，1991，61（2）：188 – 213.

［213］［225］［230］［258］LI Y，BELKIN N J. An exploration of the relationships between work task and interactive information search behavior ［J］. Journal of the American society for information science and technolo-gy，2010，61（9）：1771 – 1789.

［214］［262］JIANG J，HE D，ALLAN J. Searching，browsing，and clicking in a search session：chan-ges in user behavior by task and over time ［C］//Proceedings of the 37th international ACM SIGIR conference on research and development in information retrieval，ACM，2014：607 – 616.

［215］［264］陈忆金，陈丽霞. 任务目标与内容对大学生健康信息搜索行为的影响 ［J］. 图书馆论坛，2019（12）：18 – 25.

［216］赵一鸣，程宗，陈忆金. 探寻式搜索路径与搜索意图转换路径的协同分析 ［J］. 情报资料工作，2021（6）：82 – 90.

［217］TAYLOR R S. Question negotiation and information seeking in libraries ［J］. College and research li-braries，1968，29（3）：178 – 194.

［219］COOL C. The concept of situation in information science ［J］. Annual review of information science and technology，2001（35）：5 – 42.

［220］DERVIN B，NILAN M S. Information needs and uses ［J］. Annual review of information science & technology，1986（9）：3 – 29.

［221］［223］BELKIN N J. Anomalous states of knowledge as a basis for information retrieval ［J］. Canadi-an journal of information and library science，1980（5）：133 – 143.

［222］BELKIN N J，MARCHETTI P G，COOL C. BRAQUE：design of an interface to support user interac-tion in information retrieval ［J］. Information processing and management，1993，29（3）：325 – 344.

［224］［229］LI Y，BELKIN N J. A faceted approach to conceptualizing tasks in information seeking ［J］. Information processing and management，2008，44（6）：1822 – 1837.

［226］孙丽，曹锦丹. 不同任务类型下查询重构行为分析 ［J］. 情报学报，2016（9）：980 – 988.

［227］［257］VAKKARI P. Task-based information searching ［J］. Annual review of information science and technology，2003（37）：413 – 464.

［228］KIM S，SOERGEL D. Selecting and measuring task characteristics as independent variables ［J］. Proceedings of the American society for information science & technology，2005，42（1）.

［231］［259］Li Y. Investigating the relationships between facets of work task and selection and query-related behavior ［J］. Journal of library and information science，2012，5（1）：51 – 69.

［232］LIU J，BELKIN N J. Personalizing information retrieval for multi-session tasks：examining the roles of task stage，task type，and topic knowledge on the interpretation of dwell time as an indicator of document usefulness ［J］. Journal of the association for information science and technology，2015，66（1）：58 – 81.

［233］李月琳，等. 数字图书馆用户多维交互与评估 ［M］. 北京：国家图书馆出版社，2019：63 – 67.

［234］LI Y，YUAN X，CHE R. An investigation of task characteristics and users' evaluation of interaction design in different online health information systems ［J］. Information processing and management，2021，58（3）：102476.

［235］李月琳，肖雪，仝晓云. 数字图书馆中人机交互维度与用户交互绩效的关系研究 ［J］. 图书情报工作，2014（2）：38 – 46，120.

［236］李月琳，樊振佳，孙星明. 探索式搜索任务属性与信息搜索行为的关系研究 ［J］. 情报资料工作，2017（1）：54 – 61.

［237］ZHANG Y，WANG P，HEATON A，et al. Health information searching behavior in MedlinePlus and the impact of tasks ［C］//Proceedings of the ACM International Health Informatics（IHI）Symposium，ACM，2012：641 – 650.

［238］NIU X，KELLY D. The use of query suggestions during information search ［J］. Information processing & management，2014，50（1）：218 – 234.

［239］ARGUELLO J，WU W C，KELLY D，et al. Task complexity，vertical display and user interaction in aggregated search ［C］// Proceedings of the 35th international ACM SIGIR Conference on Research and Development in Information Retrieval，ACM，2012：435 – 444.

［240］KELLY D，AZZOPARDI L. How many results per page：a study of SERP size，search behavior and user experience ［C］// International ACM SIGIR Conference on Research & Development in Information Retrieval. ACM，2015：183 – 192.

［241］WU W C，KELLY D. Online search stopping behaviors：an investigation of query abandonment and task stopping ［C］//Proceedings of the Association for Information Science & Technology，2014，51（1）：1 – 10.

［242］ZHANG X，LI Y，LIU J，et al. Effects of interaction design in digital libraries on user interactions ［J］. Journal of documentation，2008，64（3）：438 – 463.

［243］ZHANG X，LIU J，COLE M，et al. Predicting users' domain knowledge in information retrieval using multiple regression analysis of search behaviors [J]. Journal of the association for information science and technology, 2015, 66 (5): 980 – 1000.

[244] 杨倩. 探索式搜索行为的先验知识分析与信息服务策略研究 [J]. 图书情报知识, 2021 (2): 144 – 153.

[245] 韩正彪, 顾雅楠, 翟冉冉. 国外用户网络信息搜索中的知识变化研究回顾 [J]. 情报理论与实践, 2022 (2): 204 – 212, 197.

[246] 丁久辉, 邓小昭. 论认知与用户导向的情报检索 [J]. 图书馆理论与实践, 2010 (1): 44 – 48.

[247] 甘利人, 吴鹏, 钱敏. 用户信息搜索行为与认知的国内外文献统计分析研究 [J]. 现代情报, 2010 (9): 3 – 8.

[248] 张云秋, 安文秀, 于双成. 探索式搜索中用户认知的实验研究 [J]. 情报理论与实践, 2013 (6): 73 – 77.

[249] 单思远, 王焕景. 高校学生用户探索式搜索的元认知表现研究 [J]. 图书情报工作, 2018 (4): 63 – 71.

[250] SUN J, POOLE M S. Capturing user readiness to interact with information systems: an activity perspective [J]. ACM SIGMIS database, 2010, 41 (2): 89 – 109.

[251] ZHANG Y. The development of users' mental models of MedlinePlus in information searching [J]. Library & information science research, 2013, 35 (2): 159 – 170.

[252] XU Q, SUNDAR S S. Interactivity and memory: information processing of interactive versus non-interactive content [J]. Computers in human behavior, 2016, 63 (10): 620 – 629.

[253] 马海群, 杨志和. 身心语言程式视阈下的信息检索用户认知模型研究 [J]. 中国图书馆学报, 2011 (3): 38 – 47, 99.

[254] 冯颖, 甘利人, 乔德义. 学生认知方式影响数据库检索策略学习的实验研究 [J]. 图书情报工作, 2011 (8): 34 – 39.

[255] 韩正彪, 许海云. 我国综合性文献数据库大学生用户心智模型结构测量实证研究 [J]. 情报学报, 2014 (7): 740 – 751.

[256] 王菲妍, 柯青, 韩正彪. 任务驱动下的学术数据库新手心智模型演进及学习模式研究 [J]. 图书情报知识, 2021 (1): 113 – 124.

[260] LI Y. Exploring the relationships between work task and search task in information search [J]. Journal of the association for information science and technology, 2014, 60 (2): 275 – 291.

[261] QU P, LIU C, LAI M. The effect of task type and topic familiarity on information search behaviors [J]. ACM, 2010: 371 – 375.

[263] ALBERTSON D. Analyzing user interaction with the ViewFinder video retrieval system [J]. Journal of the American society for information science and technology, 2010, 61 (2): 238 – 252.

[265] CHEVALIER A, DOMMES A, MARQUIÉ J C. Strategy and accuracy during information search on the web: effects of age and complexity of the search questions [J]. Computers in human behavior, 2015, 53 (Dec.): 305 – 315.

[266] MATTHEW M, LIU J, SHAH C. How much is too much: whole session vs. first query behaviors in task type prediction [C] //Proceedings of the 41st International ACM SIGIR Conference on Research and Development in Information Retrieval. ACM, 2018: 1141 – 1144.

[267] CAPRA R, ARGUELLO J, O'BRIEN H, et al. The effects of manipulating task determinability on search behaviors and outcomes [C] // Proceedings of the 41st International ACM SIGIR Conference on Research and Development in Information Retrieval. ACM, 2018: 445 – 454.

[268] 袁红, 李秋. 搜索任务和搜索能力对用户探索式搜索行为的影响研究 [J]. 图书情报工作, 2015 (15): 94 – 105.

[269] 柯青, 王秀峰, 成颖. 任务复杂性与用户认知和 Web 导航行为关系探究 [J]. 情报学报, 2016 (11): 1208 – 1222.

[270] 陈明红, 徐玮婕, 张玉子, 等. 时空限制与任务复杂度对搜索结果的影响: 跨设备实验研究 [J]. 图书情报知识, 2020 (4): 8 – 18.

[271] LIU J, SARKAR S, SHAH C. Identifying and predicting the states of complex search tasks [C] // Proceedings of the 2020 International ACM SIGIR Conference on Human Information Interaction and Retrieval. ACM, 2020: 193 – 202.

[272] GWIZDKA J, SPENCE I. What can searching behavior tell us about the difficulty of information tasks? A study of web navigation [J]. Proceedings of the American society for information science & technology, 2010, 43 (1): 1 – 22.

[273] 宋筱璇, 刘畅. 任务难度对用户检索式重构转移模式的影响研究 [J]. 情报理论与实践, 2018 (2): 22 – 27, 13.

[274] 黄崑, 陈佳琦, 郑明煊, 等. 信息搜索任务难度研究述评 [J]. 信息资源管理学报, 2020 (4): 88 – 98.

[275] LIU J, LIU C, BELKIN N J. Personalization in text information retrieval: a survey [J]. Journal of the association for information science and technology, 2020, 71 (3): 349 – 369.

[276] EDWARDS A, KELLY D. How does interest in a work task impact search behavior and engagement? [C] //CHIIR '16: Proceedings of the 2016 ACM on Conference on Human Information Interaction and Retrieval, 2016: 249 – 252.

[277] LIU J. Deconstructing search tasks in interactive information retrieval: a systematic review of task dimensions and predictors [J]. Information processing and management, 2021, 58 (3): 102522.

3 健康信息素养维度与用户素养水平

基于第 2 章的文献回顾，本章进一步识别和揭示健康信息素养的维度，探讨用户健康信息素养水平的成因。为此，本章分两步开展此项研究。首先，采用半结构化深度访谈法探究健康信息素养的维度，构建健康信息素养的维度框架。其次，基于该框架设计问卷，探究用户健康信息素养水平的成因。以下详细阐述研究的过程和结果。

3.1 研究方法

3.1.1 数据收集：半结构化深度访谈

本研究采用半结构化深度访谈收集数据，利用 NVivo 辅助分析，采用开放编码分析访谈数据，构建健康信息素养维度理论框架，以实现健康信息素养的概念化。

访谈大纲内容涵盖用户健康信息搜寻经历、对真实健康信息需求情境的反馈等，详见表 3 - 1。

表 3 - 1　健康信息素养维度访谈大纲

序号	问题
1	您最了解的疾病是什么？您从哪里获得了这种疾病的信息？
2	您用了什么检索词？
3	您认为您检索出来的信息都是可信的吗？
4	您会判断检索到的信息内容的真假吗？
5	您会去其他信息源搜索同一关键词的信息吗？
6	您能否分享一下最近一次的健康信息检索经历？
7	您看，我认识一位阿姨，她的老公得了肾结石，医生建议要进行碎石手术。他们不放心，从医院回来后在网上查找。先检索与肾结石相关的信息，网络上讲的都是跟病症相关的比较专业的信息。之后他们又检索了肾结石碎石，有的建议是要碎石，有的建议是保守治疗，也问了问答平台上的医生。综合考虑，再加上在网上搜索学习的相关知识，他们和专业人士进行了讨论。最后问了一位熟悉的朋友，这个朋友说碎石不太靠谱，因此，他们选择保守的药物治疗。这就是这位阿姨整个的健康信息搜寻过程，那您有没有类似的搜寻经历，能不能跟我聊一聊？（或者，假如您是她，您会怎么去网上搜索，怎么判断这些信息，能不能分享一下？）

序号	问题
8	如果有一个免费课程，能够指导您检索健康信息，您需要哪些帮助呢？（您想提高哪些方面？）
9	您最了解的养生知识是什么？您在哪里获得这些信息？
10	您能否分享一下最近一次的养生信息检索经历？

本研究通过方便抽样，招募了 20 名受访者：其中 9 名男性，占比 45%；11 名女性，占比 55%。博士研究生占比 10%，硕士研究生占比 25%，本科占比 30%，高中及以下占比 35%。年龄在 30 岁及以下的受访者占比 20%，31—44 岁的受访者占比 25%，45—59 岁的受访者占比 45%，60 岁及以上的受访者占比 10%。所有受访者都具有电脑、手机信息搜寻的经验。样本的基本特征如表 3-2 所示。

12 名受访者的访谈时间为 30—60 分钟，其余至少 20 分钟。受访者被邀请至公共图书馆或咖啡厅分享自己的真实健康信息搜寻经历。

表 3-2 参与者的基本特征

序号	性别	年龄/岁	文化程度	居住地	是否受过信息检索相关培训
1	男	56	硕士研究生	城镇	否
2	男	28	硕士研究生	城镇	是
3	男	31	博士研究生	城镇	是
4	女	57	高中及以下	城镇	是
5	女	35	本科	城镇	是
6	女	54	硕士研究生	城镇	是
7	女	24	硕士研究生	农村	是
8	女	59	高中及以下	城镇	否
9	女	47	高中及以下	农村	否
10	男	49	本科	城镇	是
11	女	62	高中及以下	城镇	否
12	男	63	高中及以下	城镇	否
13	男	50	本科	城镇	否
14	女	50	高中及以下	农村	否
15	女	49	高中及以下	农村	否
16	男	21	本科	农村	否

续表

序号	性别	年龄/岁	文化程度	居住地	是否受过信息检索相关培训
17	男	36	本科	城镇	是
18	女	33	本科	城镇	是
19	女	28	硕士研究生	城镇	是
20	男	31	博士研究生	城镇	是

3.1.2 数据收集：问卷调查

问卷调查通过线上、线下两种方式开展。线上问卷利用问卷星平台发布，线下则采用发放纸质问卷的形式。在问卷正式发放之前，本研究开展了预调研。预调研共招募12名受访者，其中包括2名60岁以上的老年用户、2名博士研究生的青年用户。当老年用户填写问卷时研究者对他们进行了"辅助讲解"，即研究者帮老年用户阅读题干，帮助他们理解问卷的问题。

根据预调研的结果，本研究对问卷进行修改，包括：①对基本统计情况题项顺序的调换。虽然受访者在填写问卷之前已经知晓这是一项关于健康信息的研究，但当问及身体状况、平时的健康信息搜寻习惯时，还是感受到他们明显的排斥。为此，研究人员调整了问题的顺序，将与健康不相关的问题提前，先询问性别、年龄、受教育程度、家庭经济水平，搭建起沟通的桥梁，再询问健康的关注程度和健康状况，使参与者自然而然地进入访谈情境，循序渐进地作答。②对问题表述的调整。有些参与者，特别是受教育程度较低和年龄偏大的用户，对于搜寻、搜索等词汇的概念不理解，甚至将搜寻和搜索与"获取"等同。因而在许多问题中，本研究将较为专业的词汇改为能够代替其含义的日常运用更广泛的普通词汇，便于受访者的理解。③对理解产生歧义的量表题项做了相关调整与修改。调查问卷见附录1。

大规模问卷发放阶段共收集到问卷816份。剔除时间少于5分钟及各题答案完全一致的问卷189份，获有效问卷共计627份，占比76.8%。样本的人口统计学特征见表3-3。男性占比37.6%，女性占比62.4%，女性占比高于男性；城镇和农村的参与者分别占比78.8%和21.2%，城镇占比高于农村。年龄方面，30岁及以下占比41.9%，占比最高；60岁及以上占比最低，为12.8%。可见，在各年龄段，样本分布较均衡。学历为本科的受访者占比43.4%，占比最高；博士研究生占比最低，样本也兼顾了不同学历的用户。

家庭经济水平方面，不同收入水平的参与者分布也较均衡：11 万—20 万元的占比 30.6%，占比最高；而年收入 50 万元以上的占比 8.0%，占比最低。

表 3 – 3　样本的人口统计学特征

人口统计学特征		频次	占比/%	人口统计特征		频次	占比/%
性别	男	236	37.6	居住地	城镇	494	78.8
	女	391	62.4		农村	133	21.2
健康状况	良好	442	70.5	年龄段	30 岁及以下	263	41.9
	一般	152	24.2		31—44 岁	132	21.1
	患慢性病	31	4.9		45—59 岁	152	24.2
	患重大疾病	2	0.3		60 岁及以上	80	12.8
受教育程度	高中及以下	114	18.2	家庭经济水平	10 万元及以下	197	31.4
	专科	89	14.2		11 万—20 万元	192	30.6
	本科	272	43.4		21 万—30 万元	106	16.9
	硕士研究生	100	15.9		31 万—50 万元	82	13.1
	博士研究生	52	8.3		50 万元以上	50	8.0

3.1.3　数据分析

（1）访谈数据分析

20 份访谈被转化为文本数据，通过开放编码分析访谈文本（编码框架见表 3 – 4），分析工具为 NVivo12。两名编码人员背靠背编码，之后研究小组对编码结果进行讨论和确认，采用 Holsti 公式计算编码一致性，结果为 83.33%。

表 3 – 4　编码框架节选

概念	内容	示例
过度自信	盲目自满	P8：评判的标准就是，我觉得是对的就是对的，我都知道的
	盲目执行	P4：只要我认为那个建议（信息）是对的，我就会照做的，不会再问医生了，也不会问在医院上班的朋友了
	认知匮乏	P12：我觉得我的健康信息素养是很好的，不需要什么课程和帮助

续表

概念	内容	示例
预设答案	预设质量	P15：网络上有人说这个是（病情是因为）风湿，我觉得是对的，因为我这个手指痛，我觉得就是风湿
	预设行动	P4：如果它（信息）跟我想的很像，那么我会尝试的
无意识思维	凭感觉判断质量	P3：我的评判标准就是，怎么说呢，我感觉，我能感觉（到）它是对的
主导权失控	逃避真相	P19：如果信息（我检索的）能够减少我的焦虑，那我就觉得挺满意的，不太在乎真假
	强迫搜寻	P9：（生病了）我觉得很恐怖，所以我就要不停地在网络上查，一有时间我就要查
从众心理		P1：朋友们说的就是对的

（2）问卷调查数据分析

本研究运用数理统计分析法分析定量数据，探究影响用户健康信息素养和各维度能力水平的显著因素，分析工具为 SPSS 26。运用的分析方法有独立样本 T 检验、单因素方差分析及卡方检验。表 3 – 5 显示该问卷的整体信度良好（Cronbach's α = 0.932）。此外，除维度 3 的 α 值接近 0.700 外，各维度的 α 值均大于 0.700，这表明问卷信度良好。

表 3 – 5　问卷的可靠性统计

项目	克隆巴赫 Alpha	基于标准化项的克隆巴赫 Alpha	项数	项目	克隆巴赫 Alpha	基于标准化项的克隆巴赫 Alpha	项数
整体	0.938	0.932	29	维度 4	0.980	0.980	3
维度 1	0.817	0.834	7	维度 5	0.920	0.920	2
维度 2	0.901	0.908	5	维度 6	0.997	0.997	2
维度 3	0.624	0.698	3	维度 7	0.653	0.777	7

问卷的 KMO 值为 0.938，可见问卷的效度良好，见表 3 – 6。

表 3 – 6　KMO 和巴特利特检验

KMO 取样适切性量数		0.938
巴特利特球形度检验	近似卡方	18846.751
	自由度	406
	显著性	0.000

3.2 健康信息素养维度

结合已有健康信息素养量表及半结构化深度访谈,本研究发现健康信息素养维度可归纳为三种类别,即搜寻与获取能力、认知和元认知。

3.2.1 搜寻与获取能力维度

信息搜寻能力与信息质量评估能力是健康信息素养中最主要、最核心的内容。研究发现,除少数文化程度较低、年龄较大的用户外,大多数用户均拥有基本的信息检索技能。搜寻与获取能力维度的各子维度的特征如表 3 - 7 所示。

表 3 - 7　健康信息素养搜寻与获取能力维度

	子维度	特征
1	信息搜寻能力	线下就医
		亲朋交流
		信息需求识别
		检索词构建
		搜索引擎及其他网络信息源的使用
2	信息质量评估能力	识别广告信息
		甄别伪健康信息
		评估低质量健康信息
		评估健康信息与自身疾病相符程度
		评估信息源质量
3	跨源搜寻能力	跨源意识
		跨源行为

(1)信息搜寻能力

健康信息搜寻能力体现在线下就医、亲朋交流、信息需求识别的能力,以及检索词构建等方面。此外,搜寻健康信息的能力不仅体现为通过网络检索信息,还体现在线下,如从医生、亲朋好友等处获取健康信息。在访谈中,用户也表现出对线下健康信息搜寻的重视。然而,研究也发现,是否能够有效利用网络健康资源在很大程度上决定了用户的健康信息素养水平高低。分析发现，100% 的参与者了解如何使用搜索引擎获取信息，但是否会熟练地通过这一途径搜索健康信息仍是信息搜寻能力子维度中的重要内容。

信息需求识别、检索词构建是健康信息搜寻能力的表现之一。信息需求识别既包括在网络上搜索信息时的需求识别，也包括在线下交谈看病前的需求识别。分析发现，有的用户无法准确地识别自己的健康信息需求，只是大概知道需要了解哪种疾病，缺乏精准识别能力，从而影响健康信息搜寻效果。例如，P15 在百度搜索框中输入"类风湿用什么药来治疗"进行检索，但却表示自己绝对不会采纳网络信息提供的用药建议。当被追问，既然不会采纳用药建议，为何还要输入"用什么药物"，该用户表示："啊？我不知道呀，我就是想看看（类风湿这个病）是怎么回事，我不吃（网上推荐的）药。"而有的用户则可以精准识别自己的信息需求，例如，P1 在想要知道某个疾病症状时，选择的关键词是"临床表现"。该用户表示："我就输入了甲状腺小结节是个什么临床表现，看看它是怎么回事，什么症状。"可见，不同用户在识别自身健康信息需求的能力方面存在差异，由此也可能带来搜寻绩效及健康信息利用能力的不同。

在检索词的构建方面，用户选择检索词的区别主要体现在使用专业术语与口语词汇之间的差异。有的用户可以用相对专业的词汇构建检索词，如"腹部右下方阵痛"（P1）、"植发的危害"（P3）；而有的用户则用较口语的词汇，如"肚子痛"（P10）等。

（2）信息质量评估能力

分析发现，用户对健康信息质量的评估通常包括以下四类：①识别广告信息。这类信息有较为明显的特征，如字体新奇、排版花哨，凸显联系方式、突出产品宣传等。②甄别伪健康信息[1]，伪健康信息提供虚假内容，危害健康。③评估低质量健康信息。这类健康信息内容真实，但表述不当或内容简略；即使翔实，但也表达不清晰、逻辑不通。④评估健康信息与自身疾病相符程度。一些内容真实的健康信息因与用户疾病症状不匹配，会被误认为是伪健康信息或低质量健康信息。此外，评估健康信息源质量也应被纳入信息质量评估子维度。

分析发现，用户主要通过对广告信息特征的识别来鉴别广告信息，如"百度搜出来前面 5 个一般都是广告，（页面）上面有标注"（P2），"（那种网页上）漂浮的（那些）比较有视觉冲击力的那种（信息），（一般就是广告），只要就是我一眼能辨的那种很刺激性的（视觉刺激很强烈的信息），比如像药瓶飘出来了，或者医院的什么东西（产品图片）在游走，那就是广告"（P20）。

对于伪健康信息而言，有的用户能够甄别，如P3所述："……很多人出于不同的目的，这些人本身的素质就不高，他在网上说一些话的目的，有的带有一些利益性，有的甚至就是要发泄、看笑话。但是我觉得甄别伪健康信息，你通过他的说话方式或者根据你之前了解的一些内容，就能知道他说的这些东西是否合理合逻辑，这很重要。很多假信息，逻辑根本经不起推敲。"而大部分的受访者表示自己知道有真伪的区别，但是不好判断。如P14："有的人说一天喝多少水身体健康，有的又说不能喝那么多水，喝太多水对身体不利，就是（这些信息把我）搞蒙了，我判断不了（它们的真伪）。"而有的用户则对健康信息的真伪鉴别漠不关心，或者根本没有意识到它的重要性，如P7："可信的，我觉得都可信的，都是很有道理的，（不会去怀疑是否有假的），都是真的呀。"可见，用户对伪健康信息的甄别能力是用户在日常健康信息搜寻行为中经常遇到的问题，应该被纳入健康信息质量评估能力子维度。

信息质量高低和其是否与用户自身疾病症状相符关系密切。研究发现，对于健康信息来说，有的信息质量不高，其原因在于表述简短、不详细等，与其是否真伪并无关系。此外，有的信息对于病症描述得较为严重，恰好因为另一种疾病也可能产生相同的症状，这也与信息的真伪关系不大，而是与用户自身疾病症状不符的原因导致的。用户能够辨别真信息质量的高低、是否符合自身的疾病症状，才能更加合理地利用这些信息并做出相应的健康决策。一些受访者对广告的识别很有把握，真伪健康信息的甄别也不存在问题，但面对质量高低的辨别和符合自身疾病症状的判断却不太有把握，他们凭自身的"感觉"判断质量高低和信息匹配程度。如P14："我觉得他对的我就看，不对的我就不看，就是跟着心走。"也有的用户能够较好地判断与自身疾病症状的符合程度，如P9："很多时候不能用可靠不可靠来衡量（某条健康信息），只是实施性强不强。你有一个相同的症状，你不知道你是（什么疾病），网上说的（描述的）（可能）是对的，（只是）不对（你的）症（状）而已。"可见，用户判断网络健康信息是否与其疾病症状相符也是用户对健康信息质量评估能力高低的体现。

此外，对健康信息源质量的评估能力也贯穿在人们的日常健康信息搜寻行为中。一些受访者表示，除了医院的医生（作为一种信息源）之外，他们通常无法准确判断其他信息源质量的高低。有的受访者能罗列出一些自己认为高质量信息源的特征，如P19："我在百度上查，一般就是会有医生解答，就是会有那种在线的医生解答的那种（网站），就病人先问，然后医生回答，这种平台我觉得还是比较可信的。"P9："（网站上会显示）回答的医生具体是哪个医院的，医生叫什么名字，有这些的（信息）我觉得还是比较可信的。"P1："百度本身它有一个介绍，它是百度网站本身的（百度百科），带着大夫的头像呀，这种可信度高一些。"但大部分受访者依然表示无法判断，如P2："百度有时候会跳出来一些好像是跟医疗相关的一些网站……我感觉那些网站不是很可靠，（但是也说不上来具体怎么样才是可靠的，怎么样是不可靠的）。"还有的受访者依然凭感觉判断健康信息源的质量，如P15："我能识别网站质量的高低啊，我觉得好的就是好的呗。"可见，对信息源质量的判断也是用户日常健康信息搜寻行为中关键的一环，应被纳入健康信息质量评估能力子维度。

（3）跨源搜寻能力

跨源搜寻能力是指用户在搜寻健康信息时跨越多个信息来源获取健康信息的能力。随着信息技术的发展，信息源越来越丰富，用户会跨越多个来源获取健康信息，并对各来源健康信息的质量进行比较、验证，从而实现对健康信息的有效利用。

健康信息源主要可以分为线上和线下两种形式，线上健康信息源如春雨医生、好大夫在线、39健康网等健康医疗平台及提供各类健康信息的网站；线下健康信息源则包括医院的医生、亲朋好友、书籍报刊等，这些信息源都是人们获取健康信息的重要途径。在日常生活中，用户常常跨越多个信息源，利用多个信息源跨源搜寻健康信息以满足健康信息需求，促进自身健康。这种跨越多个信息源的行为可能是线上线下信息源的跨越，也可能是线上各类网站，或从医生到朋友之间的跨越。已有研究发现，用户跨源行为中的主要信息源包括医生、亲朋与网络信息源[2]。

本研究发现，跨源搜寻能力是健康信息素养所包含的子维度之一，包括跨源搜寻意识和跨源搜寻行为。有的用户分享了自己实际的跨源行为，如P10："一周之前我感觉肚子疼，然后我就一直自己按摩一下（揉一揉）。（当时）是那种一阵一阵的疼，有的时候疼起来还挺厉害，我就在百度上查了一下，人家就说女性的话（是）妇科病的问题，男性的话就要考虑前列腺的问题，要去医院拍CT才能知道（具体情况），后来过了几天还是不舒服，我就去医院看了医生，想了解一下到底是怎么回事。"该受访者的信息源从网络信息源（百度）跨源到了医生。再有如P19："我先上网查了一下，因为当时片子上显示的是脑部里面有东西，我就按照他（男朋友）的那个症状和片子的结论，上网去查，说脑部有这个东西有可能是什么情况，可能是什么瘤之类的。然后我又跟我妈讨论了一下，然后我妈又找了一个认识的医生问了问。"这名受访者的信息源从医院的医生跨源到网络，又从网络跨源到自己的母亲，又从母亲处跨源到了熟人（医生）。

有的受访者拥有很强的跨源意识，但当分享具体的、真实的健康信息搜寻行为时却表现为信息源单一。如 P2 在表达自己对跨源健康信息搜寻行为的看法时说："我很想全面地了解一下，到各个地方（信息源）看看，我觉得很重要。"但当分享真实健康信息搜寻经历时却表示只用了百度这一个信息源："我就用了百度，医院不想去……我觉得我这方面是很缺乏的。如果不是健康信息，我有很多渠道的，可以像（比如说），可以去 CNKI 看看，可以上微博什么的（其他信息源）看看，就是很泛地去随便看看，跟健康相关的（信息源）我就不知道了，我一般就只会用百度，我也不知道其他地方，百度有时候还不靠谱，（我）也没办法。"可见，拥有跨源意识并不一定会产生跨源搜寻行为，因而跨源意识和跨源行为都应被纳入跨源搜寻子维度。

3.2.2　认知维度

（1）习得知识

用户在信息搜索过程中如何使用信息，对信息进行思考、理解，并与自身已有知识相整合、表达、输出的行为被称为学习型搜索[3]。研究发现，在健康信息搜寻行为中的学习行为更加明显，用户会在搜寻健康信息的过程中获得知识、利用知识反复思考优化搜寻结果或做出健康决策，本研究将这一过程称为"习得知识"。研究发现，在健康信息搜寻过程中，习得知识主要表现为：①搜寻内容的联系思考。用户是否会根据获取的内容提炼新的关键词，以拓展搜寻范围。②搜寻内容的拓展。是否有能力结合前后的搜寻知识做出综合决策。这些特征体现了用户的健康信息素养。如 P11："我一开始输入的是肚子很痛，然后就是出来的五花八门的乱七八糟的（说法），都是一些我们一看就知道（与我的病症）无关的（信息）。有的说是虫子之类的（导致我肚子痛），有一个说的是痉挛（导致我肚子痛），我觉得就是（因为痉挛），然后我就又输入了腹部痉挛，去看。"P11 从搜寻到的内容中习得知识，学习到相对专业的名词及病症可能的原因，将关键词从原来较为口语化的"肚子很痛"换成更加专业的、聚焦的"腹部痉挛"。可见，习得知识在这名用户的健康信息搜寻过程中起着关键的作用，大大提高了搜寻效率和质量。又如 P18："我在搜（健康信息）的时候会不停地换（关键词）的，比如说我会先搜腿疼，然后会有很多人说肌肉拉伤，我就会再去看看拉伤的症状。"而有的受访者则不太能从搜寻过程中因习得知识而更新关键词再次搜寻，如 P10："我不太会换检索词再去查的，一般情况不会。"P8："医生告诉我是胆囊息肉，我没有再查，也没有查这个。"而在是否联系前后的搜寻知识综合决策方面，只有少数被试具有这个意识，如 P6："（我把自己）觉得对的都记下来，然后接着看下一条，最后把自己认为对的都结合起来，看看能不能看出点什么名堂。"可见，是否会根据获取到的内容更新关键词以拓展搜寻内容和是否善于综合搜寻前后获取的知识进行决策是用户在健康信息搜寻过程中常常遇到的问题，应该被纳入健康信息素养习得知识子维度（如表 3 - 8 所示）。

表 3 - 8   健康信息素养认知维度

	子维度	解释或说明
1	习得知识	搜寻内容的联系思考
		搜寻内容的拓展
2	寻求专业帮助	对药物运用的谨慎态度
		采取治疗行动前寻求专业人士的帮助
3	搜寻终止	

（2）寻求专业帮助

分析发现，在健康信息搜寻过程中，是否会适时地寻求专业帮助也是健康信息素养认知维度的子维度之一。其主要表现为，对药物的运用是否持谨慎态度，在采取治疗行动前是否会寻求专业人士的帮助。在对药物的谨慎运用方面，大多数受访者表现良好，如 P1："一般网上查到的，比方说网上推荐（的）药物，（我）不会吃的。……比方说，最近两天有点咳嗽啊，气管不太好啊。那如果说到网上一搜，网上可能会告诉喝点梨水啊，自己可能会煮点梨水喝喝，但网上说的药物是绝对不会吃的，吃药前会去看医生，医生开的药才能吃。" P4："如果是跟药相关的，要去医院的。牵涉到吃药什么的，我自己肯定是不会做决定的，肯定是要去医院的。" P6："吃药，吃不熟悉的东西，我是不会尝试的。"可见，在服药前是否寻求医生的帮助影响着用户是否对健康信息的利用。而在采取治疗行动前是否会寻求专业人士的帮助方面，有的受访者表现为能清晰地判断何时需要寻求专业帮助，如 P19："在网上搜出来了很多种可能性，但是因为我们对这个不了解，所以我们需要专家给我们一个比较专业的意见，来跟我们说他（专家）认为比较可能的是什么。"而有的被试则表现为不太能适时地寻求专业帮助，如 P2："我大致觉得没什么问题我就会照做。"由此可见，在采取治疗行动前是否会寻求专业人士的帮助也体现了用户是否有良好的健康信息素养。

（3）搜寻终止

搜寻终止，顾名思义，就是指在日常健康信息搜寻中是否知道何时该合理地停止搜寻。分析表明，适时终止健康信息搜寻行为的原因包括信息量足够了就停止（如 P1）、答案重复了就停止（如 P3）及觉得该去就医就应该停止（如 P10）三类。而不太具备适时终止能力的受访者则会受困在信息海洋中，反复搜寻，直到自己的情绪出现缓解，如 P5：
"我会一直搜的，一直到没空的时候才停，就是有更重要的更紧急的事情才停，忙完了会
继续来搜。"可见，合理终止搜寻行为是用户在日常健康信息搜寻过程中应对网络中海量
的、良莠不齐的健康信息的有效方式。

3.2.3 元认知维度

数据分析的过征中，本研究试图识别引导用户做出低质量健康信息源选择的因素。元
认知是指个体对自身认知过程的主动监控，即"认知的认知"。它是对自身学习过程的理
解和反思，包括知道为什么要学及怎么学，知道自己掌握了什么及没有掌握什么，知道自
己的思想是否偏离及如何继续学习[4-6]。通过开放编码，本研究识别了导致不恰当的健康
信息选择的因素，包括过度自信、既定答案、无意识思维、主导权失控和从众心理。

（1）过度自信

分析发现，在健康信息搜寻过程中，用户的过度自信不仅会直接影响其对信息质量的判
断，还会使他们盲目地尝试各种治疗方案，危害其健康。过度自信包括盲目满意、盲目执行
和认知匮乏。在健康信息搜寻过程中，用户会出现盲目满意自己凭感觉判断出来的健康信息
质量高低的问题，如 P11："（我觉得是对的就是对的，我觉得是错的就是错的）……（肚
子痛一定就是痉挛），就是痉挛，我知道的。"P11 对自己单纯凭感觉判断出的信息质量展
现出的满意度具有盲目性。

盲目执行即指用户不加过多判断便将获取到的健康信息用于自身或亲人身上，如
P15："（我按照食谱做了回奶汤，很多评论都说是有效果的），那我觉得就一定是有用的，
我就给她（孕妇）做了喝。"认知匮乏则包含盲目地对自己健康信息素养水平过分满意及
嘲笑拥有一定批判性思维的人，如 P16："我觉得挺好的，我挺满意（目前的健康信息素
养水平）的，（在健康信息搜寻过程中也没有什么问题），我觉得挺好的。"然而在访谈过
程中发现事实并非如此；P8 描述了她的丈夫在（评估健康信息质量）这方面的能力不行，
但会指责 P8 不懂，"……（这条网络信息都是）胡说的，（我丈夫说因为我自己不懂这些
知识，所以网络上随便一说），我就觉得是真的。我觉得他这个判断的基本能力很成问题，
这个（我）一看就知道是对的，（他还不知道）"。可见，当亲人建议 P8 不要轻易相信网
上危言耸听的信息时，P8 却表现出不屑，并且认为是提醒人判断能力不够，所以无法判
断这条信息的真实性。

（2）既定答案

预设质量和预设行动是既定答案的两种表现。研究发现，与一般的信息搜寻行为不同，在网络健康信息搜寻之前，用户心里往往会有一个模糊的答案，他们会依照这个答案判断健康信息的质量，即预设质量。用户将搜寻到的信息内容与这个答案比较，与预设答案相似的便认为是质量较高的、较符合自己的健康信息，而与预设答案相差较远的则被判断为质量较低的或没用的信息。如 P11："（我对检索出来的信息很满意，说的是对的），因为上面说的跟我想的一样了。"P11 进一步表示，不是跟自己病症一样（在 P11 采纳的信息中对病症的描述与他自己实际的症状有一定的差异），而是跟自己搜寻之前预设的结果一样。P6 则表示："就是（网上检索出来的信息）跟我想的一样的就是对的。虽然不想承认，但是我检索之前真的都有一个自己的大致判断，如果它（信息）说的跟我想的差不多，那就肯定是对的。"P20 也表示："假如他们的评论（检索出来的信息）跟我预期的这个东西不相符的话，我肯定还要看他到底会不会有个跟我想法相符的，就是直到说这个相符的时候，我才会停止检索。"

预设行动与预设质量类似，只不过体现在行动层面，在采取具体的治疗行动之前，甚至是在健康信息搜寻行为开始之前，用户心里便已经有了一个大致的行动设想，如"吃点药"（P19）、"用热水袋敷一下"（P11）等。网络搜寻后，看到与自己想法一致的治疗方案，用户便更加倾向付诸行动，如 P4。可见，在用户的日常健康信息搜寻过程中，既定答案影响着人们对健康信息质量和自我行动的评估。

（3）无意识思维

研究发现，部分用户常常凭感觉和所谓的常识评估获取的网络健康信息及信息源的质量，而当研究人员继续追问具体问题与对应的常识时，用户都趋向于表示凭"感觉"感知。这反映了用户在健康信息搜寻过程中的"无意识思维"[7]的特点。个体面临需要做决定却又缺乏专业知识时，无意识思维就会引导个体做出令自己感觉满意的选择。分析发现，用户的判断往往缺乏有效证据的支持。如 P4："（网络上的信息是真真假假的不好判断的）……我没有特意去判断（谁说的是对的，谁说的是错的），就是我感觉是对的就是对的，我就听，我认为不对的就直接翻过去，就不看了。"可见，在健康信息搜寻过程中，无意识思维导致用户时常作出不理性、不客观的判断。

（4）主导权失控

当健康出现问题时，除了身体上的病痛外，用户在心理上也承受着巨大的压力，需要适当地调节。然而，如果因为心理压力而逃避真相、因未知带来的恐惧而产生强迫搜寻行为，即不停地重复搜寻，反而会影响人们的健康。研究发现，在健康信息搜寻过程中会出现主导权失控的问题，主要表现为规避真相和强迫搜寻。用户因心理压力而害怕获得网络上专业医生的建议，逃避真相。如P20表示："有时候虽然他（信息源）是一个真正的医生，但是我看了他给我的一些不好的反馈之后，可能会增加我的心理负担，我就会选择逃避他们，就是不愿意去咨询他们，或者（不愿意去）看他的回答和评论。"甚至会不在意真相而选择相信病情描述较轻的信息。如P19表示："我觉得（对病情描述较轻的信息我更愿意相信，因为它）是一个从90%很惨很糟糕的状态变成了一个有希望的事情，是好的（事情了），（我满意它不是因为觉得它更符合事实，和病情更类似），而是因为它（信息）能减轻我内心的焦虑感，在网上查一下，觉得这是一个比较好的结果，是有希望的，我就满意了。"可见，P19受情绪的影响导致逃避真相的行为。

未知使人焦虑，用户在健康信息搜寻过程中会因对病情的未知而产生焦虑的负面情绪，用户常常会通过跨源获取健康信息来缓解这种焦虑。然而，研究发现，有些用户会因未知焦虑而持续地进行健康信息搜寻，出现强迫性搜寻行为。如P9表示："我们去看了医生的，但是呢还要等结果的，不知道是什么问题，我就感觉特别慌，回来就一直查，就是明显（在网上已经）查不出什么了，还有很多东西都是重复的，我也在一直查，只要有时间就要查。"可见，P9因疾病而感到焦虑，从而出现强迫搜寻行为。一定的搜寻能够缓解用户的焦虑情绪，然而如若被情绪牵绊、丧失了主导权，搜寻反而增加了焦虑。

（5）从众心理

口碑是用户判断信息质量的标准之一。研究发现，在健康信息搜寻过程中，用户的从众心理明显，影响着健康信息搜寻的质量。一些用户明确表示，与健康相关的信息，"大家都分享的就是对的"（P8），"朋友都说的就是对的"（P1）。甚至认为，在网络信息搜寻过程中，重复的频率可以直接作为判断健康信息质量的标准。如P1表示："（看看网上怎么说的，如果大家都说的差不多了），答案都差不多了重复了，估计就是那么回事了"。受这一心理影响的用户，容易轻信伪健康信息，缺乏甄别伪健康信息与选择适合自身健康信息的能力，容易形成从众心理，采纳不适用于自身疾病治疗的建议。

基于以上分析，过度自信、既定答案、无意识思维、主导权失控和从众心理影响着用户对健康信息的搜寻、质量评估及利用，因而能够察觉自我认知问题、督导自我理性判断的元认知能力是用户健康信息素养的维度之一。

基于以上分析，本研究构建了用户健康信息素养维度框架，如图3-1所示：

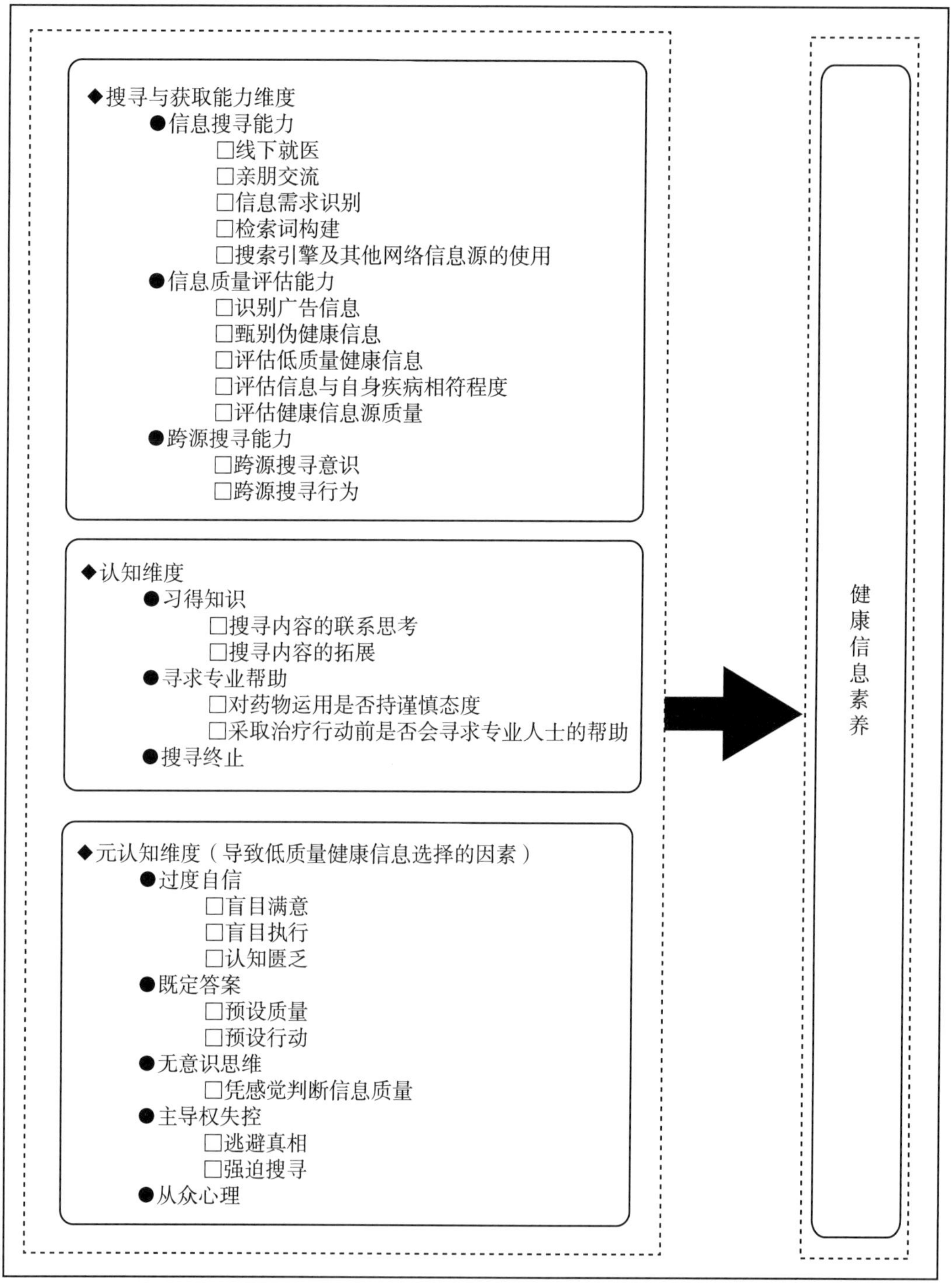

◆搜寻与获取能力维度
  ●信息搜寻能力
    □线下就医
    □亲朋交流
    □信息需求识别
    □检索词构建
    □搜索引擎及其他网络信息源的使用
  ●信息质量评估能力
    □识别广告信息
    □甄别伪健康信息
    □评估低质量健康信息
    □评估信息与自身疾病相符程度
    □评估健康信息源质量
  ●跨源搜寻能力
    □跨源搜寻意识
    □跨源搜寻行为

◆认知维度
  ●习得知识
    □搜寻内容的联系思考
    □搜寻内容的拓展
  ●寻求专业帮助
    □对药物运用是否持谨慎态度
    □采取治疗行动前是否会寻求专业人士的帮助
  ●搜寻终止

◆元认知维度（导致低质量健康信息选择的因素）
  ●过度自信
    □盲目满意
    □盲目执行
    □认知匮乏
  ●既定答案
    □预设质量
    □预设行动
  ●无意识思维
    □凭感觉判断信息质量
  ●主导权失控
    □逃避真相
    □强迫搜寻
  ●从众心理

→ 健康信息素养

图 3-1　用户健康信息素养维度框架

3.3　用户健康信息素养水平成因分析

3.3.1　样本的健康信息素养水平

本研究采用李克特 7 点量表测量参与者的健康信息素养（HIL）水平，其中，"1"代表"很不符合"，而"7"代表"很符合"。通过计算得分均值划分用户健康信息素养水平：均值得分大于 5 的为高健康信息素养水平（高 HIL）；而均值得分小于 4 的为低健康信息素养水平（低 HIL）；其他的则为中等健康信息素养水平（中等 HIL）。具体分布如表 3-9 所示。

表 3-9　HIL 水平统计表

健康信息素养水平	频率	均值	方差	占比/%
低 HIL	180	83.59（42，116）	355.974	28.71
中等 HIL	240	132.47（117，145）	65.849	38.28
高 HIL	207	159.02（146，187）	109.004	33.01

表 3-9 显示，被调查者中，低 HIL 的占比为 28.71%；在 180 名低 HIL 参与者中，总分小于 87 分的超低健康信息素养水平的用户为 101 名，占比 56.11%。可见，用户的健康信息素养水平存在差异，且超低健康信息素养水平的人群占低健康信息素养水平人群的比重较大。此外，在低 HIL 的参与者中，有 22.78% 的用户没有健康信息搜索经历和阅读经历，52.78% 的用户虽然有过阅读经历但没有主动的搜索经历。

3.3.2　性别、居住地与健康信息素养水平

为揭示性别和居住地对用户健康信息素养的影响，本研究采用独立样本 T 检验进行了分析。结果表明，性别并不是影响用户整体健康信息素养水平的主要因素。男性与女性的整体健康信息素养水平没有显著差异。

表 3-10 显示，不同居住地的用户的 HIL 存在显著差异（T = 3.184，df = 625，P < 0.05），城镇用户的健康信息素养水平显著高于农村用户。

表 3-10　居住地性质对用户 HIL 水平的影响

影响因素		N	均值	标准差	T 值
居住地	城镇	494	125.22	31.198	3.184**
	农村	133	115.41	32.704	

注：**p < 0.01。

3.3.3 年龄、受教育程度、家庭经济水平及健康状况与健康信息素养水平

本研究通过单因素方差分析揭示影响用户健康信息素养水平的显著因素，结果显示，年龄、受教育程度、家庭经济水平和健康状况是影响用户 HIL 水平的显著因素。

（1）年龄

分析发现，不同年龄段用户的健康信息素养水平存在显著差异（F = 25.495，df = 3，p < 0.05）（见表 3 – 11）。可见，年龄是影响用户健康信息素养水平差异的主要因素之一。

表 3 – 11 年龄对用户 HIL 水平的影响

影响因素		N	均值	标准差	F 值
年龄	18—30 岁	263	132.73	26.610	25.495**
	31—44 岁	132	122.85	30.845	
	45—59 岁	152	118.85	32.911	
	60 岁及以上	80	100.23	35.944	

注：**p < 0.01。

多重比较的结果表明（见表 3 – 12），18—30 岁群体的健康信息素养水平显著高于 31—44 岁群体、45—59 岁群体及 60 岁及以上群体；31—44 岁群体的健康信息素养水平显著高于 60 岁及以上群体；45—59 岁的群体的健康信息素养水平显著高于 60 岁及以上群体。

表 3 – 12 多重比较

影响因素	（I）	（J）	平均值差值	显著性
年龄（T）	18—30 岁	31—44 岁	9.882	0.010
		45—59 岁	13.881	0.000
		60 岁及以上	32.505	0.000
	31—44 岁	60 岁及以上	22.623	0.000
	45—59 岁	60 岁及以上	18.624	0.001

注：（T）代表 Tamhane T 2 事后检验方法。

图 3 – 2 显示，随着年龄的增长，低 HIL 用户占比越来越高：年龄在 18—30 岁的用户，为 17.49%；31—45 岁的用户为 25.00%；46—59 岁用户为 34.87%；而对于 60 岁及以上用户来说，低 HIL 的用户占比超过了半数，有 60.00% 的 60 岁及以上用户为低 HIL。此外，随着年龄的增长，除了老年人略微偏低外，各年龄段中等 HIL 用户的分布较为平

均，高 HIL 的用户占比随着年龄的增加不断减少。

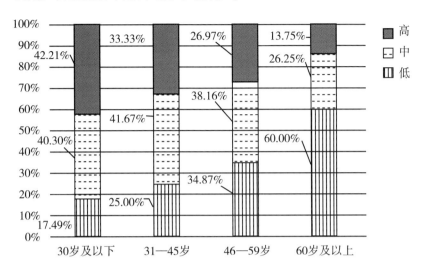

（a）低、中等、高 HIL 在各年龄段的占比

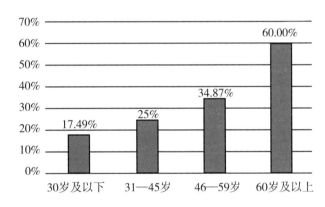

（b）低 HIL 用户在各年龄段的分布

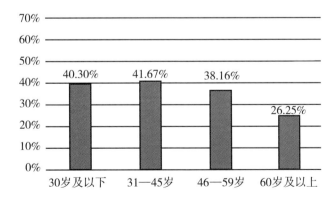

（c）中等 HIL 用户在各年龄段的分布

图 3 – 2　低、中等、高 HIL 用户在各年龄段的分布与差异

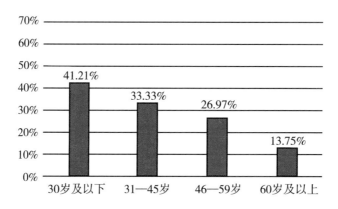

（d）高 HIL 用户在各年龄段的分布

图 3 - 2   低、中等、高 HIL 用户在各年龄段的分布与差异（续）

（2）受教育程度

受教育程度也是影响用户健康信息素养水平的主要因素之一。本研究将受教育程度分为 5 个层次，见表 3 - 13。单因素方差分析发现，用户的 HIL 水平存在显著差异（F = 35.275，df = 4，p < 0.05）。

表 3 - 13   受教育程度对用户 HIL 水平的影响

影响因素		N	均值	标准差	F 值
受教育程度	高中及以下	114	102.24	33.528	35.275**
	专科	89	109.44	35.598	
	本科	272	127.13	27.323	
	硕士研究生	100	135.88	23.382	
	博士研究生	52	147.00	19.512	

注：**p < 0.01。

多重比较的结果显示（见表 3 - 14），高中及以下学历层次的用户与专科学历层次的用户在 HIL 水平方面无显著差异，而与本科、硕士研究生以及博士研究生学历层次用户的 HIL 水平有显著差异；拥有专科学历层次的用户与本科、硕士研究生以及博士研究生学历层次用户的 HIL 水平有显著差异；而本科学历层次的用户与硕士及博士研究生学历层次的用户 HIL 水平之间也存在显著差异；硕士研究生与博士研究生学历用户的 HIL 水平同样存在显著差异。本科、硕士研究生和博士研究生学历用户的 HIL 水平显著高于高中及以下用户和专科学历的用户；本科学历的用户 HIL 水平显著低于硕士研究生和博士研究生学历的用户，且硕士研究生学历用户的 HIL 水平也显著低于博士研究生用户。由此可见，受教育程度是影响用户健康信息素养水平的主要因素之一。

表 3－14 多重比较

影响因素	（I）	（J）	平均值差值	显著性
受教育程度（T）	高中及以下	本科	－24.896	0.000
		硕士研究生	－33.643	0.000
		博士研究生	－44.763	0.000
	专科	本科	－17.694	0.000
		硕士研究生	－26.442	0.000
		博士研究生	－37.562	0.000
	本科	硕士研究生	－8.748	0.025
		博士研究生	－19.868	0.000
	硕士研究生	博士研究生	－11.120	0.023

注：（T）代表 Tamhane T2 事后检验方法。

图 3－3 显示，随着学历的增高，低 HIL 的用户占比下降，且以本科为"分水岭"；高中及以下学历和专科学历的用户中，中等 HIL 的人数占比较为接近，本科学历与硕士研究生学历的用户中，中等 HIL 的人数占比也较为接近，而博士研究生学历的中等 HIL 人数占比较少；不同学历人群中，高 HIL 水平用户的占比随着学历的增高而增加。可见，受教育程度越高，HIL 水平也越高。

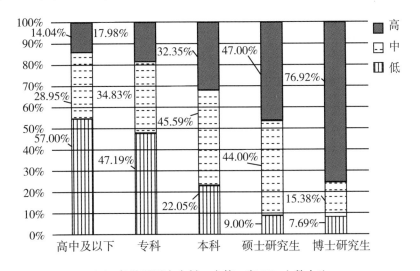

（a）各学历层次中低、中等、高 HIL 人数占比

图 3－3 低、中等、高 HIL 用户在各学历层次的分布与差异

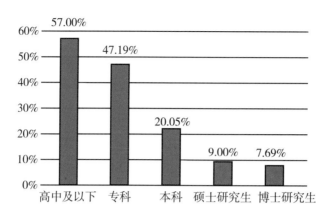

（b）低 HIL 用户在各学历层次的分布

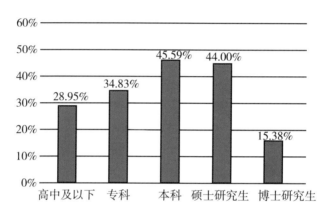

（c）中等 HIL 用户在各学历层次的分布

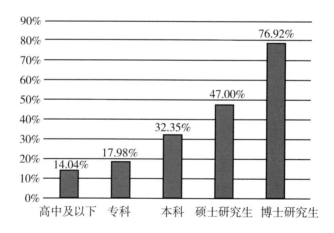

（d）高 HIL 用户在各学历层次的分布

图 3 - 3　低、中等、高 HIL 用户在各学历层次的分布与差异（续）

（3）家庭经济水平

因样本分布较广，考虑到中西部家庭收入差距的因素，本研究将家庭经济水平的最低标准设置为家庭年收入 10 万元以下，最高标准设置为家庭年收入 51 万元及以上。

分析发现（见表 3 - 15），不同家庭经济水平的用户 HIL 有显著差异（F = 19.539，df = 4，p < 0.05）。

表 3 - 15 家庭经济水平对用户 HIL 水平的影响

影响因素		N	均值	标准差	F 值
家庭经济水平	10 万元以下	197	108.24	35.111	19.539**
	10 万—20 万元	192	127.09	30.536	
	21 万—30 万元	106	127.89	25.726	
	31 万—50 万元	82	136.62	23.656	
	51 万元及以上	50	134.46	23.074	

注：**p < 0.01。

多重比较结果显示（见表 3 - 16），家庭年收入在 10 万元以下的用户，其健康信息素养水平显著低于家庭年收入 10 万元以上的用户。

表 3 - 16 多重比较

影响因素	（I）	（J）	平均值差值	显著性
家庭经济水平（T）	10 万元以下	10 万—20 万元	- 18.855	0.000
		21 万—30 万元	- 19.648	0.000
		31 万—50 万元	- 28.383	0.000
		51 万元及以上	- 26.221	0.000

注：（T）代表 Tamhane T2 事后检验方法。

图 3 - 4 显示，家庭年收入是否超过 10 万元影响着用户的 HIL 水平，低于 10 万元的用户中低 HIL 用户占比明显高于其他收入群体。可见，家庭经济水平是影响用户 HIL 水平的因素之一。

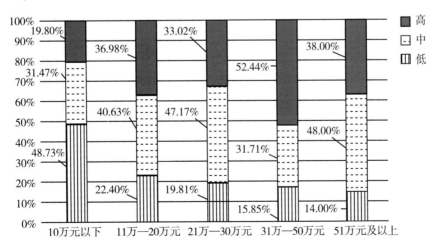

（a）不同家庭经济水平中低、中等、高 HIL 用户数占比

图 3 - 4 低、中等、高 HIL 人群在不同家庭经济水平层次的分布与差异

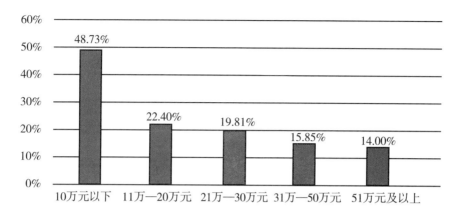

（b）不同家庭经济收入中低 HIL 用户的占比

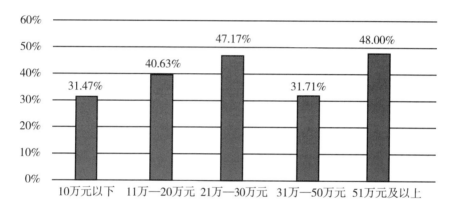

（c）不同家庭经济水平中中等 HIL 用户的占比

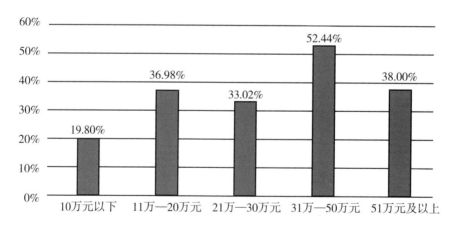

（d）不同家庭经济收入水平中高 HIL 用户的占比

图 3 - 4　低、中等、高 HIL 人群在不同家庭经济水平层次的分布与差异（续）

（4）健康状况

本研究将健康状况分为 4 个层次，即良好、一般、患慢性病、患重大疾病。分析发现（见表 3 - 17），拥有不同健康状况的用户健康信息素养水平之间存在显著差异（F =

9.070，df = 3，p < 0.05）。

表 3 – 17　健康状况对用户 HIL 水平的影响

影响因素		N	均值	标准差	F 值
健康状况	良好	442	126.75	30.707	9.070**
	一般	152	117.20	32.370	
	患慢性病	31	100.94	31.530	
	患重大疾病	2	121.00	28.284	

注：**p < 0.01。

多重比较的结果显示（见表 3 – 18），健康状况良好的用户健康信息素养水平显著高于健康状况一般的用户和慢性病患者，健康状况一般的用户健康信息素养显著高于慢性病患者。由于本研究收集到的重大疾病患者样本十分有限，仅有两位，因而此处不予分析。

表 3 – 18　多重比较

影响因素	（I）	（J）	平均值差值	显著性
健康状况（L）	良好	一般	9.549	0.001
		患慢性病	25.811	0.000
	一般	患慢性病	16.262	0.008

注：（L）代表 LSD 事后检验方法。

3.3.4　健康关注度、网络使用经验与健康信息素养水平

（1）健康关注度

用户对自身身体状况的关注程度可称之为健康关注度。表 3 – 19 显示了不同健康关注度的用户的健康信息素养水平存在显著差异（F = 10.031，df = 4，p < 0.05）。

表 3 – 19　健康关注度对用户 HIL 水平的影响

影响因素		N	均值	标准差	F 值
健康关注度	非常关注	208	125.39	31.460	10.031**
	比较关注	285	128.34	28.775	
	一般	126	108.57	33.376	
	不太关注	6	115.50	51.508	
	不关注	2	88.50	17.679	

注：**p < 0.01。

多重比较结果表明（见表 3 – 20），对自身身体状况非常关注的用户与一般关注的用户的 HIL 水平有显著差异，同时，其 HIL 水平显著高于一般关注的用户；而比较关注的用户与一般

关注的用户的 HIL 水平也存在显著差异，其健康信息素养水平亦显著高于一般关注的用户。

表 3 - 20　多重比较

影响因素	（I）	（J）	平均值差值	显著性
健康关注度（T）	非常关注	一般	16.818	0.000
	比较关注	一般	19.765	0.000

注：（T）代表 Tamhane T2 事后检验方法。

（2）网络使用经验与培训经历

单因素方差分析发现，网络使用经验不同的用户的健康信息素养水平存在显著差异（F = 26.233，df = 3，p < 0.05）（见表 3 - 21）。

表 3 - 21　网络使用经验和信息检索培训经历对用户 HIL 水平的影响

影响因素		N	均值	标准差	F/T 值
网络使用经验	<1 年	6	82.00	41.226	26.233 **
	1—3 年	56	98.23	35.616	
	4—6 年	67	109.37	28.795	
	≥7 年	498	128.29	29.322	
是否拥有信息检索培训经历	是	252	138.28	21.064	11.582 **
	否	375	112.96	33.636	

注：**p < 0.01。

多重比较的结果显示（见表 3 - 22），网络使用经验为 1—3 年及 4—6 年的用户健康信息素养水平与为 7 年及以上使用经验的用户存在显著差异，后者的健康信息素养水平显著高于前两者。

表 3 - 22　多重比较

影响因素	（I）	（J）	平均值差值	显著性
网络使用经验（L）	<1 年	≥7 年	-46.285	0.000
	1—3 年	≥7 年	-30.053	0.000
	4—6 年	≥7 年	-18.912	0.000

注：（L）代表 LSD 事后检验方法。

样本中未接受过信息检索相关培训的用户占比近 60%。结果显示，接受过与未接受过信息检索相关培训的用户的 HIL 水平之间存在显著差异（T = 11.582，df = 622，p < 0.05），接受过的用户健康信息素养水平显著高于未接受的用户。卡方检验表明，用户的年龄和受教育程度与网络健康信息搜寻经历显著相关（见表 3 - 23）。

表 3 – 23　用户年龄、受教育程度与网络健康信息搜寻经历的关系

变量		χ^2	自由度（df）	显著性
年龄	Pearson Chi-Square	67. 166	3	< 0.05 **
受教育程度	Pearson Chi-Square	92. 870	4	< 0.05 **

注：** $p < 0.01$。

3.3.5　健康信息素养维度的影响因素

如前所述，健康信息素养的概念包含 3 个维度和多个子维度，且不同群体的能力表现不同，以下着重分析影响各维度的主要因素。

3.3.5.1　搜寻与获取能力维度

（1）信息搜寻能力

分析表明，性别对用户健康信息搜寻能力没有显著影响。而用户的年龄、受教育程度、居住地、家庭经济水平、健康关注度、网络使用经验、是否拥有信息检索培训经历及健康状况是影响其健康信息搜寻能力水平的显著因素。单因素方差分析或 T 检验结果如表 3 – 24 所示。不同年龄群体的用户健康信息搜寻能力水平存在显著差异（F = 14.084，df = 3，p < 0.05）。多重比较分析发现（见表 3 – 25），这种差异体现在较年轻群体与 60 岁及以上的老年群体之间，前者显著强于后者。本科、硕士研究生和博士研究生学历的用户健康信息搜寻能力水平显著高于学历为高中及以下的用户；学历为专科、高中及以下和本科学历的用户之间不存在显著差异，而与硕士研究生和博士研究生学历的用户之间存在显著差异；学历为本科的用户健康信息搜寻能力水平显著低于学历为硕士研究生和博士研究生的群体。硕士研究生学历群体与博士研究生学历群体之间健康信息搜寻能力水平无显著差异。从独立样本 T 检验的结果可以看出（见表 3 – 24），不同居住地的用户健康信息搜寻能力水平之间存在显著差异（T = 2.587，df = 625，p < 0.05），农村居民健康信息搜寻能力水平显著低于城镇居民。10 万元以下年收入的用户群体的健康信息搜寻能力水平显著低于其他收入的群体用户。

此外，不同健康关注度的用户的健康信息搜寻能力水平存在显著差异（F = 15.015，df = 4，p < 0.05），多重比较发现（见表 3 – 25），非常关注和比较关注自身健康状况的用户的健康信息搜寻能力均显著强于一般关注的用户。不同互联网使用经验的用户的健康信息搜寻能力水平存在显著差异（F = 16.426，df = 3，p < 0.05），且多重比较结果显示互联网使用经验在 1—3 年和 4—6 年的用户与互联网使用经验在 7 年以上用户的健康信息搜寻能力均存在显著差异，且互联网使用经验在 7 年以上的用户健康信息搜寻能力显著高于互

联网使用经验为1—3年及4—6年的用户。可见，互联网使用经验显著影响用户健康信息搜寻能力。

表 3 - 24 影响健康信息搜寻能力子维度水平显著因素

子维度	影响因素		N	均值	标准差	F/T 值
信息搜寻能力	年龄	18—30 岁	263	33.43	7.808	14.084**
		31—44 岁	132	31.65	8.419	
		45—59 岁	152	31.25	9.196	
		60 岁及以上	80	26.29	10.388	
	受教育程度	高中及以下	114	26.75	10.355	23.099**
		专科	89	28.90	9.927	
		本科	272	32.16	7.701	
		硕士研究生	100	34.97	6.417	
		博士研究生	52	37.62	6.774	
	居住地	城镇	494	32.09	8.714	2.587*
		农村	133	29.85	9.433	
	家庭经济水平	10 万元以下	197	28.31	9.650	11.354**
		10 万—20 万元	192	32.52	8.627	
		21 万—30 万元	106	32.82	7.737	
		31 万—50 万元	82	34.28	7.553	
		51 万元及以上	50	34.24	7.761	
	健康关注度	非常关注	208	32.69	8.317	15.015**
		比较关注	285	33.18	8.183	
		一般	126	26.79	9.398	
	网络使用经验	<1 年	6	21.33	9.459	16.426**
		1—3 年	56	26.29	9.965	
		4—6 年	67	28.30	8.145	
		≥7 年	498	32.79	8.485	
	是否拥有信息检索培训经历	是	252	35.25	6.294	9.584**
		否	375	29.18	9.564	
	健康状况	良好	442	32.52	8.675	7.576**
		一般	152	30.20	8.956	
		患慢性病	31	25.74	9.216	
		患重大疾病	2	29.50	10.607	

注：*p < 0.05，**p < 0.01。

独立样本 T 检验结果表明（见表 3 – 24），具有不同信息检索培训经历的用户的健康信息搜寻能力也存在显著差异（T = 9.584，df = 624，p < 0.05），没有接受过相关培训的用户健康信息搜寻能力显著低于接受过的用户。

用户的健康状况也影响其健康信息搜寻能力。本研究将用户的健康状况分为 4 个层次，即良好、一般、患慢性病、患重大疾病。结果表明（见表 3 – 24），不同健康状况的用户的健康信息搜寻能力存在显著差异（F = 7.576，df = 4，p < 0.05）。健康状况为良好的用户与一般和患慢性病的用户的健康信息搜寻能力存在显著差异，而健康状况为一般的用户与患慢性病用户之间也存在显著差异（见表 3 – 25）。健康状况为良好的用户的健康信息搜寻能力显著强于一般和患慢性病的用户，而健康状况为一般的用户又显著强于患慢性病的用户。

表 3 – 25　多重比较

子维度	影响因素	（I）	（J）	平均值差值	显著性
信息搜寻能力	年龄（T）	18—30 岁	60 岁及以上	7.142	0.000
		31—44 岁	60 岁及以上	5.364	0.001
		45—59 岁	60 岁及以上	4.962	0.003
	受教育程度（T）	高中及以下	本科	−5.407	0.000
			硕士研究生	−8.216	0.000
			博士研究生	−10.861	0.000
		专科	硕士研究生	−6.071	0.000
			博士研究生	−8.717	0.000
		本科	硕士研究生	−2.808	0.005
			博士研究生	−5.454	0.000
	家庭经济水平（T）	10 万元以下	10 万—20 万元	−4.201	0.000
			21 万—30 万元	−4.506	0.000
			31 万—50 万元	−5.966	0.000
			51 万元及以上	−5.925	0.000
	健康关注度（T）	非常关注	一般	5.899	0.000
		比较关注	一般	6.385	0.000
	网络使用经验（T）	1—3 年	≥7 年	−6.499	0.000
		4—6 年	≥7 年	−4.487	0.000
	健康状况（L）	良好	一般	2.328	0.005
			患慢性病	6.783	0.000
		一般	患慢性病	4.455	0.010

注：（T）代表 Tamhane T2 事后检验方法；（L）代表 LSD 事后检验方法。

（2）信息质量评估能力

用户的年龄、受教育程度、居住地、家庭经济水平、健康关注度、网络使用经验、是否拥有信息检索培训经历及健康状况是显著影响用户健康信息质量评估能力的因素（见表 3 - 26）。不同年龄群体的用户健康信息质量评估能力存在显著差异（F = 11.099，df = 3，p < 0.05）。多重比较的结果显示（见表 3 - 27），18—30 岁、31—44 岁、45—59 岁群体与 60 岁及以上的群体之间健康信息质量评估能力存在显著差异，而前 3 个年龄段用户之间的健康信息质量评估能力无显著差异。60 岁及以上的群体健康信息质量评估能力显著低于其他 3 个年龄段群体。

受教育程度不同的用户健康信息质量评估能力存在显著差异（F = 12.703，df = 4，p < 0.05）（见表 3 - 26）。学历为高中及以下用户的健康信息质量评估能力与学历为本科、硕士研究生、博士研究生用户之间存在显著差异；学历为专科与学历为硕士研究生和博士研究生用户的健康信息质量评估能力之间也存在显著差异，但与本科学历的用户之间无显著差异；而学历为本科与学历为博士研究生用户之间也存在显著差异，但与硕士研究生学历的用户之间无显著差异；且硕士研究生学历用户与博士研究生学历用户的健康信息质量评估能力亦无显著差异。学历为高中及以下用户的健康信息质量评估能力显著弱于学历为本科、硕士研究生和博士研究生用户，学历为专科的用户的健康信息质量评估能力亦显著弱于硕士研究生和博士研究生学历用户，学历为博士研究生用户的健康信息质量评估能力显著强于除硕士研究生外的其他学历层次的用户。高中及以下用户与专科用户的健康信息质量评估能力之间无显著差异，专科与本科学历用户之间的健康信息质量评估能力亦无显著差异。同样地，本科与硕士研究生学历用户之间、硕士研究生与博士研究生学历用户之间的健康信息质量评估能力也没有显著差异。可见，临近学历的健康信息质量评估能力大致相同。

表 3 - 26　影响健康信息质量评估能力子维度水平显著因素

子维度	影响因素		N	均值	标准差	F/T 值
信息质量评估能力	年龄	18—30 岁	263	26.38	5.949	11.099**
		31—44 岁	132	25.00	5.927	
		45—59 岁	152	24.72	6.344	
		60 岁及以上	80	21.90	7.009	
	受教育程度	高中及以下	114	22.25	7.050	12.703**
		专科	89	23.87	6.449	
		本科	272	25.56	5.822	
		硕士研究生	100	26.58	5.840	
		博士研究生	52	28.38	4.811	

续表

子维度	影响因素		N	均值	标准差	F/T 值
信息质量评估能力	居住地	城镇	494	25.57	6.151	3.522**
		农村	133	23.41	6.722	
	家庭经济水平	10 万元以下	197	23.05	6.929	8.758**
		10 万—20 万元	192	25.69	6.051	
		21 万—30 万元	106	25.77	5.736	
		31 万—50 万元	82	26.94	5.285	
		51 万元及以上	50	26.64	5.799	
	健康关注度	非常关注	208	26.18	5.869	10.074**
		比较关注	285	25.54	6.059	
		一般	126	22.79	6.461	
	网络使用经验	<1 年	6	17.67	9.750	15.721**
		1—3 年	56	21.91	7.571	
		4—6 年	67	22.33	6.510	
		≥7 年	498	25.94	5.834	
	是否拥有信息检索培训经历	是	252	27.30	5.404	7.653**
		否	375	23.65	6.491	
	健康状况	良好	442	25.79	6.116	11.846**
		一般	152	24.37	6.209	
		患慢性病	31	19.32	6.640	
		患重大疾病	2	21.50	10.607	

注: **$p < 0.01$。

居住地同样影响着用户的健康信息质量评估能力。城镇用户与农村用户的健康信息质量评估能力有显著差异（$T = 3.522$，$df = 625$，$p < 0.05$）（见表3－26）。城镇用户的健康信息质量评估能力显著强于农村用户。家庭经济条件影响着用户的健康信息质量评估能力。不同家庭经济水平用户的健康信息质量评估能力存在显著差异（$F = 8.758$，$df = 4$，$p < 0.05$）（见表3－26）。多重比较的结果显示（见表3－27），10万元以下家庭年收入的用户与其他类型家庭经济水平用户的健康信息质量评估能力存在显著差异，且其健康信息质量评估能力显著弱于其他家庭经济水平的用户。

表 3 – 27　多重比较

子维度	影响因素	（I）	（J）	平均值差值	显著性
健康信息质量评估能力	年龄（T）	18—30 岁	60 岁及以上	4.480	0.000
		31—44 岁	60 岁及以上	3.100	0.007
		45—59 岁	60 岁及以上	2.817	0.019
	受教育程度（T）	高中及以下	本科	−3.304	0.000
			硕士研究生	−4.326	0.000
			博士研究生	−6.130	0.000
		专科	硕士研究生	−2.715	0.029
			博士研究生	−4.519	0.000
		本科	博士研究生	−2.826	0.003
	家庭经济水平（T）	10 万元以下	10 万—20 万元	−2.642	0.001
			21 万—30 万元	−2.723	0.003
			31 万—50 万元	−3.888	0.000
			51 万元及以上	−3.589	0.003
	健康关注度（T）	非常关注	一般	3.389	0.000
		比较关注	一般	2.750	0.001
	网络使用经验（T）	1—3 年	≥7 年	−4.029	0.000
		4—6 年	≥7 年	−3.611	0.000
	健康状况（L）	良好	一般	1.426	0.014
			患慢性病	6.472	0.000
		一般	患慢性病	5.046	0.000

注：（T）代表 Tamhane T2 事后检验方法；（L）代表 LSD 事后检验方法。

此外，用户对健康的关注度、互联网使用经验及信息检索培训的经历也影响着用户的健康信息质量评估能力。不同健康关注度的用户健康信息质量评估能力存在显著差异（$F = 10.074$，$df = 4$，$p < 0.05$），非常关注与比较关注的用户与一般关注用户的健康信息质量评估能力之间均存在显著差异，但非常关注与比较关注的用户之间无显著差异。非常关注与比较关注的用户健康信息质量评估能力显著强于一般关注自身健康状况的用户。

用户的上网经验也对其健康信息质量评估能力产生影响。不同互联网使用经验的用户在健康信息质量评估能力方面有显著差异（$F = 15.721$，$df = 3$，$p < 0.05$）。多重比较的结果显示（见表 3 – 27），互联网使用经验为 1—3 年和 4—6 年与经验为 7 年以上的用户健康信息质量评估能力水平存在显著差异，且经验为 7 年以上的用户的健康信息质量评估能力显著强于使用经验为 1—3 年和 4—6 年的用户。

是否接受过信息检索相关培训也影响着健康信息质量评估能力。独立样本 T 检验表明，不同培训经历用户的健康信息质量评估能力存在显著差异（T = 7.653，df = 593，p < 0.05），拥有相关经历的用户的健康信息质量评估能力显著强于没有此类经历的用户。

用户的健康状况也影响其健康信息质量评估能力。不同健康状况的用户的健康信息质量评估能力存在显著差异（F = 11.846，df = 4，p < 0.05）。多重比较的结果显示（见表 3 - 27），健康状况良好与健康状况一般和患慢性病用户的健康信息质量评估能力存在显著差异；健康状况一般与患慢性病用户的健康信息质量评估能力也存在显著差异。健康状况良好的显著强于健康状况一般和患慢性病的用户，而健康状况一般的用户的健康信息质量评估能力亦显著强于患慢性病的用户。

（3）跨源搜寻能力

用户的年龄、受教育程度、居住地、家庭经济水平、健康关注度、网络使用经验、是否拥有信息检索培训经历及健康状况是影响用户跨源搜寻能力的因素（见表 3 - 28）。不同年龄群体的用户跨源搜寻能力存在显著差异（F = 26.912，df = 3，p < 0.05）。多重比较分析发现（见表 3 - 29），18—30 岁的较年轻青年人群体与 45—59 岁群体、60 岁及以上群体的跨源搜寻能力存在显著差异，但与 31—44 岁群体无显著差异。此外，31—44 岁群体、45—59 岁群体与 60 岁及以上群体的跨源搜寻能力也存在显著差异。18—30 岁用户的跨源搜寻能力显著强于 45—59 岁的用户和 60 岁及以上的用户，而 31—44 岁和 45—59 岁的用户的跨源搜寻能力也显著强于 60 岁及以上的用户。

表 3 - 28　影响跨源搜寻能力子维度水平显著因素

子维度	影响因素		N	均值	标准差	F/T 值
跨源搜寻能力	年龄	18—30 岁	263	14.89	3.453	26.912 **
		31—44 岁	132	13.91	3.779	
		45—59 岁	152	13.49	4.038	
		60 岁及以上	80	10.54	4.564	
	受教育程度	高中及以下	114	11.23	4.167	27.558 **
		专科	89	12.22	4.356	
		本科	272	14.41	3.679	
		硕士研究生	100	15.22	3.126	
		博士研究生	52	16.08	3.028	
	居住地	城镇	494	14.02	4.098	2.787 **
		农村	133	12.92	3.807	

续表

子维度	影响因素		N	均值	标准差	F/T 值
跨源搜寻能力	家庭经济水平	10 万元以下	197	12.16	4.478	14.887**
		10 万—20 万元	192	14.13	3.891	
		21 万—30 万元	106	14.27	3.317	
		31 万—50 万元	82	15.60	3.154	
		51 及以上	50	14.90	3.501	
	健康关注度	非常关注	208	14.18	3.453	10.260**
		比较关注	285	14.39	3.779	
		一般	126	11.98	4.038	
	网络使用经验	<1 年	6	8.67	5.750	18.578**
		1—3 年	56	11.16	4.763	
		4—6 年	67	12.31	3.940	
		≥7 年	498	14.35	4.753	
	是否拥有信息检索培训经历	是	252	15.64	3.197	10.612**
		否	375	12.54	4.094	
	健康状况	良好	442	14.34	3.880	14.492**
		一般	152	12.97	3.999	
		患慢性病	31	10.10	4.214	

注：**$p < 0.01$。

受教育程度不同的用户跨源搜寻能力存在显著差异（$F = 27.558$，$df = 4$，$p < 0.05$）。多重比较分析表明，高中及以下学历及专科学历的用户与学历为本科、硕士研究生和博士研究生的用户的跨源搜寻能力存在显著差异；本科与博士研究生学历用户之间也存在显著差异，但与硕士研究生学历用户之间无显著差异，且硕士研究生与博士研究生学历用户的跨源搜寻能力亦无显著差异。博士研究生学历用户的跨源搜寻能力显著强于除硕士研究生外的其他学历层次的用户，高中及以下学历的用户的跨源搜寻能力显著弱于除专科外的其他学历用户。此外，专科用户的跨源搜寻能力显著弱于本科、硕士研究生及博士研究生学历的用户。

从独立样本 T 检验的结果可以看出，不同居住地用户的跨源搜寻能力存在显著差异（$T = 2.787$，$df = 625$，$p < 0.05$），城镇用户的跨源搜寻能力显著强于农村用户。

家庭经济条件也影响着用户的跨源搜寻能力水平。不同家庭经济水平的用户的跨源搜寻能力存在显著差异（$F = 14.887$，$df = 4$，$p < 0.05$）。多重比较的结果显示（见表 3 - 29），10 万元以下家庭年收入的用户与 10 万—20 万元、21 万—30 万元、31 万—50 万元和 51 万元及以上家庭年收入的用户的跨源搜寻能力存在显著差异，且 10 万元以下家庭年收入的用户的

跨源搜寻能力显著弱于其他家庭经济水平的用户。此外,用户对健康的关注度、互联网使用经验及是否拥有信息检索培训的经历也影响着用户的跨源搜寻能力。分析发现,不同健康关注度的用户的跨源搜寻能力存在显著差异($F = 10.260$,$df = 4$,$p < 0.05$),多重比较的结果表明,非常关注和比较关注自身健康状况的用户和一般关注用户的跨源搜寻能力均存在显著差异。非常关注和比较关注自身健康状况的用户的跨源搜寻能力显著强于一般关注用户。不同互联网使用经验的用户的跨源搜寻能力存在显著差异($F = 18.578$,$df = 3$,$p < 0.05$),且多重比较的结果显示,7 年及以上互联网使用经验的用户的跨源搜寻能力与 1—3 年及 4—6 年使用经验的用户之间有显著差异,其跨源搜寻能力显著强于 1—3 年和 4—6 年使用经验的用户。

独立样本 T 检验发现(见表 3 – 28),拥有不同信息检索培训经历的用户的跨源搜寻能力也存在显著差异($T = 10.612$,$df = 611$,$p < 0.05$),拥有信息检索培训经历用户的跨源搜寻能力显著强于没有此类经历的用户。

表 3 – 29　多重比较

子维度	影响因素	(I)	(J)	平均值差值	显著性
跨源搜寻能力	年龄（T）	18—30 岁	45—59 岁	1.396	0.002
			60 岁及以上	4.352	0.000
		31—44 岁	60 岁及以上	3.372	0.000
		45—59 岁	60 岁及以上	2.956	0.000
	受教育程度（T）	高中及以下	本科	−3.184	0.000
			硕士研究生	−3.992	0.000
			博士研究生	−4.849	0.000
		专科	本科	−2.187	0.000
			硕士研究生	−2.995	0.000
			博士研究生	−3.852	0.000
		本科	博士研究生	−1.665	0.007
	家庭经济水平（T）	10 万元以下	10 万—20 万元	−1.968	0.000
			21 万—30 万元	−2.111	0.000
			31 万—50 万元	−3.435	0.000
			51 万元及以上	−2.738	0.000
	健康关注度（T）	非常关注	一般	2.207	0.000
		比较关注	一般	2.413	0.000
	网络使用经验（T）	1—3 年	≥7 年	−3.185	0.000
		4—6 年	≥7 年	−2.032	0.001
	健康状况（L）	良好	一般	1.375	0.000
			患慢性病	4.245	0.000
		一般	患慢性病	2.870	0.000

注:(T) 代表 Tamhane T2 事后检验方法;(L) 代表 LSD 事后检验方法

分析表明，不同健康状况用户的跨源搜寻能力存在显著差异（见表 3 - 28），多重比较发现健康状况良好与健康状况一般及患慢性病的用户的跨源搜寻能力存在显著差异，而健康状况一般也与患慢性病用户的跨源搜寻能力存在显著差异。健康状况良好的用户的跨源搜寻能力显著强于健康状况一般及患慢性病的用户，而健康状况一般的用户也显著强于患慢性病的用户。

3.3.5.2 认知维度

（1）习得知识

表 3 - 30 展示了影响用户习得知识能力的显著因素。用户的性别、年龄、受教育程度、居住地、家庭经济水平、健康关注度、网络使用经验、是否拥有信息检索培训经历及健康状况显著影响用户习得知识的能力。表 3 - 31 显示了多重比较的结果。

结果显示，男性与女性在健康信息搜寻过程中获得新知识的能力存在显著差异（$T = -2.061$，$df = 625$，$p < 0.05$），这表明性别显著影响着用户健康信息搜寻过程中习得知识的能力，且女性在健康信息搜寻过程中获取新知识的能力显著强于男性。

年龄影响着用户的习得知识能力，不同年龄群体用户在健康信息搜寻过程中获得新知识的能力存在显著差异（$F = 27.267$，$df = 3$，$p < 0.05$）。多重比较的结果显示（见表 3 - 31），18—30 岁群体的习得知识能力与 31—44 岁、45—59 岁以及 60 岁及以上群体之间存在显著差异；31—44 岁群体与 60 岁及以上群体习得知识能力存在显著差异；45—59 岁与 60 岁及以上群体之间也存在显著差异。18—30 岁用户的习得知识能力显著强于其他年龄段的用户，31—44 岁和 45—59 岁用户习得知识能力显著高于 60 岁及以上用户。由此可见，60 岁及以上用户的习得知识能力最弱，显著低于其他各个年龄段的用户。

受教育程度也影响着用户的习得知识能力。受教育程度不同的用户习得知识能力存在显著差异（$F = 34.174$，$df = 4$，$p < 0.05$）。多重比较结果显示，高中及以下学历、专科学历的用户与本科、硕士研究生、博士研究生学历用户的习得知识能力均存在显著差异；本科学历用户与硕士研究生和博士研究生学历用户的习得知识能力存在显著差异。学历为高中及以下和专科用户的习得知识能力显著低于本科、硕士研究生和博士研究生学历用户；本科学历的用户习得知识能力亦显著低于高学历、硕士研究生、博士研究生群体。

表 3 - 30　影响习得知识子维度水平显著因素

子维度	影响因素		N	均值	标准差	F/T 值
习得知识	性别	男	236	11.72	7.380	- 2.061 *
		女	391	12.97	7.271	
	年龄	18—30 岁	263	14.81	5.927	27.267 **
		31—44 岁	132	12.46	7.142	
		45—59 岁	152	11.37	7.581	
		60 岁及以上	80	7.13	8.092	
	受教育程度	高中及以下	114	8.18	7.938	34.174 **
		专科	89	8.55	8.184	
		本科	272	13.43	6.697	
		硕士研究生	100	16.05	4.203	
		博士研究生	52	17.00	3.608	
	居住地	城镇	494	12.87	7.239	2.481 *
		农村	133	11.11	7.527	
	家庭经济水平	10 万元以下	197	9.22	8.106	17.567 **
		10 万—20 万元	192	13.43	7.018	
		21 万—30 万元	106	13.39	6.364	
		31 万—50 万元	82	15.24	5.508	
		51 万元及以上	50	15.44	5.011	
	健康关注度	非常关注	208	13.07	7.392	9.523 **
		比较关注	285	13.62	6.514	
		一般	126	9.12	7.926	
	网络使用经验	<1 年	6	5.00	7.975	14.655 **
		1—3 年	56	8.11	7.665	
		4—6 年	67	10.09	7.708	
		≥7 年	498	13.41	6.942	
	是否拥有信息检索培训经历	是	252	15.96	4.825	11.454 **
		否	375	10.18	7.802	
	健康状况	良好	442	13.25	6.947	7.617 **
		一般	152	11.28	7.792	
		患慢性病	31	7.71	8.117	
		患重大疾病	2	13.50	4.950	

注：* p < 0.05，** p < 0.01。

从独立样本 T 检验的结果可以看出，不同居住地的用户在习得知识能力方面存在显著差异（T = 2.481，df = 625，p < 0.05），城镇用户的习得知识能力显著强于农村用户。

家庭经济条件影响着用户的习得知识能力。不同家庭经济水平用户的习得知识能力存在显著差异（F = 17.567，df = 4，p < 0.05）。多重比较结果显示，家庭年收入在 10 万元以下的用户与其他收入层次的用户习得知识能力之间存在显著差异，且其习得知识能力显著弱于其他家庭经济水平层次的用户。此外，用户对健康的关注度、互联网使用经验及是否拥有信息检索培训的经历也影响着用户的习得知识能力。不同健康关注度的用户的习得知识能力存在显著差异（F = 9.523，df = 4，p < 0.05），非常关注和比较关注用户的习得知识能力与一般关注的用户之间存在显著差异，且非常关注和比较关注自身健康状况的用户的习得知识能力要显著强于对自身健康状况关注度一般的用户。不同互联网使用经验的用户的习得知识能力也存在显著差异（F = 14.655，df = 3，p < 0.05），7 年及以上互联网使用经验的用户的习得知识能力与 1—3 年及 4—6 年使用经验的用户之间有显著差异，且其习得知识能力显著强于 1—3 年和 4—6 年的用户。

表 3－31　多重比较

子维度	影响因素	（I）	（J）	平均值差值	显著性
习得知识	年龄（T）	18—30 岁	31—44 岁	2.344	0.000
			45—59 岁	3.438	0.008
			60 岁及以上	7.681	0.000
		31—44 岁	60 岁及以上	5.337	0.000
		45—59 岁	60 岁及以上	4.243	0.001
	受教育程度（T）	高中及以下	本科	−5.250	0.000
			硕士研究生	−7.866	0.000
			博士研究生	−8.816	0.000
		专科	本科	−4.883	0.000
			硕士研究生	−7.499	0.000
			博士研究生	−8.449	0.000
		本科	硕士研究生	−2.616	0.000
			博士研究生	−3.566	0.000
	家庭经济水平（T）	10 万元以下	10 万—20 万元	−4.209	0.000
			21 万—30 万元	−4.163	0.000
			31 万—50 万元	−6.021	0.000
			51 万元及以上	−6.217	0.000

续表

子维度	影响因素	（I）	（J）	平均值差值	显著性
习得知识	健康关注度（T）	非常关注	一般	3.953	0.000
		比较关注	一般	4.506	0.000
	网络使用经验（T）	1—3 年	≥7 年	−5.300	0.000
		4—6 年	≥7 年	−3.318	0.000
	健康状况（T）	良好	一般	1.975	0.036
			患慢性病	5.541	0.005

注：（T）代表 Tamhane T2 事后检验方法。

独立样本 T 检验发现，拥有不同信息检索培训经历的用户的习得知识能力也存在显著差异（T = 11.454，df = 621，p < 0.05），接受过信息检索培训的用户习得知识能力显著强于未接受过培训的用户。不同健康状况的用户的习得知识能力存在显著差异（F = 7.617，df = 3，p < 0.05）。健康状况良好的用户与健康状况一般和患慢性病的用户的习得知识能力存在显著差异。前者的习得知识能力显著强于后两者。

（2）寻求专业帮助

用户的年龄、受教育程度、居住地、家庭经济水平、健康关注度、网络使用经验、是否拥有信息检索培训经历及健康状况是影响用户寻求专业帮助意识的因素（见表 3 – 32）。表 3 – 33 显示了多重比较分析的结果。

年龄影响着用户寻求专业帮助的能力，不同年龄群体用户在健康信息搜寻过程中寻求专业帮助意识存在显著差异（F = 9.081，df = 3，p < 0.05）。多重比较的结果显示，18—30 岁群体的寻求专业帮助意识与 31—44 岁、45—59 岁以及 60 岁及以上群体之间存在显著差异，且 18—30 岁用户的寻求专业帮助意识显著强于其他年龄段的用户。受教育程度不同的用户寻求专业帮助意识存在显著差异（F = 11.921，df = 4，p < 0.05）。多重比较结果显示高中及以下学历及专科学历的用户与本科、硕士研究生、博士研究生学历用户的寻求专业帮助意识存在显著差异；本科学历用户与博士研究生学历用户的寻求专业帮助意识存在显著差异，但与硕士研究生学历用户无显著差异。学历为高中及以下和专科用户的寻求专业帮助意识显著低于本科、硕士研究生和博士研究生学历用户；本科学历的用户寻求专业帮助意识亦显著低于博士研究生学历群体。

从独立样本 T 检验的结果可以看出，居住地不同的用户在寻求专业帮助意识方面存在显著差异（T = 3.178，df = 176，p < 0.05），城镇用户寻求专业帮助意识显著强于农村用户。家庭经济条件影响着用户寻求专业帮助的意识。不同家庭经济水平用户的寻求专业帮助意识存在显著差异（F = 10.791，df = 4，p < 0.05）。多重比较结果显示，家庭年收入在

10 万元以下的用户与其他收入层次之间存在显著差异，且寻求专业帮助意识显著弱于其他家庭经济水平层次的用户。

此外，用户对健康的关注度、互联网使用经验及是否拥有信息检索培训的经历也影响着用户寻求专业帮助的意识。不同健康关注度的用户寻求专业帮助意识存在显著差异（F = 8.219，df = 4，p < 0.05）。多重比较结果显示非常关注和比较关注自身健康状况的用户寻求专业帮助意识与一般关注的用户之间存在显著差异，且两类用户寻求专业帮助意识要显著强于对自身健康状况关注度一般的用户。

表 3 - 32 影响寻求专业帮助子维度水平显著因素

子维度	影响因素		N	均值	标准差	F/T 值
寻求专业帮助	年龄	18—30 岁	263	10.68	2.728	9.081**
		31—44 岁	132	9.45	3.881	
		45—59 岁	152	9.42	4.070	
		60 岁及以上	80	8.80	3.270	
	受教育程度	高中及以下	114	8.53	4.338	11.921**
		专科	89	8.72	4.170	
		本科	272	10.26	2.979	
		硕士研究生	100	10.61	2.748	
		博士研究生	52	11.38	2.153	
	居住地	城镇	494	10.14	3.227	3.178**
		农村	133	8.90	4.167	
	家庭经济水平	10 万元以下	197	8.63	4.271	10.791**
		10 万—20 万元	192	10.11	3.367	
		21 万—30 万元	106	10.50	2.343	
		31 万—50 万元	82	10.91	2.621	
		51 万元及以上	50	10.86	2.119	
	健康关注度	非常关注	208	9.97	3.692	8.219**
		比较关注	285	10.47	2.759	
		一般	126	8.47	4.015	
	网络使用经验	<1 年	6	5.50	6.253	18.605**
		1—3 年	56	7.45	4.869	
		4—6 年	67	8.85	3.632	
		≥7 年	498	10.34	3.040	
	是否拥有信息检索培训经历	是	252	11.17	2.106	8.897**
		否	375	9.01	3.928	

子维度	影响因素		N	均值	标准差	F/T 值
健康状况	良好		442	10.19	3.388	4.725**
	一般		152	9.22	3.672	
	患慢性病		31	8.52	3.265	
	患重大疾病		2	11.00	0.000	

注：**p < 0.01。

不同网络使用经验的用户寻求专业帮助意识也存在显著差异（F = 18.605，df = 3，p < 0.05）。多重比较结果显示，7 年及以上互联网使用经验的用户寻求专业帮助意识与 1—3 年及 4—6 年使用经验的用户之间有显著差异，其寻求专业帮助意识显著强于 1—3 年和 4—6 年的用户。拥有不同信息检索培训经历的用户的寻求专业帮助意识也存在显著差异（T = 8.897，df = 599，p < 0.05），接受过信息检索培训的用户寻求专业帮助意识显著强于未接受过信息检索培训的用户。

表 3-33 多重比较

子维度	影响因素	（I）	（J）	平均值差值	显著性
寻求专业帮助	年龄（T）	18—30 岁	31—44 岁	1.226	0.008
			45—59 岁	1.260	0.005
			60 岁及以上	1.881	0.000
	受教育程度（T）	高中及以下	本科	-1.738	0.000
			硕士研究生	-2.084	0.000
			博士研究生	-2.858	0.000
		专科	本科	-1.546	0.016
			硕士研究生	-1.891	0.004
			博士研究生	-2.666	0.000
		本科	博士研究生	-1.120	0.018
	家庭经济水平（T）	10 万元以下	10 万—20 万元	-1.475	0.002
			21 万—30 万元	-1.865	0.000
			31 万—50 万元	-2.280	0.000
			51 万元及以上	-2.225	0.000
	健康关注度（T）	非常关注	一般	1.503	0.007
		比较关注	一般	2.005	0.000
	网络使用经验（T）	1—3 年	≥7 年	-2.895	0.000
		4—6 年	≥7 年	-1.491	0.011
	健康状况（L）	良好	一般	0.969	0.003
			患慢性病	1.676	0.009

注：（T）代表 Tamhane T2 事后检验方法；（L）代表 LSD 事后检验方法。

不同健康状况的用户寻求专业帮助的意识存在显著差异（F = 4.725，df = 3，p < 0.05）。多重比较发现，健康状况良好与健康状况一般和患慢性病的用户存在显著差异，且其寻求专业帮助的意识显著强于健康状况一般和患慢性病的用户。

（3）搜寻终止能力

用户的年龄、受教育程度、居住地、家庭经济水平、健康关注度、网络使用经验、是否拥有信息检索培训经历及健康状况是影响用户搜寻终止能力的因素（见表 3 – 34）。表 3 – 35 显示了多重比较的结果。

年龄影响着用户的搜寻终止能力，不同年龄群体用户在健康信息搜寻过程中的搜寻终止能力存在显著差异（F = 25.459，df = 3，p < 0.05）。18—30 岁群体的搜寻终止能力与 45—59 岁以及 60 岁及以上群体之间存在显著差异；31—44 岁与 60 岁及以上群体、45—59 岁与 60 岁及以上群体之间的搜寻终止能力也存在显著差异。18—30 岁用户的搜寻终止能力显著强于除 31—44 岁外的其他年龄段的用户，31—44 岁用户搜寻终止能力显著强于 60 岁及以上用户，45—59 岁用户搜寻终止能力亦显著高于 60 岁及以上用户。由此可见，60 岁及以上群体的搜寻终止能力显著弱于其他各个年龄段的用户。

表 3 – 34　影响搜寻终止子维度水平显著因素

子维度	影响因素		N	均值	标准差	F/T 值
搜寻终止能力	年龄	18—30 岁	263	12.83	5.009	25.459**
		31—44 岁	132	11.64	6.291	
		45—59 岁	152	10.10	6.570	
		60 岁及以上	80	6.14	7.115	
	受教育程度	高中及以下	114	7.66	7.107	30.485**
		专科	89	7.69	7.179	
		本科	272	11.87	5.780	
		硕士研究生	100	14.11	3.671	
		博士研究生	52	14.62	2.328	
	居住地	城镇	494	11.35	6.214	2.844*
		农村	133	10.17	6.644	
	家庭经济水平	10 万元以下	197	8.40	7.154	15.615**
		10 万—20 万元	192	11.76	5.991	
		21 万—30 万元	106	12.18	5.640	
		31 万—50 万元	82	13.18	4.425	
		51 万元及以上	50	13.46	4.315	

子维度	影响因素		N	均值	标准差	F/T 值
	健康关注度	非常关注	208	11.33	6.334	8.404 **
		比较关注	285	12.15	5.623	
		一般	126	8.37	6.961	
	网络使用经验	<1 年	6	4.67	7.339	15.785 **
		1—3 年	56	7.38	6.662	
		4—6 年	67	8.64	6.598	
		≥7 年	498	11.92	5.960	
	是否拥有信息检索培训经历	是	252	13.82	4.094	10.388 **
		否	375	9.26	6.873	
	健康状况	良好	442	11.79	5.972	8.195 **
		一般	152	9.89	6.684	
		患慢性病	31	7.03	7.246	
		患重大疾病	2	12.00	2.828	

注：* $p < 0.05$，** $p < 0.01$。

受教育程度不同的用户搜寻终止能力存在显著差异（$F = 30.485$，$df = 4$，$p < 0.05$）。多重比较结果显示，高中及以下学历和专科学历的用户与本科、硕士研究生、博士研究生学历用户的搜寻终止能力存在显著差异；本科学历用户与硕士研究生和博士研究生学历用户的搜寻终止能力存在显著差异。学历为高中及以下和专科用户的搜寻终止能力显著低于本科、硕士研究生和博士研究生学历用户；本科学历的用户搜寻终止能力亦显著低于高学历硕士研究生、博士研究生群体。

表 3 – 35 多重比较

子维度	影响因素	（Ⅰ）	（J）	平均值差值	显著性
搜寻终止能力	年龄（T）	18—30 岁	45—59 岁	2.726	0.002
			60 岁及以上	6.143	0.000
		31—44 岁	60 岁及以上	5.224	0.000
		45—59 岁	60 岁及以上	3.686	0.001
	受教育程度（T）	高中及以下	本科	− 4.213	0.000
			硕士研究生	− 6.452	0.000
			博士研究生	− 6.957	0.000
		专科	本科	− 4.186	0.000
			硕士研究生	− 6.425	0.000
			博士研究生	− 6.930	0.000
		本科	硕士研究生	− 2.239	0.000
			博士研究生	− 2.744	0.000

续表

子维度	影响因素	（I）	（J）	平均值差值	显著性
	家庭经济水平（T）	10 万元以下	10 万—20 万元	−3.364	0.000
			21 万—30 万元	−3.783	0.000
			31 万—50 万元	−4.787	0.000
			51 万元及以上	−5.064	0.000
	健康关注度（T）	非常关注	一般	3.778	0.000
		比较关注	一般	3.778	0.000
	网络使用经验（T）	1—3 年	≥7 年	−4.547	0.000
		4—6 年	≥7 年	−3.280	0.001
	健康状况（T）	良好	一般	1.904	0.013
			患慢性病	4.760	0.007

注：（T）代表 Tamhane T2 事后检验方法。

从独立样本 T 检验的结果可以看出，不同居住地的用户在搜寻终止能力方面存在显著差异（T = 2.844，df = 625，p < 0.05）。城镇用户的搜寻终止能力显著强于农村用户。不同家庭经济水平用户的搜寻终止能力存在显著差异（F = 15.615，df = 4，p < 0.05）。多重比较结果显示，家庭年收入在 10 万元以下的用户与其他收入层次的用户搜寻终止能力之间存在显著差异，且其搜寻终止能力显著弱于其他家庭经济水平层次的用户。

此外，用户对健康的关注度、网络使用经验及是否拥有信息检索培训的经历也影响着用户的搜寻终止能力。分析发现，不同健康关注度的用户搜寻终止能力存在显著差异（F = 8.404，df = 4，p < 0.05）。多重比较结果显示，非常关注自身健康状况和比较关注自身健康状况的用户的搜寻终止能力与一般关注自身健康状况的用户之间存在显著差异，且这两类用户的搜寻终止能力要显著强于对自身健康状况关注度一般的用户。不同网络使用经验的用户的搜寻终止能力也存在显著差异（F = 15.785，df = 3，p < 0.05）。多重比较结果显示，7 年以上网络使用经验的用户的搜寻终止能力与 1—3 年及 4—6 年使用经验的用户之间有显著差异，且其搜寻终止能力显著强于 1—3 年和 4—6 年的用户。独立样本 T 检验发现，拥有不同信息检索培训经历的用户的搜寻终止能力也存在显著差异（T = 10.388，df = 616，p < 0.05），接受过信息检索培训的用户搜寻终止能力显著强于未接受过培训的用户。

用户的健康状况也影响其搜寻终止能力。不同健康状况的用户的搜寻终止能力存在显著差异（F = 8.195，df = 3，p < 0.05）。多重比较分析发现，健康状况良好的用户与健康状况一般和患慢性病的用户的搜寻终止能力存在显著差异。健康状况良好的用户搜寻终止能显著强于健康状况一般和患慢性病的用户。

3.3.5.3 元认知维度

在健康信息搜寻过程中，特别是对于网络健康信息的搜寻，元认知问题阻碍着用户对高质量健康信息的搜寻与利用，影响用户健康信息搜寻行为的效率，如用户对自己的判断能力过度自信、受"无意识思维"影响缺乏判断的能力、受既定答案的束缚等。此外，在访谈中我们发现，有些受教育程度较高、年纪较轻的群体依然存在元认知问题。问卷调查进一步揭示了性别、居住地、家庭经济水平、网络使用经验、健康状况在用户元认知水平之间皆无显著差异，而年龄、受教育程度、健康关注度是显著影响用户元认知水平的因素（见表 3 – 36），表 3 – 37 显示了多重比较的结果。

表 3 – 36 影响元认知水平显著因素列表

维度	影响因素		N	均值	标准差	F 值
元认知	年龄	18—30 岁	263	23.31	6.473	4.239**
		31—44 岁	132	21.92	6.321	
		45—59 岁	152	21.42	6.475	
		60 岁及以上	80	21.06	6.391	
	受教育程度	高中及以下	114	19.95	7.490	8.788**
		专科	89	21.70	6.560	
		本科	272	22.77	6.050	
		硕士研究生	100	22.18	5.866	
		博士研究生	52	25.92	5.306	
	健康关注度	非常关注	208	21.09	6.580	5.613**
		比较关注	285	22.37	6.135	
		一般	126	23.56	6.711	

注：**$p < 0.01$。

分析发现，不同年龄群体用户在健康信息搜寻过程中的元认知水平存在显著差异（F = 4.239，df = 3，$p < 0.05$）。多重比较的结果显示，18—30 岁群体的元认知水平与 31—44 岁、45—59 岁以及 60 岁及以上之间存在显著差异。18—30 岁群体用户的元认知水平显著强于其他年龄段的用户，他们的元认知水平最高。受教育程度不同的用户元认知水平存在显著差异（F = 8.788，df = 4，$p < 0.05$）。多重比较结果显示高中及以下、专科、本科、硕士研究生学历的用户的元认知水平与博士研究生学历用户存在显著差异。博士研究生学历用户的元认知水平显著高于其他各个学历的用户。

分析发现，不同健康关注度的用户的元认知水平存在显著差异（F = 5.613，df = 4，$p < 0.05$）。非常关注与比较关注和一般关注的用户之间存在显著差异。比较关注和一般关注的用户的元认知水平显著强于非常关注自身健康状况的用户。这与访谈发现的研究结果

一致，越是在意自身健康的用户，越容易出现元认知的问题，并陷入自己的思维当中。

表 3 – 37　多重比较

维度	影响因素	（I）	（J）	平均值差值	显著性
元认知水平	年龄（L）	18—30 岁	31—44 岁	1.391	0.043
			45—59 岁	1.887	0.004
			60 岁及以上	2.245	0.006
	受教育程度（T）	高中及以下	博士研究生	−5.976	0.000
		专科	博士研究生	−4.226	0.001
		本科	博士研究生	−3.155	0.002
		硕士研究生	博士研究生	−3.743	0.001
	健康关注度（L）	非常关注	比较关注	−1.281	0.028
			一般	−2.464	0.001

注：（T）代表 Tamhane T2 事后检验方法；（L）代表 LSD 事后检验方法。

3.4　本章小结

3.4.1　主要研究发现

通过半结构化深度访谈和问卷调查，本研究揭示了网络用户健康信息素养的主要维度及影响各维度水平的因素。研究发现，健康信息素养包括多个维度，即搜寻与获取能力、认知、元认知。研究表明，年龄、性别、受教育程度、家庭经济条件、居住地等个体特征不同程度地影响和塑造了用户的健康信息素养。

此外，不同的健康关注度与信息搜寻能力、信息质量评估能力、跨源搜寻能力、习得知识、寻求专业帮助的意识、搜寻终止能力存在显著差异。就这些能力而言，非常关注和比较关注自身健康状况的用户均强于一般关注的用户，但非常关注与比较关注的用户之间没有显著差异。非常关注自身健康状况的用户的元认知水平显著低于比较关注和一般关注的用户。虽然表面看这一结果有违常识，但与访谈发现的研究结果一致，越是在意自身健康的用户，越容易出现元认知的问题。

良好的健康状况对用户的跨源搜寻需求、行为和习得知识能力、寻求专业帮助意识有正向作用。健康状况良好的用户跨源搜寻能力显著强于健康状况为一般和患慢性病的用户，而健康状况一般的用户跨源搜寻能力又显著强于患慢性病的用户；健康状况良好的用户习得知识能力显著强于健康状况为一般和患慢性病的用户，而健康状况一般的用户习得知识能力又显著强于患慢性病的用户。健康状况越好的用户在健康信息搜寻行为中寻求专业帮助的意识越强。

年龄越大，用户的健康信息素养水平越偏弱；女性的习得知识能力显著强于男性；受教育程度越高，健康信息素养水平越高；家庭经济条件越好，健康信息素养水平越高；城市居民用户的健康信息素养水平也显著高于农村居民。这些研究发现为进一步有针对性地开展用户健康信息素养的教育和培训提供了实证证据。

3.4.2 元认知作为健康信息素养的重要维度

和以往健康信息素养相关研究不同的是，本研究发现，元认知水平在很大程度上影响着用户整体的健康信息素养，元认知水平偏低会使用户选择不恰当的、不合适的，甚至低质量的健康信息。在健康信息搜寻过程中，用户受到过度自信、既定答案、无意识思考、主导权失控和从众心理的影响，如不能拥有一定的元认知能力，用户很难摆脱自己思维设置的限制，也难以客观地评判健康信息质量。

过度自信表现为盲目满意、盲目执行和认知匮乏。根据邓宁克鲁格效应[8]，过度自信是指当个体不具备完成某项任务的能力时，他们往往会高估自己的技能而无法意识到自身的不足，且此类人群通常并不觉得自己需要提升能力。对自身健康信息搜寻能力过度自信的用户，无疑会对基于自身感知判断的健康信息质量感到满意。本研究中，过度自信是导致选择低质量或不恰当信息的关键因素之一。这说明帮助用户理解过度自信可能带来的负面后果是非常必要的。

研究发现，既定答案会影响使用者对健康信息的搜寻行为。用户希望依靠预先设想的答案来判断信息的质量，并决定是否利用这些信息来帮助他们做出最终决定。这一特征可以由"动机推理"来解释。受动机推理影响的用户通常会为一个问题带来"答案"，并对问题进行搜索。他们根据预先确定的答案做出相关性判断。正常的推理通常是从一个起点"假设"开始的，而这个假设是可以被推翻的。对于动机推理来说，当压倒性的证据对预设的"答案"不利时，情绪随之产生，推理者会对不利的证据表现出强烈的排斥[9]。这使得用户相信他们传统的推理方式。因此，依赖预先确定的答案来判断健康信息的用户应该更加注意这种方法的缺点，避免导致获得低质量的健康信息。

无意识思维会误导人们做出令自我满意的决定，导致用户过分相信自己决策的质量。主导权失控会导致人们逃避事实，迫使他们不停地搜寻健康信息，浪费了时间和精力。意识到这一问题，用户可以有效避免无效和不必要的搜寻。然而从众心理也很普遍，在寻求健康信息的过程中，用户时常会因信任评论中多数人的观点而获取低质量的信息，如有时人们看到很多关于某一药物疗效好的评论，没能进一步验证便采纳、照做，为自身的健康带来危险。

过度自信、既定答案、无意识思维、主导权失控和从众心理是用户日常健康信息搜寻活动中经常面临的问题，这些问题都反映了用户元认知能力的不足。元认知是人类活动中认知的更高层次，即"认知的认知"。它检查认知本身，如批判性思维和反思性学习。用户在搜索健康信息时，由于元认知能力不足（即用户对自己的心理状态缺乏足够的了解，需要通过学习和思考来改善自己的心理状态），可能是过度自信、过分依赖预先确定的答案、与无意识思维妥协、信息搜索失控或从众心理，从而导致对健康信息的不恰当选择，甚至会选择低质量或虚假的健康信息。因此，提高用户的元认知水平，可以提高其健康信息寻求能力。

3.4.3　健康信息素养的影响因素

研究结果显示，信息搜寻能力与质量评估能力依然是健康信息素养的主要维度之一，这与此前研究中提出的健康信息素养的概念相吻合[10]。宋士杰等[11]的研究发现，经由信息通信技术渠道的健康信息传播有助于缩小城乡间的健康信息素养差异，这表明大部分用户具备基本的网络信息检索能力，本研究的研究结果支持了这一研究发现。

性别是常被讨论的影响用户健康信息素养水平的因素之一。一些研究发现男性的健康信息素养评分高于女性[12]，部分研究结果则表明女性的健康信息甄别能力强于男性[13]。本研究发现，性别对健康信息素养水平的影响主要体现在认知维度的习得知识子维度方面，即女性在健康信息搜寻过程中获取新知识的能力显著强于男性，这一发现表明女性的健康信息素养水平有可能高于男性。

年龄也是影响用户健康信息素养水平的主要因素之一。许多研究揭示了年龄的增长会导致用户健康信息素养水平的下滑[14-15]。本研究也证实了这一结论，低健康信息素养人数的比例随着年龄的增长不断增加，而高健康信息素养人数的比例随着年龄的增长不断减少。此外，本研究还进一步发现，年龄差异所带来的健康信息素养水平的差异分布在健康信息素养的各个维度，年龄会导致用户的信息搜寻与获取能力、认知与元认知水平方面均呈现显著差异。因而对老年人的健康信息素养提升策略应抓住基础和全面两个要点。

此外，家庭经济水平影响着用户的健康信息素养水平，这与覃世龙等[16]的研究发现一致。本研究通过对健康信息素养各个维度的问卷调查进一步发现，家庭经济水平显著影响着健康信息素养的信息搜寻与获取能力维度和认知维度，而对元认知维度无显著影响。可见，家庭经济水平的不同会导致用户的信息搜寻能力、质量评估能力、跨源搜寻能力及习得知识、寻求专业帮助的意识、搜寻终止能力的差异。故针对年收入较低的家庭和用户的健康信息素养水平提高应多从以上几个方面着手。

3.4.4　研究启示与局限性

随着技术的革新、互联网的普及和信息系统的发展，仅围绕用户的信息获取、评估与利用能力已无法解释用户的健康信息素养，除了原有的搜寻与获取能力维度外，认知维度，包括习得知识、寻求专业帮助的意识和搜寻终止能力以及元认知水平也应被纳入健康信息素养维度。只有深入理解和阐释健康信息素养的不同维度，才能为健康信息素养的提升及塑造用户获取、评估与利用高质量健康信息的行为提供理论参考。本研究丰富了健康信息素养的概念与维度，为今后深入地进行健康信息素养相关研究奠定了基础。此外，研究也启示我们，应提高全员的元认知水平，让用户在健康信息搜寻的过程中有能力觉察自己的认知是否出现偏差，尤其是否受过度自信、既定答案、无意识思维、主导权失控和从众心理的影响而降低对信息质量的判断能力、扰乱健康决策的制定。

本研究仅针对日常生活中出现的疾病类健康信息进行研究，并未涉及减肥健身、养生保健等健康信息类型，未来可以针对减肥健身类健康信息及养生保健类健康信息进行研究，进一步丰富健康信息素养的维度。

参考文献

[1]　[15] 李月琳，张秀，王姗姗. 社交媒体健康信息质量研究：基于真伪健康信息特征的分析 [J]. 情报学报，2018 (3)：294 – 304.

[2] 李月琳，王姗姗，阮妹. 跨源健康信息搜寻的动机、信息源选择及行为路径 [J]. 情报学报，2021 (1)：77 – 87.

[3] 刘畅，宋筱璇，杨子傲. 用户信息搜索中的学习行为及过程探究 [J]. 大学图书馆学报，2019 (4)：36 – 45.

[4] SADASIVAM R S, KINNEY R L, LEMON S C, et al. Internet health information seeking is a team sport：analysis of the pew Internet survey [J]. International journal of medical informatics，2013，82 (3)：193 – 200.

[5] CATALANO A. Development and validation of the metacognitive strategies for library research skills scale (MS-LRSS) [J]. The journal of academic librarianship，2017，43 (3)：178 – 183.

[6] RAPCHAK M E. Collaborative learning in an information literacy course：the impact of online versus face-to-face instruction on social metacognitive awareness [J]. The journal of academic librarianship，2018，44 (3)：383 – 390.

[7] 迈尔斯. 社会心理学 [M]. 侯玉波，乐国安，张智勇，等译. 北京：人民邮电出版社，2006.

［8］DUNNING D. The Dunning-Kruger effect：on being ignorant of one's own ignorance ［M］. New York：Academic Press, 2011：247 – 296.

［9］EPLEY N, GILOVICH T. The mechanics of motivated reasoning ［J］. Journal of economic perspectives, 2016, 30 (3)：133 – 140.

［10］Medical Library Association. Task force on health information (2003) . Health information literacy definitions ［Z/OL］. ［2018 – 12 – 13］. http：//www. mlanet. org/resources/healthlit/define. html.

［11］宋士杰, 赵宇翔, 朱庆华. 健康信息获取渠道对健康素养培育的影响——基于城乡异质性视角 ［J］. 图书与情报, 2018 (5)：36 – 43.

［12］罗爱静, 王辅之, 谢文照, 等. 长沙市社区老年慢病患者健康信息素养状况及影响因素 ［J］. 中国老年学杂志, 2016 (14)：3554 – 3556.

［14］秦美婷, 秦一平. 天津和重庆居民健康信息素养与媒介接触之调研结果和比较分析 ［J］. 现代传播 (中国传媒大学学报), 2016 (8)：35 – 40.

［15］秦美婷, 罗艳, 秦一平. 北京、上海与台北居民健康素养调研结果与比较分析 ［J］. 中华疾病控制杂志, 2018 (1)：62 – 65, 69.

［16］覃世龙, 徐静东, 李玲. 湖北省居民健康信息素养现状及影响因素 ［J］. 公共卫生与预防医学, 2015 (4)：121 – 123.

4 用户健康信息甄别能力及影响因素

基于第 2 章的文献回顾及第 3 章对用户健康信息素养的研究，用户对健康信息质量的评估是健康信息素养的重要维度之一。为进一步深入探究用户如何评估健康信息质量，以下针对用户健康信息甄别能力开展研究，试图揭示不同年龄用户健康信息的甄别能力及其影响因素，以期更有效地助力用户健康信息素养的提升。

为此，本研究以社交媒体平台中传播的健康信息为研究对象，利用前期研究中构建的伪健康信息特征列表[1]，提出两个主要研究问题：①不同年龄社交媒体用户健康信息甄别能力如何？②影响不同年龄社交媒体用户健康信息甄别能力提升的因素有哪些？针对以上问题，本研究设计了 3 项研究。

研究 1：青年人社交媒体健康信息甄别能力研究

研究 1 采用实验研究法，探索青年人健康信息甄别能力及其影响因素，验证该列表提升青年用户健康信息甄别能力的有用性。为此，通过方便抽样选取某高校本科生进行真伪健康信息甄别实验。采用经典实验设计，实验组和参照组分别设计前测和后测两轮实验，分析实验数据，并使用配对样本 T 检验分别验证实验组与参照组、前测和后测实验结果的差异；通过独立样本 T 检验和单因素方差分析，探究影响青年人健康信息甄别能力的显著因素。

研究 2：中年人社交媒体健康信息甄别能力研究

研究 2 利用前期研究中构建的伪健康信息特征列表，并参照研究 1 中的实验过程，探索中年人健康信息甄别能力及其影响因素，验证该列表在提升中年用户健康信息甄别能力方面的有用性。通过滚雪球的方法招募实验参与者，在天津、沈阳和上海开展实验，并在实验过程中加入访谈环节，从定量和定性两方面分析中年人社交媒体健康信息甄别能力的特征。

研究 3：老年人社交媒体健康信息甄别能力研究

研究 3 采用实验研究方法，探索老年人健康信息甄别能力及其影响因素，验证该列表在提升老年用户健康信息甄别能力的有用性。利用滚雪球的方法，在天津、沈阳和上海招募老年人进行了单一实验组的实验，设计前测和后测两轮实验，分析实验数据，并使用配对样本 T 检验分别验证实验组与参照组、前测和后测实验结果的差异性；通过独立样本 T

检验和单因素方差分析，探究影响老年人健康信息甄别能力的显著因素。通过实验后访谈，收集定性数据，从定量和定性两方面分析老年人社交媒体健康信息甄别能力的特征。此外，老年组未进行参照组实验，其原因在于实验组的研究结果表明，阅读伪健康信息特征列表并不能显著提升老年人健康信息甄别能力。

4.1 样本特征

4.1.1 青年人样本

本研究的研究对象依据年龄划分，主要分为青年人（18—44 岁）、中年人（45—59 岁）和老年人（60 岁及以上）。知识水平较高的大学生是青年群体的代表，他们往往是家庭中健康信息搜寻的主要承担者。大学生健康信息甄别能力决定着整个家庭获取健康信息的质量。因此，有必要研究大学生的健康信息甄别能力。此外，社交媒体对于大学生来说相对熟悉，他们能更好地领悟和理解伪健康信息特征列表的内容，因此也能更准确地检验该列表在提升用户健康信息甄别能力方面的有效性。因此，本研究在天津市招募大学生作为青年人的代表进行研究，分为实验组和参照组。采用方便样本的方式招募大学生进行实验，实验组共招募52 人（按01—52 编码），其中有44 人最终完成实验并符合所有实验要求；参照组共招募45 人（按01—45 编码），有38 人最终完成实验并符合所有实验要求。实验组和参照组样本特征见表4–1。

表4–1 显示，青年组实验参与者中女性占58.5%，其中实验组占61.4%、参照组占55.3%；男性占41.5%，其中实验组和参照组分别占38.6%和44.7%。年龄在20 岁及以下的占54.9%，其中，实验组占68.2%、参照组20 岁及以下占39.5%；20 岁以上占45.1%，其中实验组占31.8%、参照组占60.5%。参与者的民族大部分为汉族，其中汉族占90.2%，其他民族占9.8%。年级分布上，本科二年级占40.2%，本科三年级占31.7%，本科一年级和四年级参与者数量较少，分别占13.4%和14.6%。

认为自己健康状况良好的参与者占86.6%，其中实验组和参照组分别占86.4%和86.8%；认为自己健康状况一般的占13.4%，其中实验组和参照组分别占13.6%和13.2%；没有参与者认为自己身体状况较差。生源所在地分布较为均衡，城市生源率略高于农村和城镇的生源率。来自农村和城镇的分别占比29.3%。家庭年收入跨度较大，以中等收入为主。其中小于3 万元的占9.8%，3 万—8 万元的占35.4%，8 万—30 万元的占43.9%，30 万元以上占11.0%。

表4-1 青年组实验参与者人口学特征

人口统计项目		实验组（44人）		参照组（38人）		总计（82人）	
		频数	占比/%	频数	占比/%	频数	占比/%
性别	男	17	38.6	17	44.7	34	41.5
	女	27	61.4	21	55.3	48	58.5
年龄	20岁及以下	30	68.2	15	39.5	45	54.9
	20岁以上	14	31.8	23	60.5	37	45.1
民族	汉族	40	90.9	34	89.5	74	90.2
	其他民族	4	9.1	4	10.5	8	9.8
年级	本科一年级	11	25.0	0	0.0	11	13.4
	本科二年级	26	59.1	7	18.4	33	40.2
	本科三年级	7	15.9	19	50.0	26	31.7
	本科四年级	0	0.0	12	31.6	12	14.6
健康状况	良好	38	86.4	33	86.8	71	86.6
	一般	6	13.6	5	13.2	11	13.4
	较差	0	0.0	0	0.0	0	0.0
生源所在地	农村	12	27.3	12	31.6	24	29.3
	城镇	15	34.1	9	23.7	24	29.3
	城市	17	38.6	17	44.7	34	41.5
家庭年收入	低于3万元	5	11.4	3	7.9	8	9.8
	3万—8万元	16	36.4	13	34.2	29	35.4
	8万—30万元	17	38.6	19	50.0	36	43.9
	30万元以上	6	13.6	3	7.9	9	11.0

4.1.2 中年人样本

中、老年人年龄的划分标准参照联合国世界卫生组织的相关标准，即45—59岁为中年人，60岁及以上为老年人[2]。中年组采用滚雪球的方法选取天津、沈阳、上海三地的45—59岁的中年人进行真伪健康信息甄别实验，同青年组一样，实验分为实验组和参照组。其中，实验组共67人（按01—67编码）完成实验；参照组共55人（按01—55编码）完成实验。实验组和参照组的样本特征见表4-2。中年组实验参与者女性数量高于男性，占70.5%，其中实验组占70.1%、参照组占70.9%；男性占29.5%，其中实验组和参照组分别占29.9%和29.1%，在性别比例上，实验组和参照组基本一致。参与者的民族大部分为汉族，占92.6%，其他民族占7.4%。参与者大部分认为自己健康状况良好或一般：认为自己健康状况良好的占比75.4%，其中实验组和参照组分别占74.6%和76.4%；认为自己健康状况一般的参与者中，实验组和参照组分别占22.4%和20.0%；只有4名参与者认为自己健康情况较差，仅占3.3%。

表4-2 中年组实验参与者人口学特征

人口统计项目		实验组（67人）		参照组（55人）		总计（122人）	
		频数	占比/%	频数	占比/%	频数	占比/%
性别	男	20	29.9	16	29.1	36	29.5
	女	47	70.1	39	70.9	86	70.5
民族	汉族	65	97.0	48	87.3	113	92.6
	其他	2	3.0	7	12.7	9	7.4
健康状况	良好	50	74.6	42	76.4	92	75.4
	一般	15	22.4	11	20.0	26	21.3
	较差	2	3.0	2	3.6	4	3.3
职业	农民	7	10.4	3	5.5	10	8.2
	在职职工	37	55.2	36	65.5	73	59.8
	退休人员	23	34.3	16	29.1	39	32.0
学历	小学及以下	1	1.5	1	1.8	2	1.6
	初中	21	31.3	9	16.4	30	24.6
	高中	35	52.2	28	50.9	63	51.6
	大专及以上	10	14.9	17	30.9	27	22.1
户籍所在地	农村	8	11.9	3	5.5	11	9.0
	城镇	5	7.5	7	12.7	12	9.8
	城市	54	80.6	45	81.8	99	81.1
家庭年收入	低于3万元	19	28.4	4	7.3	23	18.9
	3万—8万元	40	59.7	45	81.8	85	69.7
	8万—30万元	8	11.9	6	10.9	14	11.5

由于年龄的原因，中年组的参与者职业主要为在职职工，占59.8%。其中实验组占55.2%，参照组占65.5%。退休人员占32.0%，包括23名实验组参与者（占34.3%）和16名参照组参与者（占比29.1%）；另有10人为农民，占8.2%。在学历方面，高中学历占受访人群比例较大，占51.6%，其中实验组占52.2%，参照组占50.9%；其次为初中学历占24.6%，其中实验组占31.3%，参照组占16.4%；大专及以上占22.1%，其中实

验组占 14.9%，参照组占 30.9%。受访者户籍所在地大部分为城市，占 81.1%，其中实验组占 80.6%，参照组占 81.8%。户籍为农村和城镇的参与者分别占 9.0% 和 9.8%。家庭年收入以中、低收入为主。其中低于 3 万元的占 18.9%；3 万—8 万元的占 69.7%；8 万—30 万元的占 11.5%。

此外，受访的中年人中患有疾病的占 20.5%，其中包括高血压、心脏病、脂肪肝、关节炎、痛风、腰椎间盘突出、滑膜炎、偏头痛等慢性病和中老年人常见病。受访中年人从事的职业包括保安、司机、销售员、保洁人员、图书管理员、医生、护士、药师、后勤、教师、会计等，职业覆盖面较广。

4.1.3 老年人样本

老年组同样采用滚雪球的方法选取天津、沈阳、上海三地 60 岁及以上的老年人进行真伪健康信息甄别实验，老年组实验为单一组实验。实验组的研究结果表明，阅读伪健康信息特征列表并不能显著提升老年人健康信息甄别能力，所以本研究未进行老年参照组实验。39 人（按 01—39 编码）完成实验，参与者的人口统计学特征见表 4 – 3。

表 4 – 3 显示，参加实验的老年人女性数量同样高于男性，占 69.2%；男性参与者占 30.8%。大部分参与者民族为汉族，占 97.4%。51.3% 的参与者健康状况良好，46.2% 的参与者健康状况一般。参与者中退休人员占 97.4%。在学历方面，初、高中学历占比较大，其中初中学历占 35.9%，高中学历占 33.3%，大专及以上学历占 28.2%。参与者户籍在城市的占 92.3%。家庭年收入以中低收入为主，其中低于 3 万元的占 43.6%、3 万—8 万元的占 48.7%。

表 4 – 3 老年组实验参与者人口学特征

人口统计项目		频数	占比/%	人口统计项目		频数	占比/%
性别	男	12	30.8	学历	小学及以下	1	2.6
	女	27	69.2		初中	14	35.9
民族	汉族	38	97.4		高中	13	33.3
	满族	1	2.6		大专及以上	11	28.2
健康状况	良好	20	51.3	户籍所在地	农村	1	2.6
	一般	18	46.2		城镇	2	5.1
	较差	1	2.6		城市	36	92.3
职业	农民	0	0.0	家庭年收入	低于 3 万元	17	43.6
	在职职工	1	2.6		3 万—8 万元	19	48.7
	退休人员	38	97.4		8 万—30 万元	3	7.7

此外，受访的老年人中有 17 人表示患有疾病，占 43.6%，其中包括胃病、冠心病、颈椎病、高血压、糖尿病、腰椎间盘突出、心脑血管病、甲减等慢性病和中老年人常见病。表 4 – 3 显示，参与者仅有 1 人为在职职工，该职工的具体职业为外科医生，其余 38 人为退休职工，他们之前的工作岗位包括教师、公务员、医生、工程师、后勤人员、安保人员、工人、售货员等。

4.2 数据收集与处理

4.2.1 实验环境

青年组实验地点为天津某高校的计算机房，招募的大学生均经本人同意参与本实验。考虑到信息载体和信息类型等因素对实验结果的影响，本研究采用模拟真实网络环境的方式，利用机房内电脑作为健康信息阅读的平台，并利用各自手机中的问卷星链接填写问卷。考虑到中、老年人对电子设备的接受能力有限，故实验环境为真实生活、工作场所，所有阅读材料均为纸质版材料，所提问题也尽量采用访谈的形式，避免因阅读困难造成结果误差。为避免信息类型的多样化带来的干扰，本研究提供给实验参与者的健康信息一半为纯文字信息，另一半为"文字 + 图片"形式的信息，不含视频类信息。

4.2.2 实验过程

本研究采用的实验研究方法分为单一组实验和经典实验设计，即实验组/参照组双组实验。其中中、青年人采用实验组/参照组双组实验，而老年人采用单一组实验研究方法。

（1）单一组实验过程

老年人实验采用了单一组的实验研究方法。共进行了前测和后测两组实验，前测组是实验参与者在未阅读伪健康信息特征列表前进行真伪健康信息的甄别；后测组参与者在阅读伪健康信息特征列表后进行真伪健康信息的甄别。

如图 4 – 1 所示，单一组实验主要遵循以下步骤：

步骤一：实验前问卷

采集参加实验者的人口统计学信息，主要包括年龄、民族、性别、户籍所在地、健康状况、家庭年收入等。此外，实验前问卷还包括利用社交媒体获取健康信息的情况、日常获取健康信息渠道、真伪健康信息甄别等问题，并对老年人如何判断真伪健康信息进行了访谈。

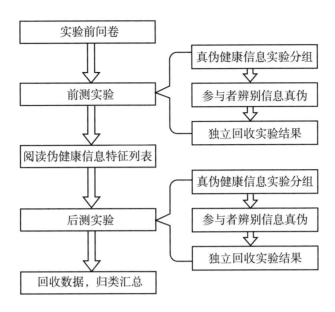

图 4-1 单一组实验流程

步骤二：前测实验

a. 前期研究中对健康信息进行了真伪甄别[3]。前测实验随机从这些健康信息中选取16 条，包括真健康信息和伪健康信息。将这 16 条健康信息分为 4 组，分别用 A、B、C、D 表示；每组 4 条健康信息分别用 A1、A2、A3、A4，B1、B2、B3、B4，C1、C2、C3、C4，D1、D2、D3、D4 表示。请参与者分别随机阅读 4 组健康信息中的 1 组，并判断该组4 条健康信息的真伪。

b. 请参与者回答是否会转发自己已判断的健康信息，询问要转发的对象并对转发的原因进行访谈。

c. 独立回收实验结果。

步骤三：阅读伪健康信息特征列表

向参与者发放前期研究构建的伪健康信息特征列表，要求参与者在 10 分钟的时间里进行阅读、学习，然后进行后测实验。

步骤四：后测实验

a. 与前测实验一样，从前期判断的真伪健康信息中再随机选取另外 16 条信息，包括真健康信息和伪健康信息。将这 16 条健康信息平均分为 4 组，分别用 E、F、G、H 表示；每组 4 条健康信息分别用 E1、E2、E3、E4，F1、F2、F3、F4，G1、G2、G3、G4，H1、H2、H3、H4 表示。请参与者再一次随机阅读这 4 组信息中的 1 组信息，判断该组 4 条健康信息的真伪，并请他们阐明判断依据。

b. 请参与者回答是否会转发自己已做出判断的健康信息，询问要转发的对象及转发的原因。

c. 独立回收实验结果。

步骤五：回收数据，归类汇总

（2）实验组/参照组双组实验

中、青年人采用实验组/参照组双组实验，具体流程见图4-2。

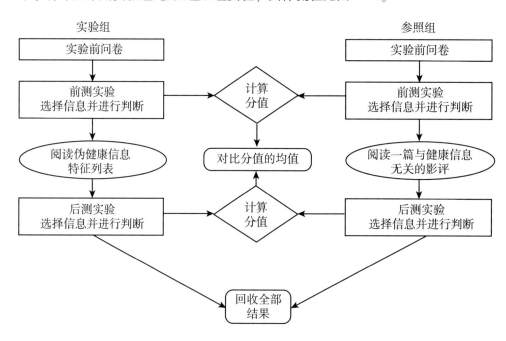

图4-2　实验组/参照组双组实验流程

其中，中年人实验组流程同老年人单一组流程完全相同，中年人参照组实验将实验组中阅读的伪健康信息特征列表，替换成一篇与健康信息无关的《寻梦环游记》影评，以检测伪健康信息特征列表是否对健康信息甄别能力的提升有显著影响。

青年组实验在实验室中进行，具体流程如下：

步骤一：实验前问卷

实验问卷主要是采集参加实验者的人口统计学信息，包括年龄、民族、性别、年级、专业、生源地、健康状况、家庭年收入等方面。此外，实验前问卷还包括利用社交媒体获取健康信息的情况、日常获取健康信息渠道、真伪健康信息甄别情况等问题。

步骤二：前测实验

a. 前期研究中对健康信息进行了真伪甄别。前测实验随机从这些健康信息中选取16条，包括真健康信息和伪健康信息。将这16条健康信息平均分为4组，分别用 A、B、C、

D 表示；每组 4 条健康信息分别用 A1、A2、A3、A4，B1、B2、B3、B4，C1、C2、C3、C4，D1、D2、D3、D4 表示。

b. 请参与者分别随机阅读 A—D 4 组信息中的 1 组，并判断该组 4 条健康信息的真伪。

c. 回收判断结果。

步骤三：阅读伪健康信息特征列表（实验组）或与健康信息无关的影评（参照组）

向参与者发放前期研究构建的伪健康信息特征列表（参照组发放《寻梦环游记》影评），要求参与者在 10 分钟的时间里进行阅读、学习，然后进行后测实验。

步骤四：后测实验

a. 与前测实验一样，从前期判断的真伪健康信息中再随机选取另外 16 条信息，包括真健康信息和伪健康信息，并将这 16 条健康信息分为 4 组，分别用 E、F、G、H 表示；每组 4 条健康信息分别用 E1、E2、E3、E4，F1、F2、F3、F4，G1、G2、G3、G4，H1、H2、H3、H4 表示。

b. 请参与者再一次随机阅读 E—H 4 组信息中的 1 组信息，并判断该组 4 条健康信息的真伪，并请他们阐明判断依据。

c. 回收结果。

实验组和参照组参与者回答"您对您的判定结果是否满意"，实验组另外回答问题"您认为伪健康信息特征列表对您判断真伪健康信息是否有帮助？""您认为伪健康信息特征列表还有哪些地方需要完善？"等问题。

步骤五：回收全部结果。

此外，本研究在青年组、中年组的参照组实验中，加入了先验知识的测量，以期判断先验知识对健康信息甄别能力有无显著影响。

4.3　研究结果

4.3.1　不同年龄用户健康信息甄别能力

4.3.1.1　青年人健康信息甄别能力

（1）青年人健康信息甄别能力分析

本研究将青年参与者分成实验组和参照组，分别进行了前测和后测实验，让其判断健康信息的真伪，不同组别参与者判断正确与错误的频次如图 4 – 3 所示。

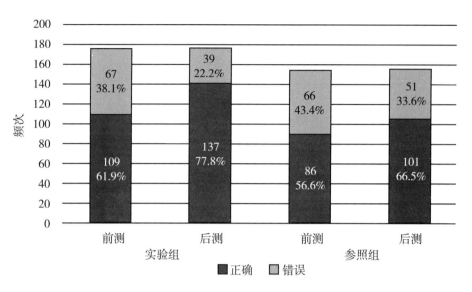

图 4 - 3　青年人健康信息甄别结果

图 4 - 3 显示，在实验组中，青年人对伪健康信息的识别率较高，其中前测实验判断错误有 67 次，占 38.1%，正确的有 109 次，占 61.9%；后测实验中，青年人判断错误 39 次，占 22.2%，正确有 137 次，占 77.8%。阅读伪健康信息特征列表提升了青年参与者的伪健康信息识别率，判断准确率提升近 16 个百分点，由原来的 61.9% 提高至 77.8%。在参照组中，参与者对伪健康信息也有较高的识别率，其中前测实验判断正确的共 86 次（占比 56.6%），错误共 66 次（占比 43.4%）；后测实验判断错误 51 次，占比 33.6%，正确有 101 次，占比 66.5%。参照组前测、后测的正确比率由原来的 56.6% 提升至 66.5%，提升不足 10 个百分点，与实验组的提升比率有一定的差距。

表 4 - 4 展示了两组参与者对健康信息进行判断后，对判断结果满意度的评价结果。表 4 - 4 显示，59.8% 的参与者对自己的判断结果非常满意或比较满意；一般满意的有 29 人，占 35.4%；仅有 4 人对自己的判断结果比较不满意，占 4.9%。

表 4 - 4　青年组满意度自评

问题	答案	实验组		参照组		合计	
		频数	占比/%	频数	占比/%	频数	占比/%
您对您的判断结果是否满意	非常满意	6	13.6	7	18.4	13	15.9
	比较满意	18	40.9	18	47.4	36	43.9
	一般满意	19	43.2	10	26.3	29	35.4
	比较不满意	1	2.3	3	7.9	4	4.9
	非常不满意	0	0.0	0	0.0	0	0.0

图4-4展示了实验组参与者在后测实验后对伪健康信息特征列表有用性的评价。24名参与者认为伪健康信息特征列表对其判断真伪健康信息比较有帮助，占54.5%；18名参与者认为该列表非常有帮助，占40.9%。可见，该列表得到了大部分参与者的肯定。

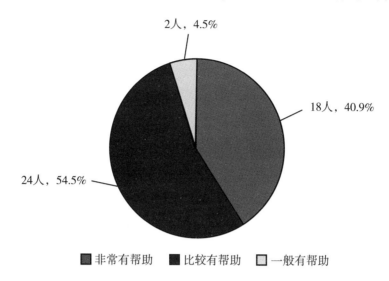

图4-4　青年人对伪健康信息特征列表有用性评价

此外，在实验组中，还有17人对开放性问题"您认为伪健康信息特征列表还有哪些地方需要完善?"作答，本研究对这些定性数据进行了编码整理，结果如表4-5所示。

表4-5　伪健康信息特征列表修订建议

分类	答案	频次（占比/%）	原文表述
问题	没有问题	10（58.8）	"没有问题"（E04，E13，E24，E26，E34）
			"已经很好了"（E32，E06，E35）
			"不需要完善，已经很完美了"（E05）
			"比较全面，容易理解"（E45）
	有问题	3（17.6）	"文字聚集到一起，有些乱，不好读。可以画上格子或者是标上序号"（E17）
			"对照应更为明确一点，有些杂乱，应举出例子"（E37）
			"排版不太简明"（E47）
建议	改进建议	2（11.8）	"可结合事例说明"（E08）
			"（增加）卫生许可证，伪商标的辨别"（E25）
	推广建议	2（11.8）	"普及"（E16）
			"希望能有更广的普及度，让中老年人能更多地了解"（E49）

表4-5显示，大部分参与者对列表比较认可，认为没有问题。部分认为伪健康信息特征列表仍存在一些问题，包括可读性、格式、组织问题等。参与者还对伪健康信息特征列表提出了改进建议，如增加实例、标注伪商标的辨别方法等。一些人还建议，可以将伪健康信息特征列表进行推广，作为一种公共工具，帮助更多的人识别伪健康信息，提升健康信息的甄别能力。

（2）青年人健康信息甄别能力影响因素分析

本研究使用SPSS22.0软件对影响青年人真伪健康信息甄别结果的因素进行分析。分别应用独立样本T检验和单因素方差分析（ANOVA）对实验组和参照组问卷中的各个变量是否对前测、后测实验结果有显著影响分别进行分析。为此，本研究设计计分方式，参与者每判断正确1次得1分，错误不得分，计算每位参与者的得分。表4-6仅列出具有显著性差异的影响因素。

表4-6 影响青年人判断结果的显著因素

组别	影响因素		频数	前测均值	标准差	F/T值	后测均值	标准差	F/T值
实验组	生源所在地	农村	12	2.8	0.965	F = 3.743*	3.2	0.937	F = 0.200
		城镇	15	2.8	0.862		3.0	0.756	
		城市	17	2.0	0.935		3.2	0.883	
	关注度①	是	24	2.4	0.770	T = -0.729	3.4	0.711	T = 2.376*
		否	20	2.6	1.188		2.8	0.894	
	家庭年收入	低于3万元	5	2.2	0.837	F = 0.651	2.4	1.140	F = 3.854*
		3万—8万元	16	2.7	1.014		2.9	0.772	
		8万元以上	23	2.4	0.988		3.4	0.722	
参照组	年级	本科二年级	7	2.0	0.577	F = 0.757	3.0	0.817	F = 4.040*
		本科三年级	19	2.5	0.841		2.9	0.848	
		本科四年级	12	2.1	1.505		2.0	1.206	

注：*$p<0.05$；①关注度，即"是否关注过微信朋友圈中的健康信息"。

表4-6表明，在实验组中，生源所在地 [$F_{(2, 41)}$ = 3.743，df = 2，$p<0.05$] 对前测实验结果有显著影响；在后测实验中，越关注朋友圈中的健康信息（T = 2.376，df = 42，$p<0.05$）及家庭年收入越高的实验参与者 [$F_{(3, 40)}$ = 3.854，df = 22，$p<0.05$]，阅读过伪健康信息特征列表后甄别真伪健康信息的能力越强。在参照组后测实验中发现，年级是影响参与者健康信息甄别结果的显著因素。可见，对朋友圈中健康信息的关注度、家庭经济水平是影响参与者真伪健康信息甄别能力的显著因素。分析并未发现性别、年龄、民族、健康状况和学科等因素对青年人真伪健康信息甄别结果有显著影响。研

究还发现，通过学习伪健康信息特征列表，地域的差异对第二轮真伪健康信息的甄别结果并没有显著影响，一定程度表明通过相关健康信息教育能够改变地域差异对伪健康信息识别的影响。

本研究用同样的方法对实验组和参照组前测问卷进行检验，发现只有浏览朋友圈的频次对前测结果有显著影响（T = 3.885，df = 3，p < 0.05），这一结果表明关注度是影响健康信息甄别能力的显著因素。

4.3.1.2　中年人健康信息甄别能力

（1）中年人健康信息甄别能力分析

同青年组一样，本研究将中年参与者分成实验组和参照组，分别进行了前测和后测实验，让其判断健康信息的真伪，不同组别参与者判断正确与错误的频次如图 4 – 5 所示。在实验组中，参与者对伪健康信息都有相对较高的识别率，其中前测实验判断正确的共 146 次（占 54.5%），错误共 122 次（占 45.5%）；后测实验判断正确有 181 次（占 67.5%），错误 87 次（占比 32.5%）。表明在阅读伪健康信息特征列表后，对伪健康信息的识别率有所提高，判断准确率由原来的 54.5% 提高至 67.5%，提升了 13 个百分点。在参照组中，参与者对伪健康信息也有相对较高的识别率，其中前测实验判断正确的共 110 次（占 50.0%），错误共 110 次（占 50.0%）；后测实验判断正确有 124 次（占 56.4%），错误 96 次（占 43.6%）。参照组前测后测的正确比率由原来的 50.0% 提高至 56.4%，提升了 6.4 个百分点，低于实验组的提升比率。

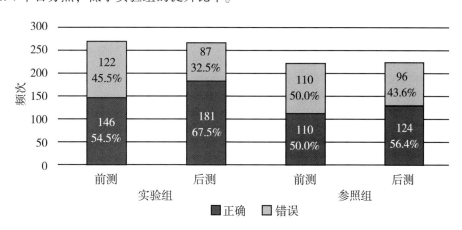

图 4 – 5　中年人健康信息甄别结果

表 4 – 7 表明，大部分（83.7%）的参与者对自己的判断结果非常满意或比较满意，其中实验组有 57 人、参照组 45 人。一般满意的有 20 人，占 16.4%，其中实验组 10 人、参照组 10 人。

表 4-7 中年组满意度自评

问题	答案	实验组		参照组		合计	
		频数	占比/%	频数	占比/%	频数	占比/%
您对您的判断结果是否满意	非常满意	10	14.9	8	14.5	18	14.8
	比较满意	47	70.2	37	67.3	84	68.9
	一般满意	10	14.9	10	18.2	20	16.4
	比较不满意	0	0.0	0	0.0	0	0.0
	非常不满意	0	0.0	0	0.0	0	0.0

图 4-6 展示了实验组参与者在后测实验后对伪健康信息特征列表有用性的评价，46名参与者认为伪健康信息特征列表对其判断真伪健康信息比较有帮助，占比 68.7%；17名参与者认为伪健康信息特征列表对其判断真伪健康信息非常有帮助，占比 25.4%；分别有 2 名（占比 3.0%）参与者认为该列表一般有帮助或比较没有帮助。可见，该列表在真伪健康信息甄别实践中具有一定的作用，得到了绝大部分实验参与者的认可。

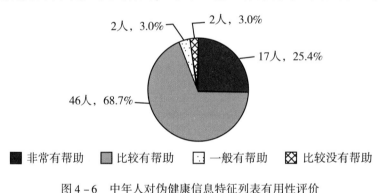

图 4-6 中年人对伪健康信息特征列表有用性评价

（2）中年人健康信息甄别能力影响因素分析

采用独立样本 T 检验和单因素方差分析问卷中的变量，以揭示前测、后测实验结果是否具有显著影响。采用计分的方式计算每位参与者的得分，即判断正确得 1 分，判断错误不得分。经检验，没有因素对实验组的判断结果有显著影响，仅有健康状况对参照组的判断结果有显著影响（见表 4-8）。

表 4-8 中年人参照组显著影响因素

影响因素		频数	前测均值	标准差	F/T 值	后测均值	标准差	F/T 值
健康状况	良好	42	2.2	0.881	F = 5.053*	2.3	0.735	F = 4.031*
	一般	11	1.3	0.786		2.0	0.447	
	较差	2	2.5	0.707		3.5	0.707	

注：* p < 0.05。

　　表 4 - 8 表明健康状况对参照组的前测实验结果和后测实验结果均有显著影响。可见，影响中年人健康信息甄别能力的显著因素是其健康状况。本研究暂未发现年龄、性别、家庭收入、户籍所在地和民族等因素的影响。

　　本研究用同样的方法对中年人实验组和参照组前测问卷进行检验发现，同样只有健康状况对前测结果有显著影响（F = 3. 540，df = 2，p < 0. 05），这也进一步验证了本研究的结果，即健康状况是影响中年人健康信息甄别能力的显著因素。

4. 3. 1. 3　老年人健康信息甄别能力

（1）老年人健康信息甄别能力分析

　　本研究将老年实验参与者进行前测和后测实验，让其判断健康信息的真伪，参与者判断正确与错误的频次如图 4 - 7 所示。

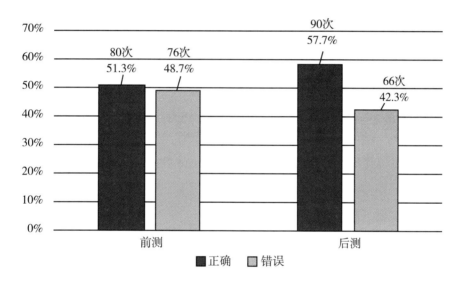

图 4 - 7　老年人健康信息甄别结果

　　图 4 - 7 显示，在前测实验中，老年参与者对伪健康信息的识别率要低于中、青年人，其中前测实验判断正确的共 80 次（占比 51. 3%），错误共 76 次（占比 48. 7%）；后测实验判断正确有 90 次（占比 57. 7%），错误 66 次（占比 42. 3%）。老年人在阅读伪健康信息特征列表后，对伪健康信息的识别率虽有所提高，但提升的幅度有限，判断准确率由原来的 51. 3% 提高至 57. 7%，提升了 6. 4 个百分点。

　　图 4 - 8 显示了老年参与者对健康信息进行判断后，对结果满意度的评价，大部分的参与者对自己的判断结果非常满意或比较满意，其中非常满意的有 5 人，占比 12. 8%；比较满意的有 27 人，占比 69. 2%；一般满意的有 7 人，占比 18. 0%。

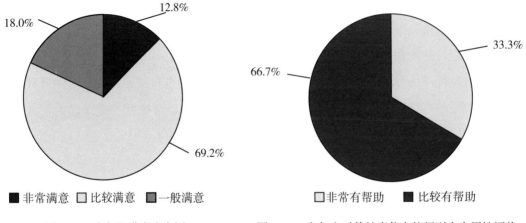

图 4 - 8　老年组满意度自评　　　　图 4 - 9　老年人对伪健康信息特征列表有用性评价

图 4 - 9 表明实验组参与者在后测实验后对伪健康信息特征列表有用性的评价，26 名参与者认为伪健康信息特征列表对其判断真伪健康信息比较有帮助，占 66.7%；有 13 名参与者认为伪健康信息特征列表对其判断真伪健康信息非常有帮助，占 33.3%。可见，老年人对伪健康信息特征列表的有用性评价高于其他年龄人群，该列表受到了老年参与者的普遍认可，这也表明老年人急需有效工具，助力自身健康信息甄别能力的提升。

然而，老年参与者在实验组前测和后测结果的准确性并没有显著差异。因而，未进行参照组实验。

（2）老年人健康信息甄别能力影响因素分析

采用独立样本 T 检验和单因素方差分析（ANOVA）对实验组问卷中的各个变量是否对前测、后测实验结果有显著影响进行了分析。为此，针对实验结果，计分方式如上所述，判断正确得 1 分，错误不得分。经检验，仅有健康信息的转发对判断结果有显著影响，表 4 - 9 仅列出了实验组具有显著性差异的影响因素。是否转发过健康信息对老年人参与者的后测实验结果有显著影响。可见，健康信息分享行为是影响老年参与者真伪健康信息甄别能力的显著因素。分析并未发现性别、年龄、民族、家庭收入和户籍所在地等因素对老年人真伪健康信息甄别结果有显著影响。

表 4 - 9　老年人实验组显著影响因素

影响因素		频数	前测均值	标准差	F/T 值	后测均值	标准差	F/T 值
是否转发过健康信息	是	30	2.0	0.830	T = - 0.948	2.4	0.770	T = 2.218*
	否	5	2.4	1.140		1.6	0.548	

注：* p < 0.05。

4.3.1.4 健康信息甄别能力对比分析

（1）不同年龄人群健康信息甄别能力分析

图 4-10 显示了不同年龄人群实验组参与者真伪健康信息甄别结果：在青年组中，参与者对伪健康信息都有较高的识别率，而中年组参与者对伪健康信息的识别率略低于青年组，老年组参与者对伪健康信息的识别率最低。结果表明，随着年龄的增长，人们甄别健康信息的能力却在下降。此外，研究结果还表明在阅读伪健康信息特征列表后，不同年龄参与者对伪健康信息的识别率均有所提升，判断准确率提升比例有所不同，青年组由原来的 61.9% 提高至 77.8%；中年组由 54.5% 提高至 67.5%；老年组由 51.3% 提高至 57.7%。这说明伪健康信息特征列表在提升健康信息甄别能力上发挥了一定的作用。

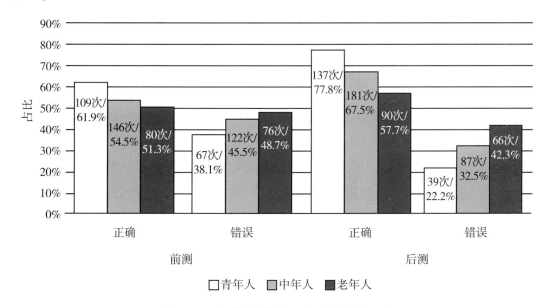

图 4-10 真伪健康信息甄别正确与错误比率

表 4-10 展示了不同年龄人群实验组参与者对健康信息进行判断后，对判断结果的满意度及对伪健康信息特征列表有用性评价的结果。表 4-10 显示，超过一半的青年人（54.5%）和大部分中年人（85.1%）、老年人（82.0%）对自己的判断结果比较满意或非常满意，中、老年人的满意度均高于青年人。绝大部分青年人、中年人和老年人认为伪健康信息特征列表对其判断真伪健康信息非常有帮助和比较有帮助。可见，该列表在真伪健康信息甄别实践中具有一定的作用，有助于提升不同年龄段网络健康信息用户的健康信息甄别能力。

表4-10　各年龄组满意度及有用性统计

问题	答案	青年组		中年组		老年组	
		频数	占比/%	频数	占比/%	频数	占比/%
满意度①	非常满意	6	13.6	10	14.9	5	12.8
	比较满意	18	40.9	47	70.2	27	69.2
	一般满意	19	43.2	10	14.9	7	18.0
	比较不满意	1	2.3	0	0.0	0	0.0
有用性②	非常有帮助	18	40.9	17	25.4	13	33.3
	比较有帮助	24	54.6	46	68.7	26	66.7
	一般有帮助	2	4.6	2	3.0	0	0.0
	比较有帮助	0	0.0	2	3.0	0	0.0

注：①满意度，即"对判断结果是否满意"；②有用性，即"伪健康信息特征列表是否有帮助"。

（2）健康信息甄别能力影响因素分析

本研究采用独立样本T检验和单因素方差分析（ANOVA）对实验组和参照组问卷中的各个变量是否对前测、后测实验结果有显著影响分别进行了分析。研究发现影响青年参与者健康信息甄别能力的显著因素包括对朋友圈中健康信息的关注度、家庭年收入和年级等；影响中年参与者的显著因素是健康状况；而对朋友圈中健康信息的转发与否是影响老年参与者的显著因素。此外，本研究对不同年龄实验组参与者的判断结果进行了单因素方差分析，结果表明年龄不是影响健康信息甄别能力的主要因素（见表4-11），但经过阅读伪健康信息特征列表，在后测实验组，年龄却成了影响健康信息甄别能力的显著因素。这一结果表明，伪健康信息特征列表对提升不同年龄人群健康信息甄别能力的作用存在显著差异。此外，本研究并未发现性别、民族、学历等因素对不同年龄人群真伪健康信息甄别结果有显著影响。

表4-11　年龄对健康信息甄别能力的影响（实验组）

影响因素		频数	前测均值	标准差	F/T值	后测均值	标准差	F/T值
年龄	老年人	39	2.1	0.916	F = 2.086	2.3	0.800	F = 9.273*
	中年人	67	2.2	1.043		2.7	0.888	
	青年人	44	2.5	0.976		3.11	0.841	

注：* p < 0.05。

（3）先验知识对健康信息甄别结果的影响

考虑到阅读伪健康信息特征列表后，参与者的先验知识可能会受到影响，所以本研究只在青年、中年参照组中加入了先验知识的自评，目的是检验中、青年参与者先验知识的自评情况及先验知识对健康信息甄别结果具有哪些影响。本研究要求这两组参与者分别在每次判断健康信息真伪之前，标注对该信息的了解程度，该问题采用李克特五点量表进行测量。而后将结果导入 SPSS 进行列联表卡方检验分析，结果如表 4 – 12 所示。

表 4 – 12　先验知识对健康信息甄别结果的影响

您对这条健康知识是否了解？	青年（24 人）						中年（55 人）						合计	占比/%
	判断正确	占比/%	判断错误	占比/%	合计	占比/%	判断正确	占比/%	判断错误	占比/%	合计	占比/%		
非常了解	2	66.7	1	33.3	3	1.6	21	55.3	17	44.7	38	8.6		
比较了解	17	65.4	9	34.6	26	13.5	82	48.5	87	51.5	169	38.4		
一般了解	27	69.2	12	30.8	39	20.3	87	54.7	72	45.3	159	36.1		
比较不了解	37	55.2	30	44.8	67	34.9	42	60.0	28	40.0	70	15.9		
非常不了解	35	61.4	22	38.6	57	29.7	2	50.0	2	50.0	4	0.9		
χ^2	2.261						2.998							

本研究招募 38 位青年参与者加入参照组实验，其中 24 人完成了先验知识测试，共进行了 192 次先验知识的预估和对应的真伪健康信息的判断，认为自己对某条健康信息非常了解的有 3 次，其中判断正确 2 次、错误 1 次。认为自己比较了解的有 26 次，其中判断正确 17 次、错误 9 次。认为自己一般了解的有 39 次，判断正确 27 次、错误 12 次。大部分青年人认为自己比较不了解或非常不了解，其中比较不了解有 67 次（判断正确 37 次、错误 30 次）；非常不了解有 57 次（判断正确 35 次、错误 22 次）。由于认为自己非常了解只有 3 次，无统计意义，故只对其余 4 组数据进行列联表卡方检验分析，结果显示这 4 组结果没有显著差异（$\chi^2 = 2.261$，$P > 0.05$）。

参加参照组的 55 名中年人均进行了先验知识测试，共进行了 440 次先验知识的预估和对应的真伪健康信息的判断。与青年人不同的是，中年人大部分都认为自己比较了解或一般了解，其中认为自己比较了解的有 169 次，包括 82 次正确的判断和 87 次错误的判断；认为自己一般了解的有 159 次，包括 87 次正确的判断和 72 次错误的判断。而中年人认为自己非常不了解的只有 4 次，与青年人对比明显。同样，由于认为自己非常不了解的只有 3 次，无统计意义，故只对其余 4 组数据进行列联表卡方检验分析，结果显示中年人这 4 组结果依旧没有显著差异（$\chi^2 = 2.998$，$P > 0.05$）。

4.3.2　社交媒体用户健康信息甄别能力的提升

4.3.2.1　影响青年人健康信息甄别能力提升的因素

（1）青年人健康信息甄别能力提升结果分析

为了验证伪健康信息特征列表对提升青年人健康信息甄别能力的有效性，本研究进行了实验组和参照组两组实验，配对样本 T 检验的结果如表 4 - 13 所示。

表 4 - 13　前测与后测结果分析

组别	频次	前测均值	标准差	后测均值	标准差	T 值
实验组	44	2.48	0.976	3.11	0.841	- 3.510*
参照组	38	2.263	1.0574	2.658	1.0469	- 1.835

注：* p < 0.05。

表 4 - 13 表明，实验组青年参与者经过阅读伪健康信息特征列表后，健康信息甄别能力有显著提升（T = - 3.510，df = 43，p < 0.05），而参照组没有阅读伪健康信息特征列表，其前测与后测的健康信息甄别能力无显著差异（T = - 1.835，df = 37，p > 0.05）。可见，伪健康信息特征列表对于提升青年人健康信息甄别能力具有显著作用。

（2）青年人健康信息甄别能力提升影响因素分析

为检验实验组不同因素的前测和后测的结果，本研究采用了配对样本 T 检验的方法。计分方式如上所述，判断正确得 1 分，错误不得分，表 4 - 14 列出了检验结果。

由表 4 - 14 可见，T 值均为负数，这表明实验后测得分均高于前测，参与者健康信息甄别能力均有所提升。影响健康信息甄别能力提升的因素包括性别、年级、生源地、家庭收入等。其中，女性参与者阅读伪健康信息特征列表后，其健康信息甄别能力显著提升（T = - 2.865，df = 26，p < 0.05），而男性却没有显著变化，可见性别是影响青年人健康信息甄别能力提升的主要因素；相比男性，女性对伪健康信息特征列表有着更强的接受能力，并能够运用于实践中。本科一年级学生健康信息甄别能力没有显著提升（T = - 1.456，df = 10，p > 0.05），而本科二年级学生有着较为显著的提升（T = - 2.872，df = 25，p < 0.05），表明本科二年级学生对伪健康信息特征列表接受能力高于本科一年级学生，由于本科三年级学生样本较少，暂未发现有显著变化。

表 4 - 14　不同因素对青年人实验组甄别结果的影响

影响因素		频次	前测均值	标准差	后测均值	标准差	T 值
性别	男	17	2.4	0.931	2.9	0.899	- 1.975
	女	27	2.6	1.013	3.2	0.801	- 2.865*
年级	本科一年级	11	2.5	0.934	2.9	0.944	- 1.456
	本科二年级	26	2.5	1.029	3.2	0.710	- 2.872*
	本科三年级	7	2.6	0.976	3.0	1.155	- 1.441
生源地	农村	12	2.8	0.965	3.2	0.937	- 1.101
	城镇	15	2.8	0.862	3.0	0.756	- 0.764
	城市	17	2.0	0.935	3.2	0.883	- 4.288*

续表

影响因素		频次	前测均值	标准差	后测均值	标准差	T 值
家庭年收入	低于 3 万元	5	2.2	0.837	2.4	1.140	−0.535
	3 万—8 万元	16	2.7	1.014	2.9	0.772	−0.808
	8 万元以上	23	2.4	0.988	3.4	0.722	−4.107*
关注度	是	24	2.4	0.770	3.4	0.711	−5.254*
	否	20	2.6	1.188	2.8	0.894	−0.657
每天浏览频次	1—5 次	26	2.7	0.977	3.1	0.845	−1.789
	6—10 次	5	1.8	0.837	2.6	1.140	−4.000*
	10 次以上	12	2.3	0.866	3.4	0.669	−3.189*
是否质疑①	是	41	2.5	1.002	3.1	0.831	−3.274*
	否	3	2.7	0.577	3.3	1.155	−2
甄别能力②	非常强	2	1.5	0.707	4.0	0.000	−5
	比较强	26	2.7	1.002	3.2	0.710	−2.170*
	一般	15	2.1	0.834	2.9	0.990	−2.582*
满意度③	非常满意	6	2.7	1.633	3.3	0.816	−0.83
	比较满意	18	2.5	0.786	3.2	0.808	−3.708*
	一般满意	19	2.3	0.885	3.0	0.882	−2.577*
有用性④	非常有帮助	18	2.7	1.188	3.2	0.786	−1.374
	比较有帮助	24	2.3	0.806	3.1	0.900	−4.703*

注：* p<0.05；①是否质疑，即"是否对微信朋友圈的健康信息产生过质疑"；②甄别能力，即"认为自己健康信息甄别能力如何"；③满意度，即"对判断结果是否满意"；④有用性，即"伪健康信息特征列表是否有帮助"。

生源地也是影响青年人健康信息甄别能力提升的因素：城市青年人健康信息甄别能力有显著提高（T=−4.288，df=16，p<0.05），而农村（T=−1.101，df=11，p>0.05）或者城镇青年（T=−0.764，df=14，p>0.05）则没有显著变化。可见，城市青年人对伪健康信息特征列表接受能力较强，其健康信息甄别能力提升较为显著。家庭经济条件也影响着青年人健康信息甄别能力：家庭年收入较高（8 万元以上）的青年人，其健康信息甄别能力有显著提高（T=−4.107，df=22，p<0.05），而家庭年收入较低（家庭年收入低于 3 万元和 3 万—8 万元）的青年人则没有显著变化。

健康信息关注度不仅显著影响青年人健康信息的甄别能力，也同样影响青年人健康信息甄别能力的显著提升。其中，对朋友圈中健康信息较为关注的青年人，其健康信息甄别能力有显著提高（T=−5.254，df=23，p<0.05），而不关注朋友圈中健康信息的青年人其健康信息甄别能力却没有显著变化（T=−0.657，df=19，p>0.05）。相似的结论也出现在每天浏览朋友圈频次上，浏览频次较高的青年人其健康信息甄别能力提升较为显著，其中青年人浏览朋友圈次数为 6—10 次/天（T = -4.000，df = 4，p < 0.05）和 10 次以上/天（T = -3.189，df = 11，p < 0.05）时，其健康信息甄别能力提升较为显著；而浏览次数为 1—5 次/天，相对较少时，青年人的健康信息甄别能力没有显著变化（T = -1.789，df = 25，p > 0.05）。

此外，研究还发现，青年人中对微信朋友圈的健康信息产生过质疑（T = -3.274，df = 40，p < 0.05）、认为自己健康信息甄别能力一般（T = -2.582，df = 14，P < 0.05）或比较强（T = -2.170，df = 25，p < 0.05）和对判断结果一般满意（T = -2.577，df = 18，p < 0.05）或比较满意（T = -3.708，df = 17，p < 0.05）的人群健康信息甄别能力有显著提高，而对微信朋友圈的健康信息没有质疑的（N = 3）、认为自己健康信息甄别能力非常强（N = 2）和对判断结果非常满意（N = 6）的青年人由于样本量均较少，暂未发现其健康信息甄别能力有显著变化。令人意外的是，认为伪健康信息特征列表比较有帮助的青年人其健康信息甄别能力有显著提高（T = -4.703，df = 23，p < 0.05），相反，认为伪健康信息特征列表非常有帮助的青年人其健康信息甄别能力并没有显著提高（T = -1.374，df = 17，p > 0.05）。

4.3.2.2 影响中年人健康信息甄别能力提升的因素

（1）中年人健康信息甄别能力提升结果分析

与青年组实验一样，为了验证伪健康信息特征列表对提升中年人健康信息甄别能力的有效性，本研究对中年人同样进行了实验组和参照组两组实验，配对样本 T 检验结果如表 4 - 15 所示。

表 4 - 15　前测与后测结果分析

组别	频次	前测均值	标准差	后测均值	标准差	T 值
实验组	67	2.2	1.043	2.7	0.888	-3.301*
参照组	55	2.0	0.923	2.3	0.726	-1.815

注: * p < 0.05。

表 4 - 15 表明，实验组中年参与者经过阅读伪健康信息特征列表后，健康信息甄别能力有显著提升（T = -3.301，df = 66，p < 0.05），而参照组没有阅读伪健康信息特征列表，其前测与后测的健康信息甄别能力无显著差异（T = -1.815，df = 54，p > 0.05）。可见，伪健康信息特征列表对于提升中年人健康信息甄别能力同样有着显著作用。

（2）中年人健康信息甄别能力提升影响因素分析

为了揭示哪些因素影响了中年人健康信息甄别能力的提升，本研究采用了配对样本 T 检验对实验组不同因素的前测和后测结果进行了检验，结果如表 4 - 16 所示。

由表 4 - 16 可以看出，大部分结果 T 值小于 0，说明大部分情况下，后测实验得分均高于前测，健康信息识别能力有所提升。此外，女性中年参与者在阅读伪健康信息特征列表后，其健康信息甄别能力显著提升（T = - 2.889，df = 46，p < 0.05），而男性却没有显著变化，这一结果与青年实验组结果相同，表明伪健康信息特征列表对中、青年女性人群健康信息甄别能力的提升有着显著的作用。此外，健康状况良好（T = - 2.616，df = 49，p < 0.05）或一般（T = - 2.347，df = 14，p < 0.05）的中年参与者，其健康信息甄别能力有显著提升，而健康状况较差的参与者由于样本较少（N = 2），暂未发现其健康信息甄别能力有显著提升。可见，性别和健康状况是影响中年人健康信息甄别能力提升的主要因素。

职业也是影响中年人健康信息甄别能力提升的因素，其中在职职工（T = - 2.299，df = 36，p < 0.05）和退休人员（T = - 2.182，df = 22，p < 0.05）健康信息甄别能力有显著提升，而农民由于样本较少（N = 7），则没有显著变化。学历也是影响中年人健康信息甄别能力提升的显著因素，其中高中学历者，其健康信息甄别能力有显著提升（T = - 2.750，df = 34，p < 0.05），而初中学历者则没有显著变化。大专及以上学历者（N = 10）和小学及以下学历者（N = 1）由于样本较少，其健康信息甄别能力同样也没有显著变化。城市居民参与者其健康信息甄别能力提升较为显著（T = - 3.111，df = 53，p < 0.05），而农村和城镇居民参与者，其健康信息甄别能力却没有显著变化。此外，家庭经济条件也影响中年人健康信息甄别能力的提升，家庭年收入中等（3 万—8 万元）的中年人（T = - 3.070，df = 39，p < 0.05），其健康信息甄别能力有显著提高，而家庭年收入较低（家庭年收入低于 3 万元）的中年人则没有显著变化。此外，由于本研究采集到的家庭年收入在 8 万—30 万元的中年人样本较少（N = 8），暂未发现这类中年人健康信息甄别能力有显著提高。

对朋友圈中健康信息较为关注的中年人，其健康信息甄别能力有显著提升（T = - 3.188，df = 61，p < 0.05）。每天浏览朋友圈频次也影响着中年人健康信息甄别能力的提升，每天浏览频次在 1—5 次（T = - 2.440，df = 25，p < 0.05）和 6—10 次（T = - 2.319，df = 19，p < 0.05）的中年人，其健康信息甄别能力提升较为显著；而每天浏览次数为 10 次以上时，中年人的健康信息甄别能力却没有显著变化（T = - 0.747，df = 17，p > 0.05），这与青年人有着很大的不同。

表 4 - 16　不同因素对中年人实验组甄别结果的影响

影响因素		频次	前测均值	标准差	后测均值	标准差	T 值
性别	男	20	2.5	0.945	2.9	0.745	- 1.566
	女	47	2.1	1.071	2.6	0.942	- 2.889*

续表

影响因素		频次	前测均值	标准差	后测均值	标准差	T 值
健康状况	良好	50	2.2	1.069	2.7	0.868	−2.616*
	一般	15	2.0	1.000	2.8	1.014	−2.347*
	较差	2	3.0	0.000	2.5	0.707	1.000
职业	农民	7	2.1	1.464	2.6	0.787	−0.812
	在职职工	37	2.3	1.018	2.7	0.769	−2.299*
	退休人员	23	2.0	0.976	2.7	1.105	−2.182*
学历	小学及以下	1	—	—	—	—	—
	初中	21	2.3	0.966	2.6	0.973	−1.101
	高中	35	2.1	1.051	2.7	0.919	−2.750*
	大专及以上	10	2.0	1.059	2.8	0.632	−1.168
户籍所在地	农村	8	2.1	1.356	2.5	0.756	−0.814
	城镇	5	2.0	1.414	2.8	1.304	−0.825
	城市	54	2.2	0.979	2.7	0.878	−3.111*
家庭年收入	低于3万元	19	2.1	0.994	2.5	0.905	−1.161
	3万—8万元	40	2.1	1.114	2.7	0.751	−3.070*
	8万—30万元	8	2.6	0.744	3.1	1.356	−0.935
关注度[①]	是	62	2.2	1.011	2.7	0.898	−3.188*
	否	3	2.7	0.577	2.7	0.577	0.000
每天浏览频次	从不浏览	1	—	—	—	—	—
	1—5次	26	2.1	0.952	2.7	0.884	−2.440*
	6—10次	20	2.2	1.137	2.9	0.852	−2.319*
	10次以上	18	2.3	0.958	2.5	0.924	−0.747
是否质疑[②]	是	42	2.1	1.095	2.7	0.811	−2.748*
	否	21	2.2	0.831	2.7	1.065	−1.404
甄别能力[③]	非常强	7	2.3	1.113	2.4	0.535	−0.354
	比较强	22	2.1	1.037	2.6	0.854	−1.936
	一般	34	2.2	0.989	2.8	0.946	−2.558*
	比较差	2	3.0	0.000	3.0	1.414	0.000
满意度[④]	非常满意	10	2.2	0.789	2.9	0.738	−2.090
	比较满意	47	2.2	1.026	2.7	0.883	−2.408*
	一般满意	10	1.9	1.370	2.5	1.080	−1.327

续表

影响因素		频次	前测均值	标准差	后测均值	标准差	T 值
有用性⑤	非常有帮助	17	2.0	1.225	2.4	0.712	− 1.692
	比较有帮助	46	2.2	1.009	2.8	0.923	− 2.586*
	一般有帮助	2	3.0	0.000	3.5	0.707	− 1.000
	比较没有帮助	2	2.0	0.000	3.0	1.414	− 1.000

注*p < 0.05；①关注度，即"是否关注过微信朋友圈中的健康信息"；②是否质疑，即"是否对微信朋友圈的健康信息产生过质疑"；③甄别能力，即"认为自己健康信息甄别能力如何"；④满意度，即"对判断结果是否满意"；⑤有用性，即"伪健康信息特征列表是否有帮助"。

此外，研究还发现，中年实验参与者对微信朋友圈的健康信息产生过质疑（T = − 2.748，df = 41，p < 0.05）、认为自己健康信息甄别能力一般（T = − 2.558，df = 33，P < 0.05）和对判断结果比较满意（T = − 2.408，df = 46，p < 0.05）的中年人健康信息甄别能力有显著提高，而其他人群暂未发现其健康信息甄别能力有显著变化。和青年人一样，认为伪健康信息特征列表比较有帮助的中年人其健康信息甄别能力有显著提高（T = 2.586，df = 45，p < 0.05）。相反，认为伪健康信息特征列表非常有帮助的中年人其健康信息甄别能力并没有显著提高（T = − 1.692，df = 16，p > 0.05）。

4.3.2.3　影响老年人群健康信息甄别能力提升的因素

研究结果表明，伪健康信息特征列表能够显著提升中、青年参与者健康信息甄别能力，老年人健康信息甄别能力提升的结果有待验证。由于老年人仅进行了实验组的检测，采用配对样本 T 检验，检测老年人健康信息甄别能力的提升，结果如表 4 − 17 所示。实验组老年参与者经过阅读伪健康信息特征列表后，健康信息甄别能力并没有显著提升（T = − 1.185，df = 38，p > 0.05），这表明，伪健康信息特征列表对于提升老年人健康信息甄别能力没有显著作用。综上，伪健康信息特征列表能够显著提升中、青年的健康信息甄别能力，而对老年人的健康信息甄别能力提升则没有显著作用。

表 4 −17　老年人实验组前测与后测结果分析

组别	频次	前测均值	标准差	后测均值	标准差	T 值
实验组	39	2.1	0.916	2.3	0.800	− 1.185

4.3.2.4　不同年龄人群健康信息甄别能力提升影响因素比较分析

本研究对不同因素对两组结果的影响进行了配对样本 T 检验。结果显示，不存在显著影响老年组参与者健康信息甄别能力提升的因素，故本研究选取了增长率高于老年组总体增长率（12.5%）的因素作为影响老年人健康信息甄别能力提升的重要因素。表 4 − 18 列出了中、青年组的显著影响因素和老年组的重要影响因素。

表 4 – 18　不同因素对两轮甄别结果的影响

影响因素		青年组						中年组						老年组			
		频次	前测均值	标准差	后测均值	标准差	T值	频次	前测均值	标准差	后测均值	标准差	T值	频次	前测均值	后测均值	增长百分率/%
性别	女	27	2.6	1.01	3.2	0.80	− 2.865*	47	2.1	1.07	2.6	0.94	− 2.889*	27	1.9	2.3	17.3#
健康状况	良好	38	2.6	1.01	3.1	0.88	− 2.650*	50	2.2	1.07	2.7	0.87	− 2.616*	20	2.1	2.4	14.6#
	一般	6	2.0	0.63	3.3	0.52	− 4.000*	15	2.0	1.00	2.8	1.01	− 2.347*	18	2.2	2.3	5.1
户籍所在地	城市	17	2.0	0.94	3.2	0.88	− 4.288*	54	2.2	0.98	2.7	0.88	− 3.111*	36	2.0	2.3	16.7#
家庭年收入	低于3万元	5	2.2	0.84	2.4	1.14	− 0.535	19	2.1	0.99	2.5	0.91	− 1.161	17	1.9	2.4	24.2#
	3万—8万元	16	2.7	1.01	2.9	0.77	− 0.808	40	2.1	1.11	2.7	0.75	− 3.070*	18	2.0	2.3	13.9#
	8万—30万元	17	2.2	0.97	3.3	0.77	− 3.497*	8	2.6	0.74	3.1	1.36	− 0.935	3	2.7	2.3	− 12.5
关注度	是	24	2.4	0.77	3.4	0.71	− 5.254*	62	2.2	1.01	2.7	0.90	− 3.188*	35	2.1	2.3	11.1
是否质疑	是	41	2.5	1.00	3.1	0.83	− 3.274*	42	2.1	1.10	2.7	0.81	− 2.748*	25	2.0	2.4	18.0#
甄别能力	比较强	26	2.7	1.00	3.2	0.71	− 2.170*	22	2.1	1.04	2.6	0.85	− 1.936	9	2.1	2.4	15.8#
	一般	15	2.1	0.83	2.9	0.99	− 2.582*	34	2.2	0.99	2.8	0.95	− 2.558*	24	2.1	2.2	2.0
满意度	比较满意	18	2.5	0.79	3.2	0.81	− 3.708*	47	2.2	1.03	2.7	0.88	− 2.408*	27	2.1	2.3	10.5
	一般满意	19	2.3	0.89	3.0	0.88	− 2.577*	10	1.9	1.37	2.5	1.08	− 1.327	7	2.0	2.3	14.3#

注：＊$p<0.05$；#影响老年人健康信息甄别能力提升的重要因素。

表 4 – 18 显示，女性参与者阅读伪健康信息特征列表后，其健康信息甄别能力（以下简称"能力"）显著提升（青年组，T = − 2.865，df = 26，p < 0.05；中年组，T = − 2.889，df = 46，p < 0.05），而男性却没有显著变化。同时，表 4 – 18 也显示老年组女性能力的提升比率高于总体增长率，可见性别是影响用户健康信息甄别能力提升的显著因素。健康状况良好和一般的中、青年人能力均有显著提升，健康状况良好的老年人能力增长幅度较大（14.6%），而健康状况较差的中年人能力没有显著提升。

居住地和家庭经济条件也是影响用户能力提升的因素：城市的青年人（T = − 4.288，df = 16，p < 0.05）和中年人（T = − 3.111，df = 53，p < 0.05）能力有显著提升，老年人提升比率也较大（16.7%）；而农村或者城镇的参与者则没有显著变化或提升。家庭年收入在 8 万—30 万元的青年人（T = − 3.497，df = 16，p < 0.05）和家庭年收入在 3 万—8

万元的中年人（T = −3.070，df = 39，p < 0.05）能力有显著提升，家庭收入低于 3 万元和 3 万—8 万元的老年人能力有较大提升，年收入 30 万以上的家庭暂未发现其能力有显著提高。

关注过朋友圈中健康信息的中、青年参与者能力均有显著提高（青年组，T = −5.254，df = 23，p < 0.05；中年组：T = −3.188，df = 61，p < 0.05），而不关注的中、青年参与者没有显著变化。同样的结论也体现在对朋友圈健康信息是否质疑上，研究表明，对微信朋友圈的健康信息产生过质疑的青年人（T = −3.274，df = 40，p < 0.05）和中年人（T = −2.748，df = 41，p < 0.05）的能力显著提升；而没有质疑的中、青年参与者，其能力没有显著变化。是否关注朋友圈中的健康信息对老年人能力提升没有影响，而质疑朋友圈中健康信息的老年人，其能力提升率较高（18.0%）。

认为自己健康信息甄别能力比较强（T = −2.170，df = 25，p < 0.05）或一般（T = −2.582，df = 14，P < 0.05）的青年人、认为自己健康信息甄别能力一般的中年人（T = −2.558，df = 33，p < 0.05）和认为自己健康信息甄别能力较强的老年人，其能力均有显著或较大提升。对自己判断结果满意的参与者，其后测均值也相对较高，这表明不同年龄人群对自身的能力有较为正确的评价。

此外，为了验证不同年龄参与者在甄别健康信息能力上有无显著差异，本研究采用单因素方差分析比较实验前测和后测的结果。结果显示，在前测实验中，不同年龄组的判断结果没有显著差异（F = 2.086，df = 2，P > 0.05），这说明他们的健康信息甄别能力不存在显著差异；而在后测实验中，不同年龄组的判断结果却存在显著差异（F = 9.273，df = 2，P < 0.05），这表明他们的健康信息甄别能力存在显著差异。这一结果在一定程度上表明伪健康信息特征列表显著地影响了不同年龄用户健康信息甄别能力的提升。

4.4 本章小结

4.4.1 研究发现

本研究利用构建的伪健康信息特征列表，设计健康信息甄别实验，探索不同年龄用户健康信息甄别能力及影响因素、甄别能力提升影响因素等，主要研究发现如下。

年龄是影响网络信息用户健康信息甄别能力和能力提升的显著因素。无论在前测还是后测实验中，年龄越大，健康信息甄别能力越差，而青年人的健康信息甄别能力则显著高于中、老年人。此外，经伪健康信息特征列表学习后，中、青年参与者健康信息甄别能力有显著提升；老年人有所提升，但提升效果不显著。

多种因素影响不同年龄人群健康信息甄别能力。青年人的健康信息甄别能力与居住地、家庭经济水平、对健康信息的关注度、就读年级等因素显著相关；中年人健康信息甄别能力与自身健康状况显著相关；就老年人而言，只有对朋友圈中健康信息的转发与否是影响老年人真伪健康信息甄别能力的显著因素。

先验知识对参与者健康信息甄别能力无显著影响。本研究对青年组、中年组的参照组进行了先验知识的测量，并判断先验知识对健康信息甄别能力有无显著影响。研究表明，先验知识对中、青年健康信息甄别能力并无显著影响。

影响不同年龄人群健康信息甄别能力提升的主要因素包括性别、健康状况、居住地、家庭经济水平、关注度、是否质疑、甄别能力、满意度等。其中，女性、健康状况良好、居住地为城市、对健康信息比较关注、对微信朋友圈中健康信息持怀疑态度、健康甄别能力自评值一般或比较强、对自己健康信息甄别结果比较满意或者一般满意的中、青年参与者，其健康信息甄别能力有显著提升。

4.4.2 讨论

（1）健康信息甄别能力及影响因素

相关研究表明，年龄差异导致青年人和老年人在判断网络信息可信度方面也存在差异[4]。本研究进一步发现，年龄同样影响网络健康信息用户健康信息甄别能力。无论在前测还是后测实验中，年龄越大，健康信息甄别能力越差，而青年人健康信息甄别能力则高于中、老年人。就辨识真伪健康信息的能力而言，超过一半的中、老年人认为自己的伪健康信息甄别能力一般。这一研究结果支持了以往研究的发现，即我国45岁以上中老人健康信息素养普遍较差[5]，尤其是65岁及以上人群，其平均健康信息素养最低[6-7]，他们缺乏对健康信息质量的评价能力[8]。可见，中、老年人对自己健康信息的甄别能力有着较为正确的认识。青年人虽然认为自己伪健康信息甄别能力较强，但本研究发现，他们依然会误判三分之一左右的健康信息。这一结果支持了 Ivanitskaya 等[9]的研究结论：青年人对自己网络健康信息的评价能力有着错误的判断，他们的实际能力常常低于他们的预估，过于乐观地评价了自己的网络健康信息评价能力，却缺乏网络健康信息评估的实际技能。可见，中、老年人和青年人在预估自己健康信息甄别能力方面存在较大差异，这可能是由于随着年龄的增长、健康状况下降，中、老年人对自己的健康信息甄别能力缺少自信，自我评估值较低且自身健康信息素养不高导致的。可见年龄对用户健康信息甄别能力的影响：不同年龄段的用户群体在健康信息甄别能力和能力认知方面存在明显的差异。

　　研究还发现，虽然中、老年人对自己判断结果的满意度高于年轻人，但其判断能力却低于年轻人，这一结果也表明，中、老年人对自身判断能力认知存在偏差。相关研究表明，由于自身健康问题，中、老年人收集健康信息的频率高于年轻人[10]，所以中、老年人错误地判断健康信息真伪可能会带来更多的负面影响，对其身心健康造成更大的危害。这一结果启示我们，如何提升中、老年人健康信息甄别能力值得我们深入研究。同时，如何帮助这两个用户群体提升他们的健康信息甄别能力是健康信息服务提供者的重要任务。相关研究表明青年人网络健康信息素养却偏低[11]，且在健康素养三个维度（健康基本知识与理念、健康生活方式与行为和健康基本技能）上的能力不均衡[12]。本研究进一步发现，青年人健康信息辨识率虽高于中、老年人，但仍然有超过30%的误判率。可见，不同年龄人群健康信息的甄别能力不但存在差异，且均有较大的提升空间。

　　已有研究发现，城乡差异是导致人们健康素养和健康信息素养差异的重要因素[13-18]。本研究结果进一步表明，地区差异也同样影响着青年人的真伪健康信息甄别能力，来自城市的青年人较来自农村的青年人，其学习能力和接受能力更强，伪健康信息特征列表对其产生更大的作用。而该列表对来自农村的青年人的健康信息甄别能力影响力较小，并未发现显著的提升作用。产生这种差异的原因在于，城市的青年人接触的教育资源更为丰富和受健康生活理念的影响更大，同时他们也更关注网络健康信息[19]，以至于学习和接受的能力也会相应地增强。可见，只有充分重视地域差异带来的影响，提升社交媒体用户和信息提供方的认识，才能有效提升用户健康信息素养。此外，相关研究表明，家庭收入对健康信息素养水平有显著正向的影响，收入有显著差异的家庭，其成员健康信息素养水平也存在显著差异[20-22]。本研究结果进一步表明，家庭年收入也是影响健康信息甄别能力的显著因素，家庭年收入高的参与者阅读伪健康信息特征列表后，其健康信息甄别能力越强。这是由于较高的家庭收入可以带来较高的生活品质和对健康的关注，从而影响到此类用户的健康素养，其中的发生机理值得进一步探究。

　　关注度是影响青年及老年人健康信息素养的显著因素[23-24]，本研究结论进一步表明，青年人对健康信息的关注度也是影响其健康信息甄别能力的显著因素。越关注健康信息的青年人，越具备较强的健康信息甄别能力，尤其是阅读学习伪健康信息特征列表后，与不关注健康信息的青年人相比，关注的青年人健康信息甄别能力显著提升。健康信息素养会显著影响在线健康资源的使用[25]，健康信息素养较高的人会更加主动地获取健康知识[26]。这源于关注健康信息本身也是理解和学习健康信息的过程，经常关注健康信息知识的用户，会增强其对健康知识的掌握程度，从而提升其健康信息甄别能力。研究结果还表明，用户经常浏览健康信息，在阅读学习伪健康信息特征列表后，其健康信息的甄别能力也会有显著的提升。因此，提高人们对健康信息的关注程度和浏览机会有助于提升人们健康信息的甄别能力。为此，相关部门可通过多种线上、线下的手段和方法，扩大网络健康信息的传播范围，创造用户多学习、多了解的机会，进而有助于用户健康信息素养的提升。

（2）健康信息甄别能力提升及影响因素

相关研究表明，向实验参与者传授基本的计算机和互联网浏览技能，以及评价健康信息网站和内容的质量与准确性的技能能够显著提升用户的健康信息素养[27-29]。本研究进一步发现，伪健康信息特征列表也有相似的作用。不同年龄参与者在阅读、学习了伪健康信息特征列表之后，其健康信息甄别能力均有所提升，但针对不同的用户群体，提升的程度不同。研究发现，通过学习伪健康信息特征列表，青年人和中年人的真伪健康信息甄别能力有了显著提升，但老年人的健康信息甄别能力却没有显著提升。这符合认知老化理论的假设，随着年龄的增大，他们固化的知识（即晶体智力，包括一般知识和特定领域的知识）倾向于维持不变[30]，而流体智力（如记忆、注意、推理能力等）则衰退进程加快。他们的认知能力有所下降[31]，老年人与学习相关的各种能力逐渐退化，导致对新知识的吸收能力减弱，自身学习和接受能力较中、青年人低，所以伪健康信息特征列表能够显著提升中、青年的健康信息甄别能力，却对老年人无显著作用。此外，还有研究表明，随着年龄的增长，老年人对外界影响的抵抗能力增加[32]，他们倾向于忽视外部影响，这可能也是伪健康信息特征列表对老年人没有显著作用的原因之一。

本研究还发现，微信朋友圈中健康信息传播的主要途径为中、老年人的转发，鉴于伪健康信息特征列表对老年人健康信息甄别能力没有显著作用，有必要进一步探索更有效的方法以帮助老年用户提升他们的健康信息甄别能力。

此外，不同年龄段的用户健康信息甄别能力提升的影响因素也不尽相同。研究发现，和中、青年用户相比，老年人表现出一定的独特性。人口统计学特征、健康信息关注度等因素并不能显著影响老年人健康信息甄别能力的提升，仅有一些因素对老年人健康信息甄别能力的提升有较大的影响。然而，对青年人和中年人的健康信息甄别能力而言，性别、地域、健康信息关注度等因素对能力的提升有显著影响。研究发现，不同年龄的女性健康信息甄别能力都得到显著或较大的提升，而男性却没有。这说明女性对伪健康信息特征列表的学习和接受能力较强，并能有效地运用到实践中。相关研究表明，女性在家庭健康信息搜寻中常常扮演着重要角色[33-34]，提升女性健康信息甄别能力对全面健康信息甄别能力的提升可以起到事半功倍的效果。如何将伪健康信息特征列表应用于提升女性健康信息甄别能力，是值得深入研究的课题。

健康状况也是影响健康信息甄别能力提升的重要因素，身体良好和一般的中、青年人和身体良好的老年人，其健康信息甄别能力有着显著或较大的提升，而身体较差的参与者则没有显著变化。这表明人们身体状况与健康信息甄别能力有着正相关关系，这可能源于身体状况较好的用户通常比较重视生活质量且锻炼意识较强，同时也可能拥有较丰富的相关知识，其健康信息甄别能力也因此较高。可以推断，用户的健康信息甄别能力与诸多因素相关，包括用户的生活知识、健康知识、锻炼意识等。后续研究有必要进一步探讨这些因素之间的关系。

城乡差异也对提升不同年龄层次参与者健康信息甄别能力有显著或较大影响。一些研究表明，城乡差异是影响用户健康信息素养的重要因素[35-36]。本研究进一步发现，居住地为城市的老、中、青年参与者通过学习伪健康信息特征列表后，健康信息甄别能力有显著或较大提升，而居住地在城镇或农村的参与者，其能力没有显著变化。这可能与城市用户的受教育程度、学习能力、健康知识程度、健康素养等因素相关。再者，关注度是另一个显著影响中、青年用户健康信息甄别能力提升的重要因素。中、青年参与者对健康信息的关注度越高，其健康信息甄别能力提升越显著。关注本身是学习和了解健康信息的过程。关注过程中不断学习健康信息会提升中、青年相关知识的掌握程度，从而提升健康信息甄别能力，可见其重要性。然而，关注度对老年人健康信息甄别能力提升却没有显著的影响，这体现了不同年龄层次的关注所产生的不同作用。这进一步表明关注本身是学习的过程，老年人学习能力偏弱，尽管关注了，但学习的效果并不显著。

研究结果表明，质疑朋友圈中健康信息质量的参与者，其健康信息甄别能力均有着较大或者显著的提升。这表明，认识到社交媒体上健康信息的质量问题，对健康信息保持警惕的态度，以客观公正的心态去评估健康信息质量对提升健康信息甄别能力具有重要的作用。

本研究还采用定性的方法验证了伪健康信息特征列表对青年人的有用性。通过对青年实验组定性数据进行分析，绝大部分参与者认为伪健康信息特征列表对其判断真伪健康信息"非常有帮助"或"比较有帮助"，超过50%的参与者认为该列表不需要修正，已经很完善了。这表明，用户较为认可和接受伪健康信息特征列表，具有较强的实用性，在实践中，对用户甄别健康信息的真伪具备一定的价值和作用。

此外，有参与者表示可将此列表对中老年人推广，以提高他们甄别真伪健康信息的能力。这与本研究结果保持一致，流传于微信朋友圈中的大多数健康信息来自中、老年人。究其原因是此类人群较为关注健康信息，具有较强的健康意识[37]。李小宁等[38]认为，对于45岁以上的中、老年人，有必要采取干预措施，有针对性地提升其健康信息素养水平。因此，针对中老年人的真伪健康信息甄别能力现状，如何设计有效的健康信息素养提升方案，值得深入研究。

虽然伪健康信息特征列表的有用性受到普遍认可，但也有参与者认为该列表还存在排版、易读性和案例选择方面的问题，并提出了相应的改进措施。未来的研究有必要结合这些建议，对该列表做进一步的完善。

4.4.3 结论

为了检验不同年龄人群健康信息甄别能力及有效的提升途径，本研究利用前期构建的伪健康信息特征列表，设计健康信息甄别实验。研究发现中、青年用户在学习伪健康信息列表之后，其健康信息甄别能力有显著提升，但老年人能力提升程度有限。该研究揭示了不同年龄用户健康信息甄别能力的差异及学习伪健康信息列表之后，健康信息甄别能力提升的程度。该列表可应用于中、青年网络用户的健康信息素养教育，提升不同年龄段用户的健康信息甄别能力。研究还发现影响用户健康信息甄别能力提升的主要因素包括性别、年龄、地域、健康知识、关注度等。核心因素包括年龄、健康知识、生活质量、学习能力等。这些因素与用户健康信息甄别能力的提升之间的关系仍需进一步探究。

研究结果表明，国内社交媒体中的健康信息质量不容乐观。本研究选取微信朋友圈转发的健康信息作为研究样本，研究发现，超过半数的样本为伪健康信息。这表明目前在社交媒体中传播的健康信息质量较低，同时伪健康信息有大行其道的风险；此外，如何控制伪健康信息在社交媒体的传播，提升社交媒体中健康信息的质量，保护用户免受伪健康信息的侵害也应该在健康信息平台或系统的设计中进行考虑。由于网络的互通性，社交媒体中传播的健康信息也通常在网络上同时传播，研究结论也可推广应用到其他网络空间或平台。

本研究的结果也支持了网络上传播的健康信息质量普遍偏低[39-41]这一观点。可见，改善网络健康信息质量任重道远。研究发现反映了老年人对伪健康信息识别能力偏低，且对健康信息有着高度的关注和转发意愿，这导致他们成为网络伪健康信息的积极传播者，对其自身健康和网络健康信息环境易造成双重危害。因而，如何在复杂的网络环境中提升老年人的健康信息素养是当前的迫切问题。此外，本研究还发现，伪健康信息列表对提升老年人健康信息甄别能力没有显著作用，需要探索其他方法提升该用户群体的健康信息甄别能力。

对于老年人，虽然伪健康信息列表并不能显著提升他们的健康信息甄别能力，但可以从他们的健康信息获取途径和健康信息甄别的主要方法入手，对老年人采取多渠道健康信息教育。知信行理论多用于健康教育与健康促进的工作，根据该理论人类行为的改变分为获取知识（Knowledge）、产生信念（Attitude）和形成行为（Practice）三个连续过程，我们可以以该理论为基础，探索老年人健康信息甄别能力的提升方法。首先，构建老年人获取健康信息的有效途径，选取老年人使用率较高的微信作为平台，由卫生计生相关机构建立公众号推送健康知识，做好权威、科学的健康信息发布；并联合相关部门排查整改伪健康信息发布传播途径，建立辟谣机制，净化健康信息传播环境。其次，医疗卫生机构人员结合自身专业特点，积极参与健康信息宣传讲座及健康信息教育活动，利用医院、社区等平台，向公众传播科学、适用的健康知识，让大家产生对健康信息使用的信念和意愿。最后，各级卫生部门要将协助老年人利用健康信息的行为作为重要工作，将健康信息真正用于改善老年人的健康，让老年人从中受益从而更加认可这些健康信息获取途径，由被动学习变为主动获取，积极将健康信息应用于自身的日常健康行为。此外，对电视、广播等传统媒体中以传播健康信息名义发布虚假广告的现象予以治理，并利用传统媒体制作发布高质量的健康信息，以提升老年人的健康信息甄别能力。同时，在设计健康信息甄别能力提升系统时还要考虑不同年龄人群的优势和劣势，根据其特点，有针对性地设计适合他们的健康信息甄别能力的提升系统。对于中、青年人，研究表明，伪健康信息列表可以用于提升他们的健康信息甄别能力，但在具体应用过程中，还应考虑到性别、地域、健康信息关注度等因素对提升作用的影响，设计更为合理的提升方案。

4.4.4 启示、局限与展望

本研究有如下几点启示。首先，如上所述，很少有研究致力于识别社交媒体中的伪健康信息。为了填补这一缺憾，本研究识别了伪健康信息的典型特征，丰富了健康信息研究领域的相关知识。其次，本研究发现了影响健康信息甄别能力提升的一系列因素。一方面，研究结果揭示了这些因素与中、青年实验参与者社交媒体健康信息认知水平的提高之间的关系，并在一定程度上解释了二者之间的关系。另一方面，研究结果也表明了不同人群之间的差异。因此，它可以帮助健康信息服务提供者制定不同的策略以服务不同类型的用户群体。最后，本研究为健康信息服务机构更好地服务于不同年龄段的健康信息用户提供参考和借鉴，也可为相关政策制定者、健康培训和服务人员提供启示，帮助他们探究如何利用这些影响因素有的放矢地提升社交媒体用户的健康信息甄别能力，从而提升全民健康信息素养。研究结果启示我们，针对中、青年人，可以采用列表法等方法对其进行培训，提升其健康信息甄别能力，进而提升其健康信息素养。而对于老年人，应该根据他们甄别健康信息的主要途径和其自身的特点，采取差异化的健康信息教育方法，帮助他们提升其健康信息甄别能力，进而提高他们的健康信息素养水平。

此外，对健康信息系统或平台，除了要注重信息质量外，我们也要关注系统或平台可用性及绩效等的提升和完善[42]。本研究的结果也启示我们，有必要从技术上提供质量保障。考虑到我国居民健康信息素养还相对较低，尤其是中、老年群体，如果可以提供信息过滤等手段，有效地从源头上控制伪健康信息的传播，提升和改善信息质量，净化网络环境，应该可以取得事半功倍的效果。Viviani 等[43]认为，我们仍然缺乏有效的方法来自动或半自动地帮助用户评估社交媒体中的健康信息。本研究发现的特征为实现社交媒体中的误报自动过滤开辟了一条新途径。本研究可以进一步分析社交媒体中关于健康的错误信息的特征和相关的典型陈述，让机器更具体、更容易理解和学习。通过机器学习和深度学习技术，开发出一种自动过滤机制以有效净化网络健康信息。

本研究有以下几点局限性。首先，只分析了"文本＋图片"或纯文本的健康信息，不包括视频。事实上，越来越多关于健康的视频在社交媒体上传播，然而，本研究的结果无法推广到视频类的健康信息的甄别上。其次，相对于各种社交媒体上传播的大量健康信息，本研究的样本量较小，结果可能会出现偏差。此外，样本选取时仅考虑了年龄的差异，而并未考查学历、相关医学知识等因素对研究结果的影响。未来的研究将进一步完善实验设计，扩大样本量，深入分析不同特征人群真伪健康信息甄别能力的差异，以获得更为客观、准确的研究结论。未来如何将伪健康信息特征列表应用于实践也是本研究开展的方向，可以通过构建质量自动过滤机制，将伪健康信息特征列表纳入健康素养教育。此外，针对老年人的特征，设计更为有效的健康信息甄别能力提升方案也是本研究的重点。

未来的研究将收集视频健康信息，分析其现有及潜在特征，从而完善伪健康信息特征，使其更加全面。此外，未来的研究还将继续扩大样本量，对不同人群健康信息甄别能力做进一步分析，以获取更为客观、准确的研究结论。在此项研究的基础上，将进一步开展相关研究，不断完善健康信息系统质量筛选机制。提高社交媒体的信息质量，为改善网络健康信息环境，更有效地服务于用户，做出应有的贡献。

参考文献

［1］［3］李月琳，张秀，王姗姗. 社交媒体健康信息质量研究：基于真伪健康信息特征的分析 ［J］. 情报学报，2018（3）：294 – 304.

［2］联合国世界卫生组织. 人类年龄段划分新标准 ［J］. 现代养生，2005（9）：16.

［4］CASTILLO C，MENDOZA M，POBLETE B. Information credibility on twitter ［C］// International conference on World Wide Web，WWW 2011，Hyderabad，India，March 28 – April. DBLP，2011：675 – 684.

［5］国家卫计委宣传司. 2013 年我国居民健康素养水平提高至 9.48% ［EB/OL］. ［2017 – 02 – 28］. http：//www. nhfpc. gov. cn/xcs/s3582/201412/971753f8b9504caba6e081 cb88cf6a58. shtml.

［6］ RATZAN S C, PARKER R M. Health literacy-identification and response ［J］. Journal of health communication, 2006 (11)：713 – 715.

［7］ 袁婧怡，李眩眩，吴方园，等. 吉林省城乡居民健康信息素养现状及其影响因素 ［J］. 中国健康教育，2017 (2)：103 – 106.

［8］ 吴丹. 老年人网络健康信息查询行为研究 ［M］. 武汉：武汉大学出版社，2017.

［9］ IVANITSKAYA L, BROOKINS – FISHER J, BOYLE I O, et al. Dirt cheap and without prescription：how susceptible are young US consumers to purchasing drugs from rogue internet pharmacies? ［J/OL］. Journal of medical internet research, 2010, 12 (2)：e11 ［2022 – 08 – 23］. https：//pubmed. ncbi. nlm. nih. gov/ 20439253/.

［10］ PALSDOTTIR A. Opportunistic discovery of information by elderly Icelanders and their relatives ［J］. Information research, 2011, 16 (3)：38 – 61.

［11］ STELLEFSON M, HANIK B, CHANEY B, et al. eHealth literacy among college students：a systematic review with implications for eHealth education ［J/OL］. Journal of medical internet research, 2011, 13 (4)：e102 ［2022 – 08 – 23］. https：//pubmed. ncbi. nlm. nih. gov/22155629/.

［12］ 柯红，周朗，姚展，等. 某高校大学生健康素养及健康信息辨别情况研究 ［J］. 现代医药卫生，2018 (1)：135 – 137.

［13］［22］ 韩云峰，娄峰阁，葛杰，等. 某医学院校大学生健康信息素养调查与培养策略研究 ［J］. 预防医学论坛，2016 (8)：565 – 567.

［14］［36］ 李颖，杨伟娜，李媛. 数字环境下城乡青年健康信息搜寻行为研究 ［J］. 图书情报工作，2016 (12)：115 – 123.

［15］［21］ 韩云峰，葛杰，贾月辉，等. 齐齐哈尔市大学生健康信息素养的调查研究 ［J］. 中国卫生产业，2016 (23)：61 – 63.

［16］ 欧光忠，陈锦辉，陈梅兰. 2013 年福建省 15—69 岁居民健康素养现状调查研究 ［J］. 慢性病学杂志，2016 (4)：377 – 380.

［17］ 封竹兵. 高职医学生健康素养现状调查与研究 ［D］. 南京：东南大学，2016.

［18］ REDMOND T L. Electronic (Digital) health information competency：a comparative analysis of knowledge and skills of rural and non – rural freshman college students dissertation ［D］. Mount Pleasant, MI：Central Michigan University, 2007.

［19］［35］ HENNINGTON A. The rural digital divide：exploring differences in the health information seeking behaviors of internet users ［J］. Franklin business & law journal, 2011 (2)：65 – 77.

［20］ 罗丹，陈兴智，付连国，等. 安徽省农村社区 45—60 岁居民健康信息素养现状及影响因素研究 ［J］. 泰山医学院学报，2016, 37 (6)：601 – 604.

［23］ ERIKSSON-BACKA K, EK S, NIEMELA R, et al. Health information literacy in everyday life：a study of Finns aged 65 – 79 years ［J］. Health informatics journal, 2012, 18 (2)：83 – 94.

［24］孙伟伟，王辅之，潘玮，等．蚌埠市大学生健康信息素养调查及影响因素分析［J］．中国卫生产业，2018（23）：186 - 187.

［25］CHISOLM D J，HARDIN D S，MCCOY K S，et al. Health literacy and willingness to use online health information by teens with asthma and diabetes［J］．Telemedicine journal and e-health：the official journal of the American Telemedicine Association，2011，17（9）：676 - 682.

［26］张敏，聂瑞，罗梅芬．健康素养对用户健康信息在线搜索行为的影响分析［J］．图书情报工作，2016（7）：103 - 109.

［27］CHU A，HUBER J，MASTELSMITH B，et al. "Partnering with seniors for better health"：computer use and internet health information retrieval among older adults in a low socioeconomic community［J］．Journal of the medical library association Jmla，2009，97（1）：12 - 20.

［28］XIE B. Improving older adults' e-health literacy through computer training using NIH online resources［J］．Library & information science research，2012，34（1）：63 - 71.

［29］XIE B. Effects of an eHealth literacy intervention for older adults［J］．Journal of medical internet research，2011，13（4）：e90.

［30］BEIER M E，ACKERMAN P L. Age，ability，and the role of prior knowledge on the acquisition of new domain knowledge：promising results in a real-world learning environment［J］．Psychology & aging，2005，20（2）：341 - 355.

［31］LIAO Q V，FU W T. Age differences in credibility judgment of online health information［C］// ACM Sight International Health Informatics Symposium. ACM，2012：353 - 362.

［32］LYNN W P，BRIAN S. Age differences in information processing：a perspective on the aged consumer［J］．Journal of marketing research，1977，14（4）：444 - 457.

［33］ESCOFFERY C，MINER K R，ADAME D D，et al. Internet use for health information among college students［J］．Journal of American college health，2005，53（4）：183 - 188.

［34］JOHNSON J D，MEISCHKE H. Women's preferences for cancer information from specific communication channels［J］．American behavioral scientist，1991，34（6）：742 - 755.

［37］MANAFO E，WONG S. Exploring older adults' health information seeking behaviors［J］．Journal of nutrition education & behavior，2012，44（1）：85 - 89.

［38］李小宁，郭海健，黄明豪，等．江苏省城乡居民健康素养水平分析［J］．中国公共卫生，2011，27（5）：666 - 667.

［39］ZHANG Y，SUN Y L，XIE B. Quality of health information for consumers on the web：a systematic review of indicators，criteria，tools，and evaluation results［J］．Journal of the association for information science and technology，2015，66（10）：2071 - 2084.

［40］王若佳，李月琳．基于用户体验的健康类搜索引擎可用性评估［J］．图书情报工作，2016（7）：92 - 102.

［41］吕亚兰，侯筱蓉，黄成，等. 泛在网络环境下公众网络健康信息可信度评价指标体系研究 ［J］. 情报杂志，2016（1）：196 – 200.

［42］PARK M S，OH S. Research design：understanding semantic relationships in health question-answering behavior in social context ［C/OL］// iConference 2015 Proceedings，IDEALS，2015.［2022 – 08 – 23］. http：//hdl. handle. net/2142/73745.

［43］VIVIANI M，PASI G. Credibility in social media：opinions，news，and health information：a survey ［J］. Wiley interdisciplinary reviews：data mining and knowledge discovery，2017，7（5）：e1209［2022 – 08 – 23］. https：//www. scholarmate. com/S/m48gDv.

5 用户健康信息源选择行为研究

用户健康信息需求与信息源选择问题一直是系统设计者与情报学领域关注的重要问题。对不同用户在不同任务情境下的健康信息需求与信息源选择行为特征的分析可以帮助我们构建虚拟的用户模型，即健康信息选择偏好模型，进而帮助健康信息系统提升其个性化、智能化信息搜索功能。不仅如此，随着用户需求的日益复杂和多元化，单一来源已较难满足用户的健康信息需求，针对同一任务或问题，用户常会跨越多个信息源选择健康信息[1-2]，而用户的跨源健康信息选择行为往往被忽略。对用户的跨源健康信息选择行为规律的阐释，能帮助各信息检索或服务平台有效支持用户跨源健康信息搜寻行为。本章试图对用户跨源健康信息选择行为进行探索，从而帮助用户更好地提升自身对各信息源及行为的认知，以适应跨源的现实环境，进而提升通过跨源获取有用健康信息的能力。

已有研究发现，用户个体特征与任务类型对用户健康信息选择可能存在影响作用，但这些研究多采用问卷调查和深度访谈等方法，很少有研究通过用户实验方法探究用户个体特征、健康信息搜索任务属性/类型对其信息源选择的影响作用，这是本研究开展用户研究的动机之一。而且，用户个体特征及其所处任务情境是用户画像的重要组成部分，不同个体特征、任务类型与健康信息源选择间的关系分析，可以帮助我们构建虚拟的用户模型，即健康信息选择偏好模型，进而帮助健康信息系统优化和提升其个性化、智能化信息搜索功能。此外，已有研究多从用户的不同特征与健康信息需求、健康信息源及其选择等方面展开研究，而针对用户跨源健康信息搜寻的研究尚不多见。但随着用户需求的日益复杂和多元，单一来源往往无法满足用户的健康信息需求，针对同一任务或问题，用户会跨越多个信息源进行健康信息搜寻[3-4]，所以探究用户跨源健康信息选择行为，不仅可以帮助用户更好地提升自身对各信息源及行为的认知、适应跨源的现实环境、提升通过跨源获取有用健康信息的能力，还能为健康信息服务机构改善服务质量提供借鉴[5]。同时，揭示用户跨源行为特征，还可为开发支持用户跨源健康信息搜寻的新型健康信息系统提供实证支持。本书围绕上述内容开展了系列研究，旨在回答以下问题：①不同个体特征用户在进行健康信息搜索时，选择与使用的健康信息源分布有哪些差异？②不同任务情境下，用户选择和使用的健康信息源有哪些差异？

③用户跨源健康信息搜寻行为的动机是什么？④影响用户跨源选择信息源的因素有哪些？

5.1　研究方法

本研究围绕"用户健康信息源选择行为"进行了两个不同的研究设计，研究 1 主要回答研究问题①和②。研究 2 主要回答研究问题③和④。研究 1 主要采取用户实验方法来收集数据，并通过统计学方法来分析不同用户在不同任务情境下的健康信息选择差异；研究 2 主要采取日记法与深度访谈的方法收集数据，并通过质性数据编码的方式来分析用户跨源健康信息选择行为动机、行为特征与路径。以下分别阐述这两项研究。

5.1.1　研究 1

5.1.1.1　实验设计与数据收集

（1）模拟仿真工作任务设计

用户实验中的模拟仿真工作任务设计方法由 Borlund 等人[6-7]提出，该方法自提出以来，被广泛应用于各类用户实验研究中[8]，其科学性、可靠性在很多研究中得到验证[9-10]。有学者明确指出 Borlund 等人的模拟仿真任务的实验设计加强了用户实验的可控性，为研究者提供了一种更为科学的用户实验设计思路，其研究结果具有较好的信度与效度[11]。因此，本研究也采取此方法来设计用户网络健康信息搜索任务。

（2）任务属性变量与任务类型

任务的分类方法或维度很多，不同任务对应不同任务属性特征，这些任务属性特征从不同方面影响用户的信息搜索行为[12]。其中，Li 等人提出的分面分类方法[13-14]较为系统地对任务不同维度进行了梳理和总结，为任务设计提供了重要参考。已有研究指出，工作任务的不同分面属性特征，如任务的产出（product）、客观任务复杂度（objective task complexity）、任务困难程度（difficulty）等，对用户的信息搜寻行为会产生不同的影响[15-17]。此外，Li 的研究[18]表明任务产出类型与客观任务复杂度对用户信息搜索行为的影响最为显著。故本研究参考 Li 的研究[19]，从众多任务分面属性中选取已有研究显示出的对用户交互行为有显著影响的任务属性——任务产出类型、任务复杂度进行重点考察。

健康信息除了有一般信息的特征外，还有其独特属性，如健康信息话题内容分类与一般信息内容存在较大不同，且不同的用户群体所关注的健康信息话题类型存在较大差异[20]。我们常见的健康信息内容可以归纳为疾病与医疗信息（Disease and Medical Information，用 D&M 标识）、生活保健信息（Life Healthcare Information，用 LH 标识）两大类。然而，用户在搜索这两类健康信息时是否表现出不一样的行为特征呢？这是一个值得探究但目前还很少有人专门关注的问题。因此，本研究希望在任务设计时对健康信息话题类型进行区别，从而探索健康信息话题类型是否会影响用户网络健康信息选择行为。

基于以上分析，本研究的实验任务设计将任务的产出类型、任务复杂度、健康信息话题类型作为实验变量，其他维度的属性变量作为控制变量。实验变量的维度和内涵，如表5-1所示。

表5-1　实验变量维度与内涵

任务属性	维度	内涵
任务产出类型	智识型任务（I）	为了增加个人知识、产生想法而执行的健康信息搜索任务
	决策/问题解决型任务（D/S）	为解决某一具体健康问题而执行的健康信息搜索任务
任务复杂度	中复杂度（M）	需要相对较少的信息搜索活动和行为路径就能完成目标的健康信息搜索任务
	高复杂度（H）	需要更多信息搜索活动和行为路径才能完成目标的健康信息搜索任务
健康信息话题类型	疾病与医疗（D&M）	为了治疗某一疾病或缓解某一疾病症状而展开的信息搜索
	生活保健（LH）	为了日常身体健康或营养保健等问题而进行的信息搜索

（3）任务话题

为了满足 Borlund 等人[21]对模拟仿真工作任务的有效性要求，本研究通过问卷调查获得用户最为关注或感兴趣的前15个话题，从中选取前8个健康话题进行任务设计。

（4）任务描述

本研究结合任务属性实验变量（任务产出类型、任务复杂度与健康信息话题类型）与健康话题的选择，设计了8项搜索任务（任务详细内容见附录2），为了方便软件处理和表达的简洁性，本研究将8项任务分别用英文字母标识，见表5-2。

表 5 - 2　任务属性/类型 符号标记

任务编号	任务属性与类型	英文标记	英文简写标识
task 1	智识型任务、中复杂度、生活保健	Intellectual，Medium objective complexity，Life healthcare information	I - M - LH
task 2	智识型任务、中复杂度、疾病与医疗	Intellectual，Medium objective complexity，Disease and medical information	I - M - D&M
task 3	智识型任务、高复杂度、生活保健	Intellectual，High objective complexity，Life healthcare information	I - H - LH
task 4	智识型任务、高复杂度、疾病与医疗	Intellectual，High objective complexity，Disease and medical information	I - H - D&M
task 5	决策或问题解决型任务、中复杂度、生活保健	Decision/Solution，Medium objective complexity，Life healthcare information	D/S - M - LH
task 6	决策或问题解决型任务、中复杂度、疾病与医疗	Decision/Solution，Medium objective complexity，Disease and medical information	D/S - M - D&M
task 7	决策或问题解决型任务、高复杂度、生活保健	Decision/Solution，High objective complexity，Life healthcare information	D/S - H - LH
task 8	决策或问题解决型任务、高复杂度、疾病与医疗	Decision/Solution，High objective complexity，Disease and medical information	D/S - H - D&M

（5）个体特征的测度

已有研究表明用户个体特征，如学历、专业领域、性别、年龄等，对用户的健康信息搜索行为存在影响[22-26]。在参考已有研究基础上，本研究测度的用户个体特征包括学历、专业或学科领域、性别、年龄、计算机使用频率、信息搜索经验、健康信息素养与用户认知风格。其中，专业或学科领域主要考察的是用户领域知识水平。这些用户个体特征数据通过实验前问卷形式收集，该问卷分为 3 个部分：第一部分是学历、专业或学科领域（领域知识）、性别、年龄、计算机使用频率、信息搜索经验等；第二部分是健康信息素养自评 7 点 Likert 量表，该量表的设计主要参考王辅之等人[27]的研究成果，该研究表明用户的健康信息素养水平可以从健康信息意识、获取、评价、应用和道德 5 个方面来测度或体现，在借鉴该研究结论与文中相关题项设计的基础上构建了"用户健康信息素养自评量表"；第三部分是用户认知风格测度，采用的是北京师范大学心理学系修订的《镶嵌图形测验》[28]。用户个体特征问卷或量表及相关内容详见附录 3。

（6）实验流程与步骤

实验参加者首先需要阅读实验介绍与流程、知情同意书，并签署知情同意书，然后填写实验前问卷。实验前问卷结束后，实验参加者正式进入实验，由实验观察员按照既定的任务顺序将第一个任务分发给实验参与者，其在阅读和理解健康搜索任务内容后填写任务搜索前问卷，再根据实验要求开始在电脑上搜索相关健康信息，并将他/她认为能帮助完成当前任务的有用信息保存在浏览器收藏夹中，有用信息至少保存10条（后有调整），完成任务后向实验观察员报告，并结束任务。实验时间限制在10分钟以内（后有调整）。但这只是一个参考时间，并不严格限制。一项搜索任务结束后，实验参与者需要填写任务搜索后问卷。然后实验观察员根据任务搜索后的访谈大纲，结合实验参与者网络健康信息搜索过程的行为特征，对其进行访谈。至此一个完整的任务结束，其进入任务序列中的下一项任务，重复上述步骤，直至任务序列中最后一项任务完成。所有任务完成后，实验参与者需要接受实验观察员的实验后访谈（见图5-1）。

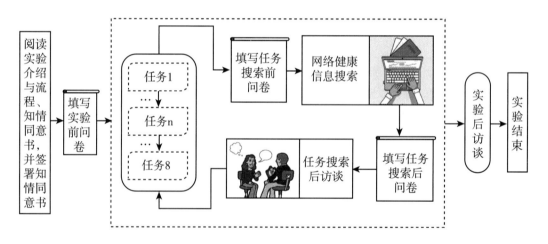

图5-1　实验流程与步骤

（7）实验参与者基本情况

此次实验一共招募、参与的有效实验参与者有64名（依次编号为P1—P64），64名实验参与者均为在校大学生。其中女生35人（占比54.69%）、男生29人（占比45.31%）。从年龄层次来看，主要集中在19—25岁，共有43人（占比67.19%）；其次是26—30岁，共有15人（占比23.44%）；年龄在18岁及以下的人有2人（占比3.13%），大于30岁的有4人（占比6.25%）。从学历层次来看，分布较为均匀，本科/大专生最多，有27人（占比42.19%），博士研究生有17人（占比26.56%），硕士研究生20人（占比31.25%）。在学科分布上，有一半以上来自社会科学领域，共35人（占比54.69%），主要包括工商管理学、信息资源管理、管理科学与工程、教育学、理论经济学、应用经济学等专业。人文学科相对较少，共10人（占比15.63%），主要来自外国语言文学、中国语言文学、历史学等专业。来自自然科学领域的有19人（占比29.69%），主要包括临床医学、生物学、数学、统计学、化学等专业。64人中34人有信息检索专业知识学习经历，占比53.13%。64人中每天有1小时及以上的计算机使用频率的有56人，占总人数的87.50%，没有"几乎不用"计算机的。信息搜索经验达3年及以上的有57人，占总人数的89.06%。可以发现，实验参与者的计算机使用频率较高，信息搜索经验均较为丰富，符合网络健康信息搜索任务情境的基本要求，详细信息见表5-3。

表5-3 实验参与者基本信息

变量	测度	人数/人	占比/%
性别	女	35	54.69
	男	29	45.31
年龄	≤18岁	2	3.13
	19—25岁	43	67.19
	26—30岁	15	23.44
	>30岁	4	6.25
学历	本科/大专	27	42.19
	硕士研究生	20	31.25
	博士研究生	17	26.56
学科	自然科学：临床医学、生物学、数学、统计学、化学等	19	29.69
	社会科学：工商管理学、图书情报与档案管理、管理科学与工程、教育学、理论经济学、应用经济学等	35	54.69
	人文学科：外国语言文学、中国语言文学、历史学等	10	15.63
有无信息检索学习经历	有	34	53.13
	无	30	46.88
计算机使用频率	几乎不用	0	0.00
	小于等于4小时/周	4	6.25
	5—6小时/周	4	6.25
	小于1小时/天	6	9.38
	2—3小时/天	16	25.00
	4—5小时/天	14	21.88
	6小时及以上/天	20	31.25

续表

变量	测度	人数/人	占比/%
信息搜索经验	几乎没有经验	0	0.00
	小于 1 年	3	4.69
	1—2 年	4	6.25
	3—4 年	9	14.06
	5—6 年	16	25.00
	7—8 年	10	15.63
	大于 8 年	22	34.38

5.1.1.2 数据分析方法与工具

（1）卡方检验

卡方检验所使用的统计量为 χ^2，因为 χ^2 统计量由英国统计学家 Karl Pearson 提出，故卡方检验又被称为 Pearsonχ^2。卡方检验的底层基础为 χ^2 分布，χ^2 值用来表征实际值与期望值间的偏差程度[29]。本研究使用卡方检验来分析不同个体特征取值或任务类型取值时，用户所选取的健康信息源比例的差异性。当计算结果发现交叉表的卡方检验具有显著的统计学意义（$p < 0.05$）时，则需进一步进行交叉表中列变量各类别间频率分布差异的两两比较，此时则采用基于 Bonferroni 调整的 Z 检验[30]。本研究主要借助 SPSS 软件工具的"分析－描述统计－交叉表"功能模块完成对数据的卡方检验及检验后的两两比较。

（2）Fisher 确切概率检验

由于卡方检验需要数据满足 3 个必要条件[31]，而研究中的实际数据不一定满足这些条件。如在本研究中，女性实验参与者没有选择语音、语音－文本－图像－视频类网络健康信息，其交叉表中有单元格实际频数为 0，期望频数小于 1，故此时数据不满足卡方检验的要求，应该采取 Fisher 确切概率检验[32]。本研究主要采用了 SPSS 的"分析－描述统计－交叉表"功能模块来进行相关分析。

5.1.2 研究 2

5.1.2.1 研究设计与数据收集

此研究主要运用日记法及半结构化深度访谈法收集数据，并通过质性数据分析探究研究问题③与④。数据收集工具包括任务同意书、人口统计学问卷、搜寻日记（健康信息搜寻任务书，要求参与者记录一周内的真实健康信息搜寻活动，包括搜寻时间、搜寻动机、搜寻策略、搜寻内容、搜寻持续时间、搜索结果评价等，形成搜寻日记，了解用户健康信息搜寻过程）、半结构化深度访谈（通过半结构化深度访谈针对受访者日记中提及的跨源健康信息搜寻经历和过往的跨源健康信息搜寻经历展开，访谈采用面对面和电话访谈两种形式）。"健康信息搜寻任务书"详见附录4，访谈大纲详见附录5。通过方便抽样，招募了26名受访者（将研究2的26位参与者编码为P2_1—P2_26），样本基本特征如图5-2所示。共收集了9份完整的日记，其余的日记或不完整，或没有按要求完成。访谈结束后，将录音资料转录成文字，形成了26份访谈文本，共获得9万余字的文本数据。研究结果主要以访谈数据分析为主、日记数据分析为辅以回答研究问题。

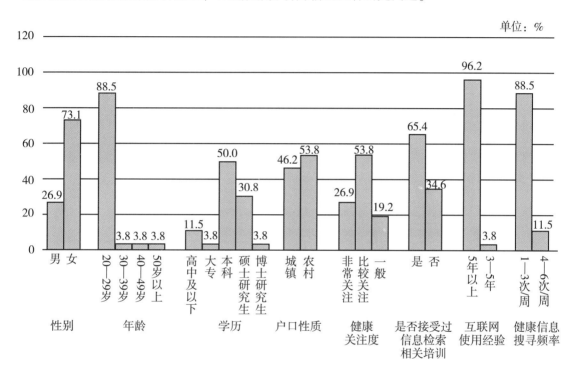

图 5 - 2　受访者的基本特征

5.1.2.2　数据分析方法与工具

NVivo11是数据分析的主要工具。本研究通过开放编码完成数据分析，由两名研究人员背靠背编码，采用Holsti公式计算编码一致性，结果为79.7%。研究小组针对不同编码结果开展讨论，达成一致意见，最终完成编码。

5.2　健康信息源选择行为

5.2.1　不同用户对网络健康信息源的选择与偏好

本研究参考宋小康等[33]对网络健康信息源类型的分类，他们将网络健康信息源类型划分为9类：在线健康社区、在线问答社区、百科类、社交媒体、新闻媒体、在线文库、医疗机构或政府网站、专业数据库与其他类。64位实验参与者所选择的3497条有用网络健康信息中有195条（占比5.58%）信息无法归类到已有的分类体系中，因此归于其他类，其余3302条信息被归类到在线健康社区、在线问答社区等8种健康信息源类型，见图5-3。可以发现，在线问答社区（如知乎、百度贴吧等）是实验参与者们最喜欢选择的网络健康信息源，共有838条，占比23.96%，其次是在线健康社区（如好大夫在线、春雨医生等），共618条，占比17.67%，然后依次是社交媒体（如微信公众号、微博、B站等）、百科类（维基百科、百度百科等）、专业数据库（万方数据、中国知网、PubMed等）、新闻媒体（如人民网、中国青年网、搜狐网、腾讯网、新浪网等）、在线文库（百度文库、360个人图书馆、道客巴巴等）、医疗机构或政府网站［如中华人民共和国国家卫生健康委员会官网、中国居民膳食指南官网、美国精神健康研究所（The National Institute of Mental Health）官网、美国农业部（U. S. Department of Agriculture）官网等］。医疗机构或政府网站类信息最少，共16条，仅占比0.46%。

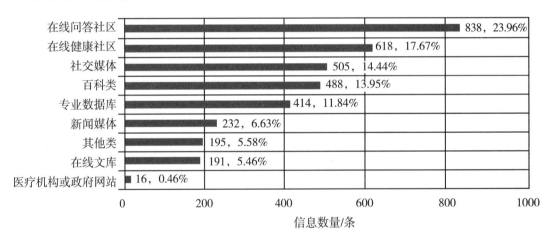

图5-3 用户网络健康信息源类型选择分布

本小节以下内容旨在分析不同个体特征用户（包括性别、学历、学科、有无信息检索学习经历、计算机使用频率、信息搜索经验、健康信息素养、认知风格等方面）在网络健康信息源类型选择上的差异，并发现其中可能存在的一般性特征。考虑到分析结果的实际意义与有用性，信息源类型不明确的"其他类"不纳入分析。

（1）不同性别对信息源选择的影响

不同性别的实验参与者网络健康信息源类型选择比例分布见图5-4。因为性别与网络健康信息源类型均属于无序分类变量，且满足2×C列联表卡方检验的数据条件："N（样本量）≥40，T（期望计数）≥5或1<T（期望计数）<5的个数不超过所有期望计数的

20%"，故研究通过 2×C 列联表卡方检验来分析不同性别在网络健康信息源类型选择上的差异性。如表 5 – 4 所示，$\chi^2 = 13.844$，$p = 0.054 > 0.05$，所以不同性别实验参与者在网络健康信息源选择上并没有呈现出显著差异。

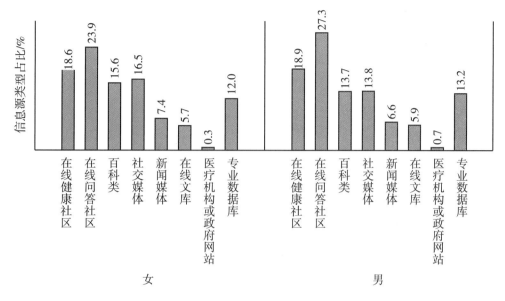

图 5 – 4　不同性别实验参与者网络健康信息源类型选择分布

表 5 – 4　不同性别实验参与者网络健康信息源类型选择差异的卡方检验

	值	自由度	渐进显著性（双侧）
皮尔逊卡方	13.844[①]	7	0.054
有效个案数	3302		

注：① 0 个单元格（0.0%）的期望计数小于 5。最小期望计数为 7.01。

（2）不同学历对信息源选择的影响

由图 5 – 5 可知，在线问答社区是 3 类用户最常获取健康信息的来源，不同学历实验参与者对不同网络健康信息源选择比例存在一定差异。由表 5 – 5 可知，在学历与网络健康信息源列联表中样本量（N）与期望计数（T）满足 R×C 列联表卡方检验的数据要求，故本研究采用 R×C 列联表卡方检验来分析不同学历实验参与者在网络健康信息源类型选择上的差异性。表 5 – 5 卡方检验结果表明不同学历的实验参与者在网络健康信息源类型选择上存在显著差异（$\chi^2 = 90.131$，$p < 0.05$），且列联相关系数 C = 0.163（$p < 0.05$），说明用户的学历与其网络健康信息源的偏好或倾向性存在显著相关性。

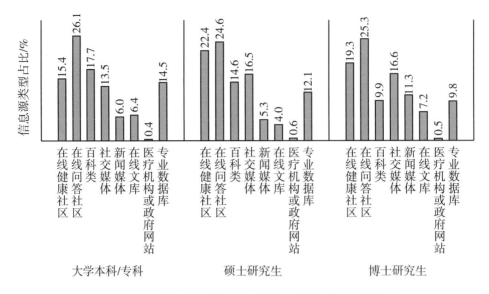

图5-5 不同学历实验参与者网络健康信息源类型选择分布

表5-5 不同学历实验参与者网络健康信息源类型选择差异的卡方检验

	值	自由度	渐进显著性（双侧）	渐进显著性
皮尔逊卡方	90.131[①]	14	0.000	
列联系数	0.163			0.000
有效个案数	3302			

注：①1个单元格（4.2%）的期望计数小于5。最小期望计数为3.85。

基于 Z 检验的列比例比较分析发现（见表5-6），不同学历实验参与者在在线健康社区、百科类、新闻媒体、在线文库、专业数据库5种信息源类型上表现出不同的偏好：①硕士研究生（251条，22.4%）比大学本科/专科生（214条，15.4%）更倾向于选择在线健康社区类信息源；②博士研究生（79条，9.9%）相较于大学本科/专科生（246条，17.7%）、硕士研究生（163条，14.6%）更少地选择百科类信息源，但更加倾向于选择来自新闻媒体的网络健康信息（90条，11.3%）；③硕士研究生（45条，4.0%）相较于其他两类学历的实验参与者选择和使用了更少比例的在线文库信息；④在专业数据库信息来源方面，大学本科/专科生（201条，14.5%）的选择和使用比例明显高于博士研究生（78条，9.8%）。实验后访谈数据表明，大学本科/专科生认为自己判断健康信息真伪的能力有限，所以对专业数据库信息的依赖程度较高（如P20："拿到题目我先通过 CNKI 找一下相关信息，CNKI 里的信息可信些，找不到再通过百度找"），这也是他们降低获取低质量健康信息风险的重要方法。

而博士研究生对专业数据库所能提供的信息类型或内容比较了解，能够清楚地判断当前任务是否适合通过专业数据库查找（如 P9 表示："健康跑步这个话题需要更多的动作指导，专业数据库都是些理论上的东西，B 站上有很多 UP 主的经验分享和知识总结很有用……"）。

表 5-6　不同学历实验参与者网络健康信息源选择差异列比例比较

网络健康信息源	数据项	学历			总计
		大学本科/专科生	硕士研究生	博士研究生	
在线健康社区	计数	**214**a	**251**b	**153**a,b	618
	期望计数	259.8	209.6	148.6	618.0
	列占比/%	**15.4**	**22.4**	**19.3**	18.7
在线问答社区	计数	362a	275a	201a	838
	期望计数	352.3	284.2	201.5	838.0
	列占比/%	26.1	24.6	25.3	25.4
百科类	计数	**246**a	**163**a	**79**b	488
	期望计数	205.1	165.5	117.3	488.0
	列占比/%	**17.7**	**14.6**	**9.9**	14.8
社交媒体	计数	188a	185a	132a	505
	期望计数	212.3	171.3	121.4	505.0
	列占比/%	13.5	16.5	16.6	15.3
新闻媒体	计数	**83**a	**59**a	**90**b	232
	期望计数	97.5	78.7	55.8	232.0
	列占比/%	**6.0**	**5.3**	**11.3**	7.0
在线文库	计数	**89**a	**45**b	**57**a	191
	期望计数	80.3	64.8	45.9	191.0
	列占比/%	**6.4**	**4.0**	**7.2**	5.8
医疗机构或政府网站	计数	5a	7a	4a	16
	期望计数	6.7	5.4	3.8	16.0
	列占比/%	0.4	0.6	0.5	0.5
专业数据库	计数	201a	**135**a,b	**78**b	414
	期望计数	174.0	140.4	99.6	414.0
	列占比/%	**14.5**	**12.1**	**9.8**	12.5

续表

网络健康信息源	数据项	学历			总计
		大学本科/专科生	硕士研究生	博士研究生	
总计	计数	1388	1120	794	3302
	期望计数	1388.0	1120.0	794.0	3302.0
	列占比/%	100.0	100.0	100.0	100.0

注：（1）下标字母指示"学历"类别的子集，在0.05水平上，类别的列比例相互之间有无显著差异。相同字母间无显著差异，不同字母间有显著差异。使用 Z 检验进行列比例比较，采用 Bonferroni 法调整 p 值。（2）由于"期望计数"与"列占比"计算结果的小数点后位数较多，表格根据"四舍五入"原则保留1位小数，总计部分为软件的自动生成，因此"总计"会有些许误差，此误差不影响研究结果。粗体表示此个体特征变量下实验参与者选择网络健康信息源存在显著差异。下表同此。

（3）不同学科对信息源选择的影响

来自不同学科的实验参与者的领域知识是不同的，这是用户个体特征的重要方面。如图 5-6 所示，不同学科类型（领域知识）的实验参与者对网络健康信息源选择比例或概率既有一致性，也存在差异性。如社会科学、人文学科类实验参与者选择和使用频率最高的信息源均是在线问答社区，而自然科学类实验参与者最倾向于选择使用"专业数据库"。

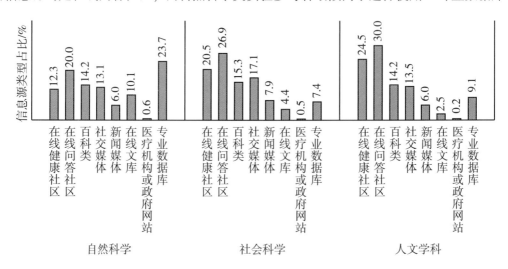

图 5-6 不同学科实验参与者网络健康信息源类型选择分布

为进一步分析不同学科用户间网络健康信息源的具体差异性，研究采用了 R×C 卡方检验，见表 5-7。结果表明，来自不同学科的实验参与者在网络健康信息源选择与使用上存在显著差异（$\chi^2 = 255.163$，$p < 0.05$），列联相关系数 C = 0.268（$p < 0.05$）说明学科的不同与网络健康信息源选择的不同存在较强的相关性。基于 Z 检验的列比例比较分析发现（见表 5-8）：①来自自然科学类实验参与者（122 条，12.3%；198 条，20.0%）比

社会科学类（358 条，20.5%；471 条，26.9%）、人文学科类（138 条，24.5%；169 条，30.0%）实验参与者更少地使用来自在线健康社区、在线问答社区的健康信息；②在在线文库、专业数据库等信息来源方面，自然科学类实验参与者（100 条，10.1%；234 条，23.7%）比社会科学类（77 条，4.4%；129 条，7.4%）、人文学科类（14 条，2.5%；51 条，9.1%）实验参与者更多地选择了这些信息；③社交媒体来源方面，社会科学类实验参与者选择比例最高（299 条，17.1%），且显著高于来自自然科学类的实验参与者（130 条，13.1%）；④在百科类、新闻媒体、医疗机构或政府网站等信息源类型选择比例上，不同学科类实验参与者没有表现出显著差异。

表 5–7　不同学科实验参与者网络健康信息源类型选择差异的卡方检验

	值	自由度	渐进显著性（双侧）	渐进显著性
皮尔逊卡方	255.163①	14	0.000	
列联系数	0.268			0.000
有效个案数	3302			

注：① 2 个单元格（8.3%）的期望计数小于 5。最小期望计数为 2.73。

表 5–8　不同学科实验参与者网络健康信息源选择差异列比例比较

网络健康信息源	数据项	学科			总计
		自然科学	社会科学	人文学科	
在线健康社区	计数	**122**a	**358**b	**138**b	618
	期望计数	185.1	327.5	105.4	618.0
	列占比/%	**12.3**	**20.5**	**24.5**	18.7
在线问答社区	计数	**198**a	**471**b	**169**b	838
	期望计数	251.0	444.1	142.9	838.0
	列占比/%	**20.0**	**26.9**	**30.0**	25.4
百科类	计数	140a	268a	80a	488
	期望计数	146.2	258.6	83.2	488.0
	列占比/%	14.2	15.3	14.2	14.8
社交媒体	计数	**130**a	**299**b	**76**a,b	505
	期望计数	151.3	267.6	86.1	505.0
	列占比/%	**13.1**	**17.1**	**13.5**	15.3
新闻媒体	计数	59a	139a	34a	232
	期望计数	69.5	123.0	39.6	232.0
	列占比/%	6.0	7.9	6.0	7.0
在线文库	计数	**100**a	**77**b	**14**b	191
	期望计数	57.2	101.2	32.6	191.0
	列占比/%	**10.1**	**4.4**	**2.5**	5.8

续表

网络健康信息源	数据项	学科			总计
		自然科学	社会科学	人文学科	
医疗机构或政府网站	计数	6$_a$	9$_a$	1$_a$	16
	期望计数	4.8	8.5	2.7	16.0
	列占比/%	0.6	0.5	0.2	0.5
专业数据库	计数	**234$_a$**	**129$_b$**	**51$_b$**	414
	期望计数	124.0	219.4	70.6	414.0
	列占比/%	**23.7**	**7.4**	**9.1**	12.5
总计	计数	989	1750	563	3302
	期望计数	989.0	1750.0	563.0	3302.0
	列占比/%	100.0	100.0	100.0	100.0

注：下标字母指示"学科"类别的子集，在 0.05 水平上，类别的列比例相互之间有无显著差异。相同字母间无显著差异，不同字母间有显著差异。使用 Z 检验进行列比例比较，采用 Bonferroni 法调整 p 值。

（4）有无信息检索学习经历对信息源选择的影响

有无信息检索学习经历对不同网络健康信息源的选择比例见图 5 - 7。可以发现，在线健康社区、在线问答社区是不同信息检索学习经历实验参与者最常用的信息源，但也可观察到在不同类型选择上还是存在一定差异。基于数据特征［满足 R × C 卡方检验数据条件］，使用卡方检验对不同信息检索学习经历参与者在不同网络健康信息源类型选择比例差异进行分析，结果表明有信息检索学习经历的实验参与者与没有相关经历的实验参与者在网络健康信息源选择上存在显著差异（$\chi^2 = 58.427$，$p < 0.05$），且不同信息检索学习经历与不同网络健康信息源选择比例间存在较大相关性［列联相关系数 C = 0.132（$p < 0.05$）］，见表 5 - 9。

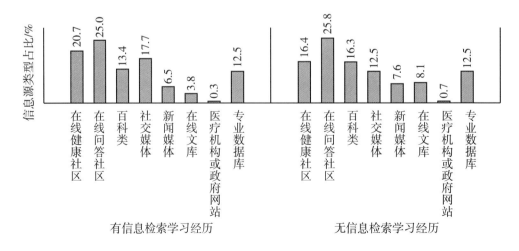

图 5 - 7   不同信息检索学习经历的实验参与者网络健康信息源类型选择分布

表 5 – 9　信息检索学习经历与网络健康信息源类型选择差异的卡方检验

	值	自由度	渐进显著性（双侧）	渐进显著性
皮尔逊卡方	58.427[①]	7	0.000	
列联系数	0.132			0.000
有效个案数	3302			

注：① 0 个单元格（0.0%）的期望计数小于 5。最小期望计数为 7.50。

为进一步比较不同信息检索学习经历的实验参与者选择不同类型的网络健康信息源比例的差异，本研究对数据进行了基于 Z 检验的列比例比较分析，见表 5 – 10。结果显示，在在线健康社区、百科类、社交媒体、在线文库等信息源选择上，不同信息检索学习经历的实验参与者表现出显著的统计学差异：①有信息检索学习经历的实验参与者（364 条，20.7%；311 条，17.7%）比没有相关学习经历的实验参与者（254 条，16.4%；194 条，12.5%）更多地选择和使用来自在线健康社区、社交媒体的健康信息；②没有信息检索学习经历的实验参与者（252 条，16.3%；125 条，8.1%）则更多地选择来自百科类、在线文库的健康信息。在其他信息源选择比例上，不同信息检索学习经历的实验参与者群组间没有显著差异。

表 5 – 10　不同信息检索学习经历实验参与者网络健康信息源选择差异列比例比较

网络健康信息源类型	数据项	信息检索学习经历		总计
		有	无	
在线健康社区	计数	**364a**	**254b**	618
	期望计数	328.5	289.5	618.0
	列占比/%	**20.7**	**16.4**	18.7
在线问答社区	计数	439a	399a	838
	期望计数	445.4	392.6	838.0
	列占比/%	25.0	25.8	25.4
百科类	计数	**236a**	**252b**	488
	期望计数	259.4	228.6	488.0
	列占比/%	**13.4**	**16.3**	14.8
社交媒体	计数	**311a**	**194b**	505
	期望计数	268.4	236.6	505.0
	列占比/%	**17.7**	**12.5**	15.3
新闻媒体	计数	114a	118a	232
	期望计数	123.3	108.7	232.0
	列占比/%	6.5	7.6	7.0

续表

网络健康信息源类型	数据项	信息检索学习经历		总计
		有	无	
在线文库	计数	**66$_a$**	**125$_b$**	191
	期望计数	101.5	89.5	191.0
	列占比/%	**3.8**	**8.1**	5.8
医疗机构或政府网站	计数	5$_a$	11$_a$	16
	期望计数	8.5	7.5	16.0
	列占比/%	0.3	0.7	0.5
专业数据库	计数	220$_a$	194$_a$	414
	期望计数	220.0	194.0	414.0
	列占比/%	12.5	12.5	12.5
总计	计数	1755	1547	3302
	期望计数	1755.0	1547.0	3302.0
	列占比/%	100.0	100.0	100.0

注：下标字母指示"信息检索学习"类别的子集，在 0.05 水平上，类别的列比例相互之间有无显著差异。相同字母间无显著差异，不同字母间有显著差异。使用 Z 检验进行列比例比较，采用 Bonferroni 法调整 p 值。

（5）计算机使用频率对信息源选择的影响

根据计算机使用频率的高低，将其分为 7 种不同水平，并对其依次编码为 1—7。"1"代表"几乎不用"，"2"代表"小于等于 4 小时/周"，"3"代表"5—6 小时/周"，"4"代表小于"1 小时/天"，"5"代表"2—3 小时/天"，"6"代表"4—5 小时/天"，"7"代表"6 小时及以上/天"。图 5－8 显示了不同计算机使用频率的实验参与者群组网络健康信息源选择比例的分布情况，不同计算机使用频率的群组，在健康信息源类型选择时存在差异，如 2 类、3 类群组最常选择使用的网络健康信息源为百科类，其他群组则多选择来自在线问答社区的健康信息。

为进一步分析不同计算机使用频率实验参与者群组网络健康信息源类型选择的差异，本研究基于数据特征进行了 Fisher 确切概率检验分析，并采用基于 Z 检验的列比例比较分析来进行两两比较，分析结果见表 5－11。Fisher 确切概率检验结果表明，不同计算机使用频率的实验参与者群组在网络健康信息源选择上呈现显著的统计学差异（检验值 ＝ 103.695，p ＜ 0.05）。计算机使用频率不同的用户选择使用在线健康社区、在线问答社区、百科类、社交媒体、在线文库等信息源时存在显著差异：①在选择在线健康社区信息源时，7 类、4 类、2 类群组间存在显著性统计学差异，其信息源使用比例呈现 2 类（15 条，7.5%）＜ 7 类（174 条，16.8%）＜ 4 类（77 条，26.5%）的大小关系。5 类（173 条，20.6%）、6 类（141 条，19.3%）对在线健康社区信息的选择与使用比例或概率也比 2 类

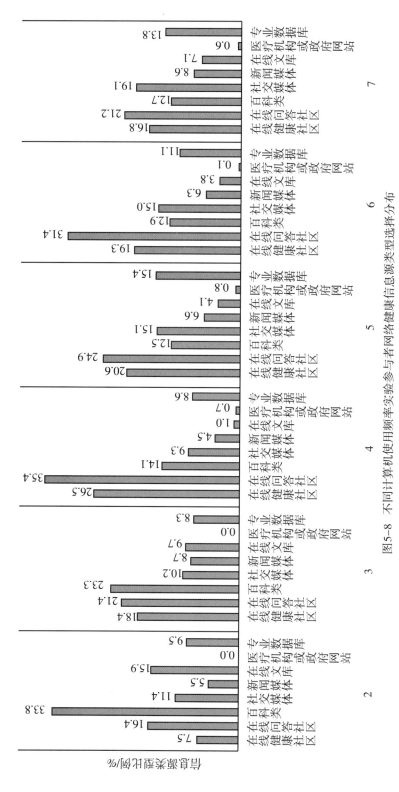

图5-8　不同计算机使用频率实验参与者网络健康信息源类型选择分布

注：所有实验参与者均未选分类"1"。图5-9同。

（15 条，7.5%）高。②在选择在线问答社区信息源时，4 类选择比例最高（103 条，35.4%），且显著高于 2 类（33 条，16.4%）、3 类（44 条，21.4%）、5 类（209 条，24.9%）、7 类（220 条，21.2%），6 类（229 条，31.4%）比 2、7 类高。③ 2 类最频繁地使用百科类与在线文库信息源（68 条，33.8%；32 条，15.9%），且显著高于 4 类（41 条，14.1%；3 条，1.0%）、5 类（105 条，12.5%；34 条，4.1%）、6 类（94 条，12.9%；28 条，3.8%）、7 类（132 条，12.7%；74 条，7.1%）。3 类比 5、6、7 类更多地选择百科类信息，比 4 类、5 类、6 类更多地选择在线文库类信息。④在选择社交媒体类信息时，7 类（198 条，19.1%）显著高于其他类。综合来看，计算机使用频率越高的群组更愿意选择使用来自在线健康社区、在线问答社区的健康信息，而计算机使用频率越低，则在百科类、在线文档类信息选择比例上越高。

表 5 – 11　不同计算机使用频率实验参与者网络健康信息源选择的差异性比较

网络健康信息源	数据项	计算机使用频率						总计	Fisher 确切概率	
		2	3	4	5	6	7		检验值	p 值
在线健康社区	计数	**15**$_a$	**38**$_{b,c}$	**77**$_c$	**173**$_{b,c}$	**141**$_{b,c}$	**174**$_b$	618		
	期望计数	37.6	38.6	54.5	157.0	136.4	193.9	618.0		
	列占比/%	**7.5**	**18.4**	**26.5**	**20.6**	**19.3**	**16.8**	18.7		
在线问答社区	计数	**33**$_a$	**44**$_{a,b}$	**103**$_c$	**209**$_{a,b}$	**229**$_{b,c}$	**220**$_a$	838		
	期望计数	51.0	52.3	73.9	212.9	185.0	262.9	838.0		
	列占比/%	**16.4**	**21.4**	**35.4**	**24.9**	**31.4**	**21.2**	25.4		
百科类	计数	**68**$_a$	**48**$_{a,b}$	**41**$_{b,c}$	**105**$_c$	**94**$_c$	**132**$_c$	488		
	期望计数	29.7	30.4	43.0	124.0	107.7	153.1	488.0	103.695	< 0.05
	列占比/%	**33.8**	**23.3**	**14.1**	**12.5**	**12.9**	**12.7**	14.8		
社交媒体	计数	**23**$_{a,b}$	**21**$_b$	**27**$_b$	**127**$_{a,b}$	**109**$_{a,b}$	**198**$_a$	505		
	期望计数	30.7	31.5	44.5	128.3	111.5	158.4	505.0		
	列占比/%	**11.4**	**10.2**	**9.3**	**15.1**	**15.0**	**19.1**	15.3		
新闻媒体	计数	11$_a$	18$_a$	13$_a$	55$_a$	46$_a$	89$_a$	232		
	期望计数	14.1	14.5	20.4	58.9	51.2	72.8	232.0		
	列占比/%	5.5	8.7	4.5	6.6	6.3	8.6	7.0		
在线文库	计数	**32**$_a$	**20**$_{a,b}$	**3**$_c$	**34**$_{c,d}$	**28**$_{c,d}$	**74**$_{b,d}$	191		
	期望计数	11.6	11.9	16.8	48.5	42.2	59.9	191.0		
	列占比/%	**15.9**	**9.7**	**1.0**	**4.1**	**3.8**	**7.1**	5.8		

网络健康信息源	数据项	计算机使用频率						总计	Fisher 确切概率	
		2	3	4	5	6	7		检验值	p 值
医疗机构或政府网站	计数	0_a	0_a	2_a	7_a	1_a	6_a	16		
	期望计数	1.0	1.0	1.4	4.1	3.5	5.0	16.0		
	列占比/%	0.0	0.0	0.7	0.8	0.1	0.6	0.5		
专业数据库	计数	19_a	17_a	25_a	129_a	81_a	143_a	414		
	期望计数	25.2	25.8	36.5	105.2	91.4	129.9	414.0		
	列占比/%	9.5	8.3	8.6	15.4	11.1	13.8	12.5		
总计	计数	201	206	291	839	729	1036	3302		
	期望计数	201.0	206.0	291.0	839.0	729.0	1036.0	3302.0		
	列占比/%	100.0	100.0	100.0	100.0	100.0	100.0	100.0		

注：下标字母指示"计算机使用频率"类别的子集，在 0.05 水平上，类别的列比例相互之间有无显著差异。相同字母间无显著差异，不同字母间有显著差异。使用 Z 检验进行列比例比较，采用 Bonferroni 法调整 p 值。

（6）信息搜索经验对信息源选择的影响

如图 5 – 9 所示，不同信息搜索经验的实验参与者在网络健康信息源选择时存在一定的差异性。图中"2"标识信息搜索经验"小于 1 年"的群组，"3"标识信息搜索经验为"1—2 年"的群组，"4"标识信息搜索经验"3—4 年"的群组，"5"标识信息搜索经验"5—6 年"的群组，"6"标识信息搜索经验"7—8 年"的群组，"7"标识信息搜索经验"9 年及以上"的群组。观察图 5 – 9 可以发现不同群组内、组间在网络健康信息源选择时均可能存在差异。为从统计学意义上验证并分析这一猜想，研究结合数据结构特征，采用 Fisher 确切概率检验法对不同信息搜索经验用户的网络健康信息源选择的差异性进行分析。分析结果显示：不同信息搜索经验的实验参与者在网络健康信息源选择比例上确实存在显著差异（检验值 = 257.512，$p < 0.05$）。

基于 Z 检验的列比例比较分析，进一步发现不同信息搜索经验的实验参与者在在线问答社区、百科类、社交媒体、在线文库、专业数据库等信息源选择上存在显著差异，而在在线健康社区、新闻媒体、医疗机构或政府网站等信息源选择上不存在显著差异（见表 5 – 12）：①3 类使用在线问答社区类信息源的比例最低（25 条，12.5%），且显著低于 2 类（57 条，36.3%）、4 类（129 条，28.0%）、6 类（127 条，24.8%）、7 类（343 条，29.9%）；②在百科类信息源选择上，3 类参与者比例最高（53 条，26.5%），且显著高于 2 类（21 条，13.4%）、4 类（69 条，15.0%）、5 类（143 条，17.4%）、6 类（56 条，10.9%）、7 类（146 条，12.7%）；③社交媒体信息源方面，4 类参与者选择比

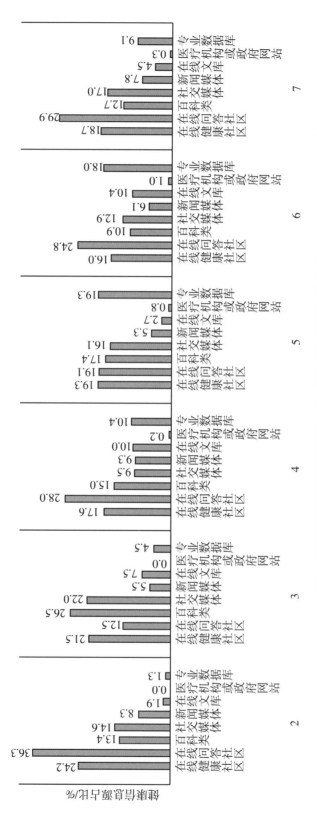

图5-9 不同信息搜索经验实验参与者网络健康信息源类型选择分布

例最低（44条，9.5%），且显著低于3类（44条，22.0%）、5类（133条，16.1%）、7类（195条，17.0%）；④3类（44条，22.0%）对社交媒体类信息源选择比例最高，且显著高于4类（44条，9.5%）、6类（66条，12.9%）；⑤在在线文库信息源选择上，4类（46条，10.0%）、6类（53条，10.4%）的选择比例较高，且显著高于2类（3条，1.9%）、5类（22条，2.7%）、7类（52条，4.5%），而2类（3条，1.9%）选择比例最低，且显著低于3类（15条，7.5%）、4类（46条，10.0%）、6类（53条，10.4%）。⑥在专业数据库信息源选择比例上，5类（159条，19.3%）、6类（92条，18.0%）均较高，且显著高于2类（2条，1.3%）、3类（9条，4.5%）、4类（48条，10.4%）、7类（104条，9.1%）；⑦2类选择专业数据库的比例最低，且显著低于4类（48条，10.4%）、5类（159条，19.3%）、6类（92条，18.0%）、7类（104条，9.1%）。综上所述，实验参与者并没有随着搜索经验的丰富而更加偏好某一种信息源，即特定信息源选择比重与信息搜索经验间不是线性关系，更多地呈现出"U"型、倒"U"型关系，其中的原因还需进一步探索和挖掘。

表5-12　不同信息搜索经验实验参与者网络健康信息源类型选择的差异性

网络健康信息源	数据项	信息搜索经验						总计	Fisher确切概率	
		2	3	4	5	6	7		检验值	p值
在线健康社区	计数	38_a	43_a	81_a	159_a	82_a	215_a	618		
	期望计数	29.4	37.4	86.3	154.2	95.8	214.9	618.0		
	列占比/%	24.2	21.5	17.6	19.3	16.0	18.7	18.7		
在线问答社区	计数	57_a	25_b	129_a	$157_{b,c}$	$127_{a,c}$	343_a	838		
	期望计数	39.8	50.8	117.0	209.1	129.9	291.3	838.0		
	列占比/%	36.3	12.5	28.0	19.1	24.8	29.9	25.4		
百科类	计数	$21_{a,b}$	53_c	$69_{a,b}$	143_b	56_a	$146_{a,b}$	488	257.512	<0.05
	期望计数	23.2	29.6	68.1	121.8	75.7	169.7	488.0		
	列占比/%	13.4	26.5	15.0	17.4	10.9	12.7	14.8		
社交媒体	计数	$23_{a,b,c}$	44_c	44_b	$133_{a,c}$	$66_{a,b}$	$195_{a,c}$	505		
	期望计数	24.0	30.6	70.5	126.0	78.3	175.6	505.0		
	列占比/%	14.6	22.0	9.5	16.1	12.9	17.0	15.3		
新闻媒体	计数	13_a	11_a	43_a	44_a	31_a	90_a	232		
	期望计数	11.0	14.1	32.4	57.9	36.0	80.7	232.0		
	列占比/%	8.3	5.5	9.3	5.3	6.1	7.8	7.0		

续表

网络健康信息源	数据项	信息搜索经验						总计	Fisher 确切概率	
		2	3	4	5	6	7		检验值	p 值
在线文库	计数	$3_{a,b}$	$15_{b,c}$	46_{c}	22_{a}	53_{c}	$52_{a,b}$	191		
	期望计数	9.1	11.6	26.7	47.7	29.6	66.4	191.0		
	列占比/%	1.9	7.5	10.0	2.7	10.4	4.5	5.8		
医疗机构或政府网站	计数	0_{a}	0_{a}	1_{a}	7_{a}	5_{a}	3_{a}	16		
	期望计数	0.8	1.0	2.2	4.0	2.5	5.6	16.0		
	列占比/%	0.0	0.0	0.2	0.8	1.0	0.3	0.5		
专业数据库	计数	2_{a}	$9_{a,b}$	48_{b}	159_{c}	92_{c}	104_{b}	414		
	期望计数	19.7	25.1	57.8	103.3	64.2	143.9	414.0		
	列占比/%	1.3	4.5	10.4	19.3	18.0	9.1	12.5		
总计	计数	157	200	461	824	512	1148	3302		
	期望计数	157.0	200.0	461.0	824.0	512.0	1148.0	3302.0		
	列占比/%	100.0	100.0	100.0	100.0	100.0	100.0	100.0		

注：下标字母指示"信息搜索经验"类别的子集，在0.05水平上，类别的列比例相互之间有无显著差异。相同字母间无显著差异，不同字母间有显著差异。使用 Z 检验进行列比例比较，采用 Bonferroni 法调整 p 值。

（7）健康信息素养对信息源选择的影响

图 5 - 10 为不同健康信息素养水平实验参与者网络健康信息源选择比例的分布情况。参与者的健康信息素养通过 7 点 Likert 量表自评获得，按照分数高低分为低（得分≤3.5）、中（3.5<得分≤5.5）、高（5.5<得分≤7）不同水平。从图中可以看出，不同健康信息素养的群组对不同网络健康信息源的选择存在差异，高水平健康信息素养的参与者在不同信息源选择比例上相较于中、低水平的更为均匀，中、低水平健康信息素养的参与者之间最为偏好的信息源类型也存在差异，如对百科类网络健康信息的偏好。

为进一步分析不同健康信息素养水平实验参与者在网络健康信息源选择上的差异是否有统计学意义，并结合数据特征，采用 Fisher 确切概率检验对其进行分析。结果表明（见表5 - 13），不同健康信息素养的参与者在不同网络健康信息源选择比例上确实存在显著差异（检验值 =68.250，p<0.05）。基于 Z 检验的列比例比较分析，不同健康信息素养水平的参与者在在线问答社区、百科类、在线文库 3 个信息源选择比例上存在显著差异：①中等水平健康信息素养的参与者选择在线问答社区信息源的比例（713 条，26.5%）高于高水平的参与者（97 条，19.1%），且存在统计学差异；②低水平健康信息素养的实验参与者（28 条，27.5%）相较于中、高水平（381 条，14.2%；79 条，15.5%）的参与者，更偏好于选择百科类信息源；③高水平健康信息素养的实验参与者则更多地选择在线文库信息源（62 条，12.2%）。

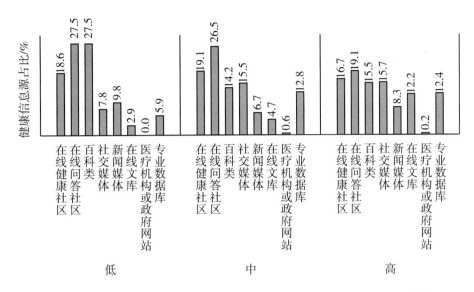

图 5-10 不同健康信息素养水平实验参与者网络健康信息源类型选择分布

表 5-13 不同健康信息素养水平实验参与者网络健康信息源类型选择的差异性比较

网络健康信息源	数据项	健康信息素养			总计	Fisher 确切概率	
		低	中	高		检验值	p 值
在线健康社区	计数	19$_a$	514$_a$	85$_a$	618		
	期望计数	19.1	503.6	95.3	618.0		
	列占比/%	18.6	19.1	16.7	18.7		
在线问答社区	计数	**28$_{a,b}$**	**713$_b$**	**97$_a$**	838		
	期望计数	25.9	682.9	129.2	838.0		
	列占比/%	**27.5**	**26.5**	**19.1**	25.4		
百科类	计数	**28$_a$**	**381$_b$**	**79$_b$**	488		
	期望计数	15.1	397.7	75.2	488.0	68.250	<0.05
	列占比/%	**27.5**	**14.2**	**15.5**	14.8		
社交媒体	计数	8$_a$	417$_a$	80$_a$	505		
	期望计数	15.6	411.6	77.8	505.0		
	列占比/%	7.8	15.5	15.7	15.3		
新闻媒体	计数	10$_a$	180$_a$	42$_a$	232		
	期望计数	7.2	189.1	35.8	232.0		
	列占比/%	9.8	6.7	8.3	7.0		

续表

网络健康信息源	数据项	健康信息素养			总计	Fisher 确切概率	
		低	中	高		检验值	p 值
在线文库	计数	**3**$_a$	**126**$_a$	**62**$_b$	191		
	期望计数	5.9	155.7	29.4	191.0		
	列占比/%	**2.9**	**4.7**	**12.2**	5.8		
医疗机构或政府网站	计数	0$_a$	15$_a$	1$_a$	16		
	期望计数	0.5	13.0	2.5	16.0		
	列占比/%	0.0	0.6	0.2	0.5		
专业数据库	计数	6$_a$	345$_a$	63$_a$	414		
	期望计数	12.8	337.4	63.8	414.0		
	列占比/%	5.9	12.8	12.4	12.5		
总计	计数	102	2691	509	3302		
	期望计数	102.0	2691.0	509.0	3302.0		
	列占比/%	100.0	100.0	100.0	100.0		

注：下标字母指示"健康信息素养"类别的子集，在 0.05 水平上，类别的列比例相互之间有无显著差异。相同字母间无显著差异，不同字母间有显著差异。使用 Z 检验进行列比例比较，采用 Bonferroni 法调整 p 值。

（8）认知风格对信息源选择的影响

图 5-11 显示不同认知风格（场独立、场依存）的实验参与者在网络健康信息源选择和使用比例上的分布特征。由该图可以看出，场独立实验参与者在信息源选择比例上相对均匀，而场依存实验参与者则较大程度上依赖少数几种健康信息源，如场依存类实验参与者对在线健康社区、在线问答社区两类信息源的选择比例超过了 50%，远高于其他类型信息源的选择比例。

为了从统计学角度揭示不同认知风格的实验参与者对网络健康信息源选择的差异，结合数据特征，采用 2×C 列联表皮尔逊卡方检验。如表 5-14 所示，$\chi^2 = 84.465$，$p < 0.05$，故不同认知风格实验参与者在选择网络健康信息源时存在显著性统计学差异，认知风格与网络健康信息源选择存在较大相关性［列联系数 C = 0.158（$p < 0.05$）］。基于 Z 检验的列比例比较分析（采用 Bonferroni 法调整 p 值）发现（见表 5-15），不同认知风格实验参与者在在线问答社区、百科类、在线文库、专业数据库 4 类信息源上表现出显著性统计学差异：①场依存实验参与者（229，37.1%）比场独立实验参与者（609，22.7%）更容易选择在线问答社区类信息源；②而场独立实验参与者相较于场依存实验参与者则更多地选择了百科类、在线文库、专业数据库健康信息源，且表现出显著的统计学差异。

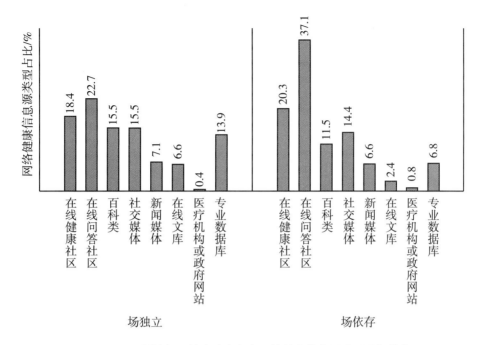

图 5 - 11 不同认知风格实验参与者网络健康信息源类型选择分布

表 5 - 14 认知风格与网络健康信息源类型选择差异的卡方检验

	值	自由度	渐进显著性（双侧）	渐进显著性
皮尔逊卡方	84.465[①]	7	0.000	
列联系数	0.158			0.000
有效个案数	3302			

注：①1 个单元格（6.3%）的期望计数小于 5。最小期望计数为 2.99。

表 5 - 15 不同认知风格实验参与者网络健康信息源选择差异列比例比较

网络健康信息源	数据项	认知风格		总计
		场独立	场依存	
在线健康社区	计数	493a	125a	618
	期望计数	502.5	115.5	618.0
	列占比/%	18.4	20.3	18.7
在线问答社区	计数	**609a**	**229b**	838
	期望计数	681.4	156.6	838.0
	列占比/%	**22.7**	**37.1**	25.4
百科类	计数	**417a**	**71b**	488
	期望计数	396.8	91.2	488.0
	列占比/%	**15.5**	**11.5**	14.8

续表

网络健康信息源	数据项	认知风格		总计
		场独立	场依存	
社交媒体	计数	416a	89a	505
	期望计数	410.6	94.4	505.0
	列占比/%	15.5	14.4	15.3
新闻媒体	计数	191a	41a	232
	期望计数	188.6	43.4	232.0
	列占比/%	7.1	6.6	7.0
在线文库	计数	**176a**	**15b**	191
	期望计数	155.3	35.7	191.0
	列占比/%	**6.6**	**2.4**	5.8
医疗机构或政府网站	计数	11a	5a	16
	期望计数	13.0	3.0	16.0
	列占比/%	0.4	0.8	0.5
专业数据库	计数	**372a**	**42b**	414
	期望计数	336.6	77.4	414.0
	列占比/%	**13.9**	**6.8**	12.5
总计	计数	2685	617	3302
	期望计数	2685.0	617.0	3302.0
	列占比/%	100.0	100.0	100.0

注：下标字母指示"认知风格"类别的子集，在0.05水平上，各类别的列比例相互之间有无显著差异。相同字母间无显著差异，不同字母间有显著差异。使用Z检验进行列比例比较，采用Bonferroni法调整p值。

（9）不同个体特征用户的信息源选择差异小结

本研究采用卡方检验或Fisher确切概率检验从性别、学历、学科、有无信息检索学习经历、计算机使用频率、信息搜索经验、健康信息素养与认知风格8个方面分析了不同个体特征用户在网络健康信息源选择上的差异。分析结果显示，性别对实验参与者网络健康信息源选择不存在显著的影响，即不同性别实验参与者在网络健康信息源选择上没有差异，而其他7种用户个体特征均对网络健康信息源类型的选择有显著的影响（p<0.05），相关研究结果总结如表5-16。

表 5 – 16　不同个体特征实验参与者的信息源类型选择差异分析结果汇总

用户个体特征	信息源类型选择差异
性别	● 不同性别的实验参与者信息源选择没有表现出显著性差异
学历	● 硕士研究生比大学本科/专科生更倾向于选择在线健康社区类信息源； ● 博士研究生实验参与者相较于大学本科/专科生、硕士研究生更少地选择百科类信息源，但更加倾向于选择来自新闻媒体的网络健康信息； ● 硕士研究生实验参与者相较于其他两类学历的实验参与者选择和使用了更少比例的在线文库信息源； ● 大学本科/专科生实验参与者选择和使用专业数据库来源信息比例明显高于博士研究生
学科	● 自然科学类实验参与者比社会科学类、人文学科类实验参与者更少地使用来自在线健康社区、在线问答社区的健康信息； ● 自然科学类实验参与者比社会科学类、人文学科类实验参与者更多地选择了在线文库、专业数据库信息源； ● 社会科学类实验参与者选择社交媒体信息比例最高，且显著高于来自自然科学类的实验参与者
有无信息检索学习经历	● 有信息检索学习经历的实验参与者比没有相关学习经历的实验参与者更多地选择和使用来自在线健康社区、社交媒体的健康信息； ● 没有信息检索学习经历的实验参与者更多地选择来自百科类、在线文库的健康信息
计算机使用频率	● 7类、4类、2类实验参与者群组间在选择在线健康社区信息源时存在显著差异，使用比例呈现2类 < 7类 < 4类的大小关系； ● 5类、6类实验参与者群组对在线健康社区信息源的选择与使用比例或概率比2类用户高； ● 4类实验参与者群组选择在线问答社区信息源比例最高，且显著高于2类、3类、5类、7类实验参与者； ● 2类实验参与者较多使用百科类与在线文库信息源，且显著高于4类、5类、6类、7类实验参与者； ● 3类实验参与者比5类、6类、7类更多地选择百科类信息源，比4类、5类、6类实验参与者更多地选择在线文库类信息源； ● 7类实验参与者选择社交媒体信息源的比例均显著高于其他类
信息搜索经验	● 3类实验参与者使用在线问答社区信息源的比例最低，且显著低于2类、4类、6类、7类实验参与者； ● 3类实验参与者选择百科类信息源比例最高，且显著高于2类、4类、5类、6类、7类实验参与者； ● 4类实验参与者选择社交媒体信息源比例最低，且显著低于3类、5类、7类实验参与者； ● 3类实验参与者对社交媒体类信息源选择比例最高，且显著高于4类、6类实验参与者； ● 4、6类实验参与者选择在线文库信息源比例较高，且显著高于2类、5类、7类实验参与者，而5类实验参与者选择比例最低，且显著低于3类、4类、6类实验参与者； ● 2类实验参与者选择专业数据库健康信息源的比例最低，且显著低于4类、5类、6类、7类实验参与者

续表

用户个体特征	信息源类型选择差异
健康信息素养	• 中水平健康信息素养的实验参与者选择在线问答社区信息源的比例高于高水平的实验参与者； • 低水平健康信息素养的实验参与者相较于中、高水平的实验参与者，更偏好于选择百科类信息源； • 相较于低、中水平健康信息素养实验参与者，高水平健康信息素养实验参与者更多地选择在线文库信息源
认知风格	• 场依存实验参与者比场独立实验参与者更容易选择在线问答社区类信息源； • 场独立实验参与者相较于场依存实验参与者更多地选择百科类、在线文库、专业数据库类信息源

5.2.2 任务类型对用户网络健康信息源选择的影响

表5–17是不同任务中网络健康信息源被选择和使用的比例分布，一共8种。表5–17显示，实验参与者在完成不同类型的健康信息搜索任务时，所选用的网络健康信息源类型存在较大差异。例如：在 I – M – LH 任务中被选用最高比例的信息源是在线问答社区（40.5%），其次是社交媒体（28.4%），此外，被选用比例超过10%的信息源还有新闻媒体（10.7%）；在 I – M – D&M 任务中，被选用比例超过10%的网络健康信息源有专业数据库（32.2%）、在线健康社区（17.1%）、新闻媒体（16.8%）、百科类（11.6%）；在 I – H – LH 任务中，被高频率选用的信息源有5种，分别是在线问答社区（27.1%）、百科类（22.2%）、在线健康社区（17.1%）、专业数据库（15.6%）、社交媒体（10.8%）；在 I – H – D&M 任务中被最高频率选用的信息源有在线问答社区（22.1%）、百科类（22.1%）两种，其次选用比例超过10%的有在线健康社区（19.0%）、专业数据库（16.7%）；在 D/S – M – LH 任务中被选用比例超过10%的网络健康信息源有在线问答社区（29.5%）、在线健康社区（18.1%）、社交媒体（17.6%）、专业数据库（11.4%）、百科类（11.2%）5种；在 D/S – M – D&M 任务中，被选用比例最高的信息源为在线问答社区（29.4%），此外，被选用比例超过10%的有社交媒体（23.8%）、在线健康社区（23.1%）、百科类（11.9%）等信息源；在 D/S – H – LH 任务中有6种网络健康信息源被频繁选用，且比例超过了10%，分别是在线问答社区（25.9%）、社交媒体（17.7%）、在线文库（13.4%）、百科类（13.2%）、在线健康社区（10.2%）、专业数据库（10.0%）；在 D/S – H – D&M 任务中，实验参与者最倾向于选择来自在线健康社区（39.6%）的健康信息，其次是在线问答社区（19.4%）、百科类（18.0%）。由此分析可以推论，用户为完成不同类型的健康信息任务，会根据不同任务属性特征而选择来自不同

信息源的网络健康信息，且在信息源类型选择及其比例上均可能存在较大差异。

表 5 − 17　不同任务类型的网络健康信息源被选择和使用占比

信息源类型	任务类型							
	I – M – LH	I – M – D&M	I – H – LH	I – H – D&M	D/S – M – LH	D/S – M – D&M	D/S – H – LH	D/S – H – D&M
在线健康社区/%	4.9	17.1	17.1	19.0	18.1	23.1	10.2	39.6
在线问答社区/%	40.5	8.9	27.1	22.1	29.5	29.4	25.9	19.4
百科类/%	7.8	11.6	22.2	22.1	11.2	11.9	13.2	18.0
社交媒体/%	28.4	8.2	10.8	8.1	17.6	23.8	17.7	8.1
新闻媒体/%	10.7	16.8	1.7	6.9	5.9	3.9	8.5	2.1
在线文库/%	3.6	3.7	5.4	4.0	6.4	4.6	13.4	5.2
医疗机构或政府网站/%	0.0	1.5	0.0	1.0	0.0	0.0	1.2	0.2
专业数据库/%	4.1	32.2	15.6	16.7	11.4	3.4	10.0	7.3
总计/%	100.0	100.0	100.0	100.0	100.0	100.0	100.0	100.0

为了进一步探究不同任务的网络健康信息源类型占比差异是否存在统计学意义，本研究结合数据结构特征，采用 R×C 卡方检验对其进行分析，结果表明不同任务网络健康信息源选择存在显著性统计学差异（$\chi^2 = 799.955$，$p < 0.05$），不同任务类型与不同信息源选择间存在较强的相关性，其列联相关系数 C = 0.442（$p < 0.05$），即不同任务类型对不同信息源选择比例的差异性的解释程度能达到 44.2%（见表 5 − 18）。进一步采用基于 Z 检验的列比例比较分析，对不同任务类型间的网络健康信息源的选择利用比例的差异进行详细分析（见表 5 − 19）。由表 5 − 19 可以发现，在线健康社区、在线问答社区、百科类、社交媒体、新闻媒体、在线文库、专业数据库 7 种信息源类型在不同任务类型间的选择比例存在显著性差异，仅医疗机构或政府网站信息在不同任务间均不存在显著性差异。以下从有差异的 7 种类型分别阐释不同任务类型间信息源选择的列占比差异。

表 5 − 18　不同任务类型网络健康信息源选择差异的卡方检验

	值	自由度	渐进显著性（双侧）	渐进显著性
皮尔逊卡方	799.955[①]	49	0.000	
列联系数	0.442			0.000
有效个案数	3302			

注：① 8 个单元格（12.5%）的期望计数小于 5。最小期望计数为 1.95。

表 5 – 19 网络健康信息源与任务类型交叉表

健康信息源	数据项	任务类型								总计
		I－M－LH	I－M－D&M	I－H－LH	I－H－D&M	D/S－M－LH	D/S－M－D&M	D/S－H－LH	D/S－H－D&M	
在线健康社区	计数	20_a	$69_{b,c}$	$70_{b,c}$	80_c	76_c	95_c	$41_{a,b}$	167_d	618
	期望计数	77.1	75.6	76.5	78.6	78.8	77.1	75.2	79.0	618.0
	列占比/%	4.9	17.1	17.1	19.0	18.1	23.1	10.2	39.6	18.7
在线问答社区	计数	167_a	36_b	$111_{c,d}$	$93_{c,d}$	124_d	121_d	$104_{c,d}$	82_c	838
	期望计数	104.6	102.5	103.8	106.6	106.8	104.6	102.0	107.1	838.0
	列占比/%	40.5	8.9	27.1	22.1	29.5	29.4	25.9	19.4	25.4
百科类	计数	32_a	$47_{a,b}$	91_c	93_c	$47_{a,b}$	$49_{a,b}$	$53_{a,b}$	$76_{b,c}$	488
	期望计数	60.9	59.7	60.4	62.1	62.2	60.9	59.4	62.4	488.0
	列占比/%	7.8	11.6	22.2	22.1	11.2	11.9	13.2	18.0	14.8
社交媒体	计数	117_a	33_b	$44_{b,c}$	34_b	$74_{c,d}$	$98_{a,d}$	$71_{c,d}$	34_b	505
	期望计数	63.0	61.8	62.6	64.2	64.4	63.0	61.5	64.5	505.0
	列占比/%	28.4	8.2	10.8	8.1	17.6	23.8	17.7	8.1	15.3
新闻媒体	计数	$44_{a,b}$	68_b	7_c	$29_{a,d}$	$25_{a,d,e}$	$16_{c,d,e}$	$34_{a,d}$	$9_{c,e}$	232
	期望计数	28.9	28.4	28.7	29.5	29.6	28.9	28.2	29.6	232.0
	列占比/%	10.7	16.8	1.7	6.9	5.9	3.9	8.5	2.1	7.0
在线文库	计数	15_a	15_a	22_a	17_a	27_a	19_a	54_b	22_a	191
	期望计数	23.8	23.4	23.7	24.3	24.4	23.8	23.3	24.4	191.0
	列占比/%	3.6	3.7	5.4	4.0	6.4	4.6	13.4	5.2	5.8
医疗机构或政府网站	计数	0_a	6_a	0_a	4_a	0_a	0_a	5_a	1_a	16
	期望计数	2.0	2.0	2.0	2.0	2.0	2.0	1.9	2.0	16.0
	列占比/%	0.0	1.5	0.0	1.0	0.0	0.0	1.2	0.2	0.5
专业数据库	计数	17_a	130_b	64_c	70_c	$48_{c,d}$	14_a	$40_{c,d}$	$31_{a,d}$	414
	期望计数	51.7	50.7	51.3	52.7	52.8	51.7	50.4	52.9	414.0
	列占比/%	4.1	32.2	15.6	16.7	11.4	3.4	10.0	7.3	12.5
总计	计数	412	404	409	420	421	412	402	422	3302
	期望计数	412.0	404.0	409.0	420.0	421.0	412.0	402.0	422.0	3302.0
	列占比/%	100.0	100.0	100.0	100.0	100.0	100.0	100.0	100.0	100.0

注：下标字母指示"任务类型"类别的子集，在 0.05 水平上，类别的列比例相互之间有无显著差异。相同字母间无显著差异，不同字母间有显著差异。使用 Z 检验进行列比例比较，采用 Bonferroni 法调整 p 值。

（1）用户对在线健康社区信息的选择差异

在线健康社区主要包括好大夫在线、春雨医生、39问医生等。实验参与者在完成 D/S
–H–D&M 任务时，更多地选择了来自在线健康社区的信息（39.6%），且显著高于 I–M
–LH（4.9%）、I–M–D&M（17.1%）、I–H–LH（17.1%）、I–H–D&M（19.0%）、
D/S–M–LH（18.1%）、D/S–M–D&M（23.1%）、D/S–H–LH（10.2%）7 种任务。
而在 I–M–LH 任务中在线健康社区信息被选择比例最小，且显著低于 I–M–D&M、
I–H–LH、I–H–D&M、D/S–M–LH、D/S–M–D&M、D/S–H–D&M 等 6 种任务。
D/S–H–LH 任务中在线健康社区信息被选择比例显著小于 I–H–D&M、D/S–M–LH、
D/S–M–D&M 任务，而后三者间不存在统计学差异（见图 5–12）。

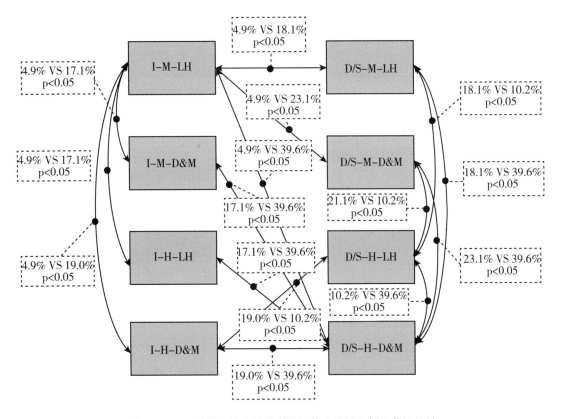

图 5–12　不同任务的在线健康社区信息选择比例显著性差异

（2）用户对在线问答社区信息的选择差异

在线问答社区主要包括知乎、百度知道、百度贴吧、360问答、爱问知识人等，它们
是完成不同类型任务的主要健康信息源之一，其中被选用比例最高的是在 I–M–LH 任务
中，列占比为 40.5%，显著高于 I–M–D&M（8.9%）、I–H–LH（27.1%）、I–H–
D&M（22.1%）、D/S–M–LH（29.5%）、D/S–M–D&M（29.4%）、D/S–H–LH

（25.9%）、D/S－H－D&M（19.4%）等 7 种任务，而在 I－M－D&M 任务中，在线问答社区信息的被选用比例最低，且与在其他 7 种任务类型中的被选用比例存在显著性统计学差异。此外，在 I－H－LH、I－H－D&M、D/S－H－LH、D/S－H－D&M 等任务中虽然在线问答社区信息的被选用比例存在一定差别，但不存在显著性统计学差异（见图 5－13）。

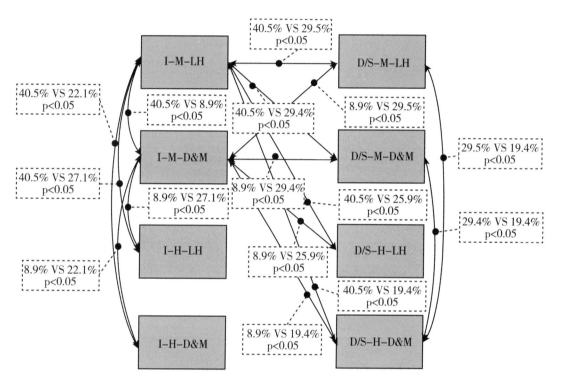

图 5－13 不同任务的在线问答社区信息选择比例显著性差异

（3）用户对百科类信息的选择差异

实验参与者在完成任务过程中使用过的百科类信息主要有维基百科、百度百科、搜狗百科、360 百科、MBA 智库百科等。百科类网络健康信息在两个任务中被选用比例较大，分别是 I－H－LH（22.2%）与 I－H－D&M（22.1%），后者与前者仅相差 0.1%，这两个任务中百科类信息的被选用比例显著大于 I－M－LH（7.8%）、I－M－D&M（11.6%）、D/S－M－LH（11.2%）、D/S－M－D&M（11.9%）与 D/S－H－LH（13.2%）任务。I－M－LH 任务中，此类信息源被选用比例最小，且显著小于 I－H－LH、I－H－D&M、D/S－H－D&M（18.0%）3 个任务；I－M－D&M、D/S－M－LH、D/S－M－D&M、D/S－H－LH、D/S－H－D&M 等任务间不存在统计学差异（见图 5－14）。

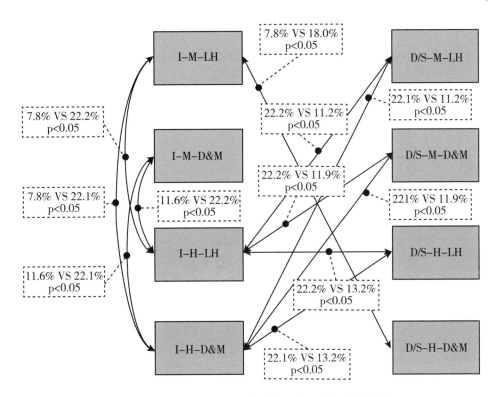

图 5 – 14　不同任务的百科类信息选择比例显著性差异

（4）用户对社交媒体信息的选择差异

实验参与者对社交媒体类信息（包括微信公众号、各类微博、B 站等）选用比例较低的任务类型有 I－M－D&M（8.2%）、I－H－D&M（8.1%）、D/S－H－D&M（8.1%），此三类任务中社交媒体信息被选用比例均不超过 10%，且显著低于 I－M－LH（28.4%）、D/S－M－LH（17.6%）、D/S－M－D&M（23.8%）、D/S－H－LH（17.7%）。对此类信息源选用比例最高的是在 I－M－LH 任务中，显著高于 I－M－D&M、I－H－LH（10.8%）、I－H－D&M、D/S－M－LH、D/S－H－LH、D/S－H－D&M 等任务。此外，D/S－H－LH任务中社交媒体信息被选用比例显著高于 I－H－LH 任务（p＜0.05）（见图 5－15）。

（5）用户对新闻媒体信息的选择差异

数据中涉及的新闻媒体数量较多，如人民网、中国青年网、搜狐网、腾讯网、新浪网等，均是实验参与者获取相关信息以完成实验任务的重要信息源之一。当然，不同任务类型中，此类信息源的被选用比重是不一样的，其中实验参与者选用最多新闻媒体信息的任务为 I－M－D&M（16.8%），显著高于 I－H－LH（1.7%）、I－H－D&M（6.9%）、D/S－M－LH（5.9%）、D/S－M－D&M（3.9%）、D/S－H－LH（8.5%）、D/S－H－D&M（2.1%）等任务，在 I－H－LH 任务中，实验参与者选用了最少比例的新闻媒体类信息，显著低于 I－M－LH（10.7%）、I－M－D&M、I－H－D&M、D/S－M－LH、D/S－H－LH

等5种任务。此外，在 I－M－LH 任务中，实验参与者选用此类信息的比例显著高于 D/S－M－D&M、D/S－H－D&M 等任务，而后两者间不存在显著性统计学差异（见图5－16）。

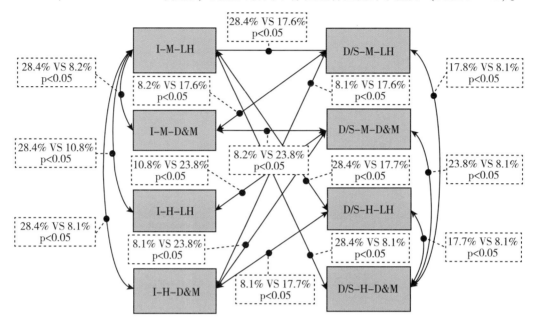

图5－15　不同任务的社交媒体信息选择比例显著性差异

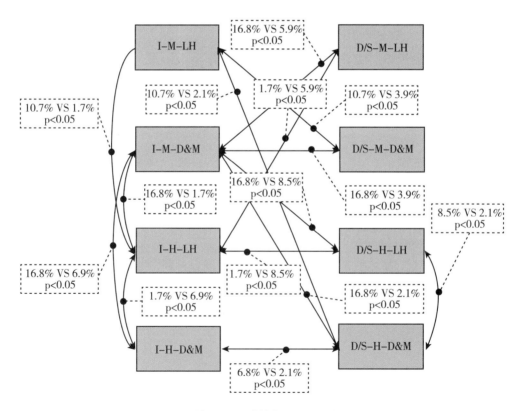

图5－16　不同任务新闻媒体信息选择比例显著性差异

（6）用户对在线文库信息的选择差异

在线文库类信息源以百度文库、360 个人图书馆、道客巴巴、豆丁文库等平台为代表，是实验参与者获取网络健康信息的信息源集合中的重要部分，而相较于其他类型的信息源，在线文库的整体使用频率相对较低。在线文库被选用比例超过 10% 的仅是在 D/S－H－LH 任务（13.4%）中，该比例显著高于在线文库在 I－M－LH（3.6%）、I－M－D&M（3.7%）、I－H－LH（5.4%）、I－H－D&M（4.0%）、D/S－M－LH（6.4%）、D/S－M－D&M（4.6%）、D/S－H－D&M（5.2%）7 种任务类型，且在这 7 种类型的任务中在线文库信息的被选用比例互相不存在显著性统计学差异（见图 5－17）。

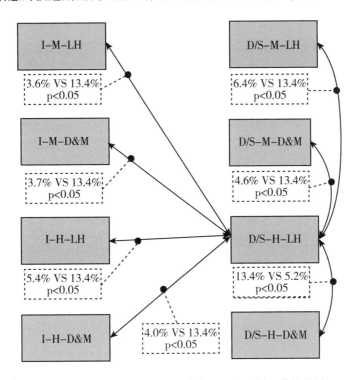

图 5－17　不同任务的在线文库信息选择比例显著性差异

（7）用户对专业数据库的选择差异

专业数据库类信息源主要包括万方数据、中国知网、维普网、PubMed 等数据库平台，因其提供的信息具有区别于其他类信息源的特征，故实验参与者在完成不同实验任务过程中对来源于专业数据库的信息的选择比例存在一定差异。在 I－M－D&M（32.2%）任务中，专业数据库信息被选比例最高，显著高于 I－M－LH（4.1%）、I－H－LH（15.6%）、I－H－D&M（16.7%）、D/S－M－LH（11.4%）、D/S－M－D&M（3.4%）、D/S－H－LH（10.0%）、D/S－H－D&M（7.3%）7 种任务。在 D/S－M－D&M 任务中，专业数据库信息被选择比例最低，它与除 I－M－LH、D/S－H－D&M 外其他 5 种任务类型均存在显著性统计学差异。I－M－LH 与 D/S－M－D&M 一样，在这两类任务中，专业数据库信息被选择比例较小，且显著低于 I－M－D&M、I－H－LH、I－H－D&M、D/S－M－LH、D/S－H－LH 等 5 种任务。D/S－H－D&M 任务中，专业数据库被选择比例显著低于 I－H－LH、I－H－D&M 任务，而后两者间不存在显著性统计学差异（见图 5－18）。

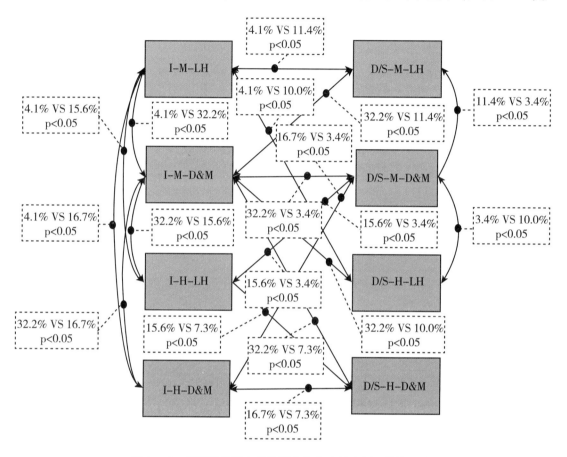

图 5－18　不同任务的专业数据库信息选择比例显著性差异

本研究从微观视角分析了不同任务类型在不同信息源选择上的差异，发现不同任务类型在在线健康社区、在线问答社区、百科类、社交媒体、新闻媒体、在线文库与专业数据库等方面存在不同程度的差异。而从宏观视角上看，不同任务类型对信息源的选择是否具有一定偏向性呢？为了回答这个问题，本研究采用对应分析，分析结果见图 5－19。从对应分析结果中可以发现，实验参与者在执行 I－H－LH 任务时选择百科类信息的比例要大于其他类任务，在执行 D/S－M－LH 任务时选择在线文库信息的比例最大，为了完成 D/S－H－D&M 健康信息搜索任务，实验参与者选择了更大比例的在线健康社区信息，而在完成 I－M－D&M 任务时，则选择了更大比例的专业数据库信息。

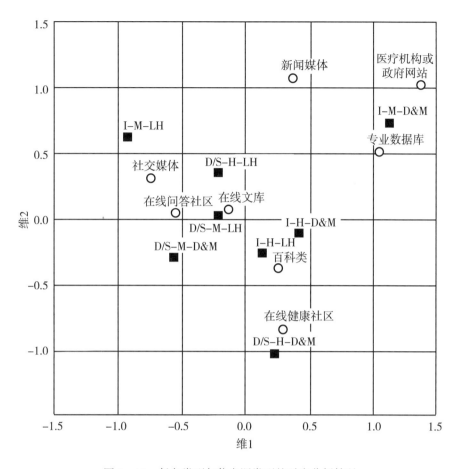

图 5 – 19　任务类型与信息源类型的对应分析情况

注：（1）图中方块为任务类型，圆点为信息源类型，方块与圆点间的距离表示任务类型对某种信息源类型的选择比例的大小，即距离越近，选择比例越大，距离越远，选择比例越小；（2）此对应分析中，从惯量累积占比来看，维度1与维度2携带了总惯量的大部分信息，效果较好，所以对应分析图中以此两个维度为分析参考。

5.2.3　用户跨源健康信息选择行为分析

5.2.3.1　用户跨源健康信息选择动机

分析表明，医—用交流障碍、信任缺失（包括对医生和对网络信息质量的信任）、用户自我调节和用户安全心理是促使其产生跨源健康信息搜寻行为的主要动机。

（1）医生—用户交流障碍

用户通过医生获取相关健康信息时两者交流的不畅及交流中医生对患者的心理疏导缺失是交流障碍的主要体现。医生更加习惯于用间接的、相对专业的语言告知病人病情及治疗方案，而病人则期望与医生产生共情交流[34]，获得包括对病情和治疗方案背后简明知识科普及适当的心理疏导等服务。研究发现，当用户认为与医生交流不顺畅时，跨源健康信息选择行为随之产生。如 P2_2 就医后表示：“医生可气人了！（就让我检查、吃药）什么都没告诉我，（我就去问同学了）。"信息源由"医生"转移到了"同学"。P2_11 的经历表明，医生未对用户进行心理疏导，从而触发了跨源搜寻行为，医生对其病症判断为"水土不服，紧张、压力大"等，不需治疗调养即可康复，然而并未站在用户的角度疏导其对症状的担忧心理。因此，当病症反复出现时，该受访者只好跨源到互联网检索信息，以确定身体无恙。可见，当用户与医生交流不顺利或没有得到必要的心理疏导时，用户会跨源搜寻相关的健康信息。

（2）信任缺失

缺乏信任会促使用户跨源搜寻健康信息。研究表明，信任缺失来自两个方面，即对诊疗质量的质疑和对网络健康信息的质疑。

质疑诊疗质量的用户往往会在"看医生"这一行为之后开展跨源健康信息搜寻。"质疑"具体可表现为：因中西医差异，用户认为"西医不懂偏方"（如 P2_8）；用户对治疗方案带来的副作用存疑，认为医生不会据实告知副作用（如 P2_1）；治疗建议超出患者预期（如 P2_1）；用户对疗效期望过高从而认定医生所说不靠谱（如 P2_15）。P2_11 表示："其实我对医生（的）决策不满意，我觉得不靠谱。因为我每次去看这个病，我希望的是类似于不再犯这个病了（我希望疾病能够治愈），医院我去了好几次了，每次花一千多块钱做这个检查那个检查，然后（病情）又会反复，根本治不好的，（医生说的）不靠谱，（我是肯定要到处跟人讨论的）。"可见，对诊疗质量的质疑促使用户寻求更多对病症的解释，从而触发用户跨源健康信息搜寻行为。

质疑网络健康信息质量的用户会由于主观确立网络信息的辅助作用、从众心理和感知网络信息造假选择跨源搜寻健康信息。认为网络信息只能起到辅助作用的用户往往会选择线下的方式获取更多的信息来验证网络健康信息的质量；而受从众心理影响认为"一个网站的可信度不高"，若几个网站皆有相似说法则可信，因而用户倾向于选择更多的在线信息源搜寻同一问题。如 P2_8："其实网上那个（些）东西只是作为参考，（其他的信息）还是要问医生。"P2_3 明确表示："我觉得一个（网站上的健康信息）可信度不高，会多看几个（网站）。"担心网络造假，认为网络平台上的内容不全面，是有目的、有选择地呈现的，用户（如 P2_4）倾向于选择更具权威性的信息源跨源搜寻健康信息。

（3）用户自我调节

研究发现，用户的自我调节，包括认知调节和情绪调节是跨源健康信息搜寻的动机之一。61% 的受访者表示认知调节（对所需健康知识的补充）是促使跨源健康信息搜寻行为产生的主要因素之一，无论是就医后、与亲戚朋友交流过后或是网络健康信息浏览之后，用户依然想要对所面临健康问题的相关知识进行了解与补充，改善认知失调，补充相关知识。如 P2_1："做完 B 超、彩超以后，我就百度（病情）了，然后再去问崔奶奶（一个从事医疗相关职业的朋友），就再去了解一下到底（病情是）什么情况（以及）怎么回事。"

情绪调节则包括对未知疾病的焦虑情绪和错失恐惧心理。用户由于缺乏对疾病的认知而产生焦虑心理，跨源健康信息搜寻行为有助于用户减少甚至消除焦虑。焦虑作为人类负面情绪反应中最典型的一种，是"由紧张的烦躁不安或身体症状所伴随的，对未来危险和不幸的忧虑预期"[35]。未知使人产生焦虑[36]，用户从一定信息源获得相关健康信息后，由于病情充满未知，产生焦虑心理，此时会通过跨源健康信息搜寻行为调节自身的焦虑情绪。如 P2_15："我先查了百度，一种说法是说杀神经的时候特别疼，描述得我特别害怕。我也不了解，就越想越害怕，然后就去校医院问医生，我跟医生说我好怕疼，到底疼不疼，医生说不会疼的，（我就放心了）。"可见，对疾病未知的恐慌心理促使用户产生跨源健康信息搜寻行为。

此外，"错失焦虑"（Fear of Missing Out，FoMO）也是触发跨源信息搜寻行为的原因。错失焦虑由认知心理学家 Przybylski 等[37]提出，指用户因害怕错过信息，特别是害怕错过社交媒体上的碎片化信息而产生的焦虑情绪，也被译为"错失恐惧""遗漏焦虑"或"局外人困境"[38-42]。由于健康信息与用户自身健康状况直接相关，因而用户伴有强烈的错失焦虑，总希望通过跨源健康信息搜寻行为查全与所患疾病相关的信息。如 P2_22 表示："看过医生回来是要查的，因为网上有很多说的不一样，你不看不知道的，心里不踏实的，都要知道的，都要看到的。"可见错失焦虑在跨源健康信息搜寻中的作用。

（4）用户安全心理

"安全心理"是指人们倾向于认为权威人物的思想、行为和语言往往都是正确的，服从他们会使自己有种安全感，增加不会出错的"保险系数"[43]。在采取具体治疗手段或服药之前，出于安全心理，用户会产生跨源健康信息搜寻行为，寻找满足自身认知信任（认知信任建立在对他人能力、可预测性、可靠性的评价之上[44]）的对象（医生）进行权威验证。如 P2_10 所说："网上可能就（有）各种说法（无法判断是否可信），然后会让我妈再咨询一下那些医生（才能形成解决方案）。"受这一心理影响的用户，无论之前在何种信息源上搜寻健康信息，在采取具体治疗行动前都会跨源找医生进行咨询与确认。

5.2.3.2 跨源健康搜寻过程中的信息源选择

分析发现，某些因素影响了用户在跨源过程中的信息源选择，这些因素包括信息源的可信度、权威性、故事性（用户的自述，即"自陈式信息"），用户习惯性的路径依赖、从众心理。图 5-20 显示了各种因素出现的频率。

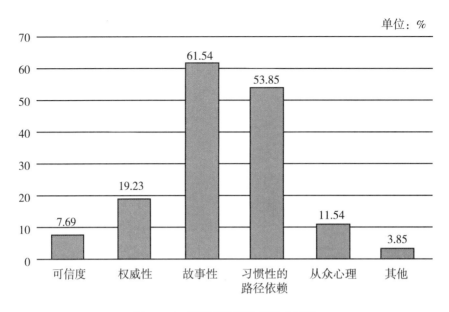

图 5 – 20 跨源信息源选择影响因素

　　信息是否具有故事性是影响跨源信息源选择最主要的因素，在各种因素中占比61.54%。用户在跨源搜寻健康信息时更期望获得用户描述的类似病症及亲身经历的信息。如 P2_26 表示自己选择小红书 App 跨源搜寻健康信息是因为信息分享者分享的健康方法"亲测有效"，P2_18 也表示健康论坛、知乎上用户的类似经历能够为他提供有效的帮助。

　　长期使用某类信息源使用户产生某种依赖，本研究称之为"习惯性的路径依赖"。53.85%的用户（14 人）会依据习惯性路径依赖选择信息源进行跨源搜寻，其中78.57%的用户因习惯而选择了搜索引擎这一信息源（见图 5 – 21）。如 P2_4 表示，"就是会有这种习惯性的动作，下意识地去搜百度"，P2_8 也表示，"平时用得最多的就是百度，在百度上搜习惯了，然后就用百度了，其他（信息源信息的质量）也不怎么样的，百度还方便、常用"。可见，习惯是导致路径依赖的主要原因。

　　信息源的权威性也是影响用户跨源信息源选择的因素。如 P2_15："实体医生，不是网上的医生，我觉得是最可靠的，（所以）愿意去选择他们。他们是专业的。"

　　一些受访者表示，选择特定的信息源进行跨源搜寻是因为从众心理，大家都说这几个信息源很好，于是跟从大众的选择。如 P2_19："大家都觉得好，获赞数很高。"

　　此外，信息源的可信度感知也是影响用户选择的因素。有的用户认为面对面的信息源更可信，因此更加倾向于选择朋友、医生等信息源跨源获取健康信息；有的用户对家人依赖感强，认为家人是完全可信的，因而倾向于选择家人作为跨源的信息来源获取健康信息，如 P2_3，"我舅告诉我的偏方，他又不会害我，丝毫没有怀疑（偏方可能有问题），（舅舅是我的家人）不容置疑"。

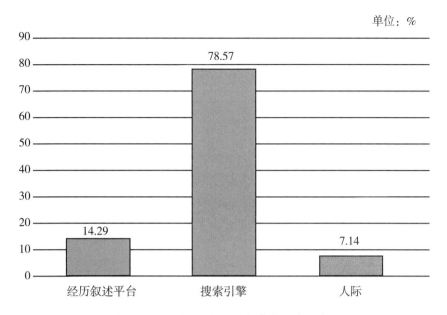

图 5 – 21 用户因习惯而选择信息源类型占比

5.2.3.3 跨源健康信息选择行为路径模型

基于以上研究结果，本研究形成了跨源健康信息搜寻行为路径模型，见图 5 – 22。用户跨源健康信息搜寻时信息源的选择随着跨源搜寻动机的改变而不断变化。研究发现，医生、人际信息源（亲人、朋友、同事）和网络信息源为用户搜寻健康信息的初始信息源，选择不同初始信息源的用户跨源动机亦有所不同，进而会选择不同的信息源满足其跨源搜寻需求。

初始信息源为医生的用户，由于多种原因引发跨源健康信息搜寻行为，这些原因包括与医生的交流不畅或医生未对其进行相应的心理疏导而导致的交流障碍，对医生诊疗质量的质疑而导致的信任缺失，自身的认知调节与情绪调节的需求。其中：与医生交流不畅会促使用户跨源选择网络信息源或人际信息源搜寻健康信息；而未获得相应心理疏导的用户更倾向于选择网络信息源跨源搜寻健康信息；受信任缺失跨源动机影响的用户由于对医生诊疗质量的质疑，而会在网络信息源与人际信息源之间交叉跨源搜寻健康信息，P2_6 和 P2_15 的日记数据亦可表明这一点，P2_6 在搜寻健康信息时，信息源从"妈妈"跨源到了"百度"，而 P2_15 则是从"百度"跨源到"妈妈和奶奶"等人际信息源。认知鸿沟、未知焦虑及错失恐惧导致自我调节跨源动机产生，此类用户倾向于选择人际信息源与网络信息源跨源搜寻健康信息，认知鸿沟与未知焦虑相互影响，而由于错失恐惧产生自我调节跨源动机的用户，一般只会选择网络信息源跨源搜寻健康信息。此外，交流不畅又直接影响着用户的信任缺失和对诊疗质量的质疑，导致用户就医时交流越是不畅，越会对诊疗质量产生怀疑，从而提高跨源信息搜寻的概率。

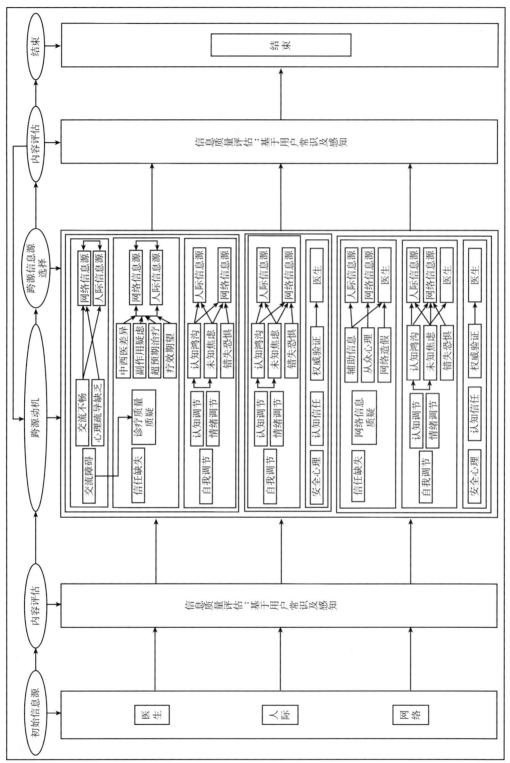

图5-22 跨源健康信息搜寻行为路径

　　初始信息源为人际信息源的用户会因自我调节和安全心理跨源搜寻健康信息。认知鸿沟与未知焦虑相互影响,用户倾向于选择人际信息源与网络信息源跨源搜寻健康信息;而由于错失恐惧产生自我调节跨源动机的用户,一般只会选择网络信息源跨源搜寻健康信息;出于安全心理进行权威验证的用户倾向于选择专业信息源搜寻健康信息,一般会直接询问医生。

　　初始信息源为网络信息的用户,会因对网络信息质疑产生的信任缺失动机、自我调节动机和安全心理动机跨源搜寻健康信息。认为网络信息只可作为辅助信息参考的用户会选择人际信息源和医生;因从众心理跨源搜寻健康信息的用户一般倾向于选择其他网络资源而非医生或者人际信息源;而认为网络信息是伪健康信息、不可信的用户会直接跨源找医生获取有关健康信息;出于安全心理进行权威验证的用户依然倾向于选择专业信息源搜寻健康信息。

　　自我调节动机是跨源健康信息搜寻行为中最核心的部分,无论何种初始信息源,用户皆可由此动机直接产生跨源搜寻行为。当初始信息源为医生时,由于自我调节动机,用户选择网络或人际信息源进行认知调节或情绪调节后可能直接结束跨源搜寻行为。

　　用户凭感觉、感受评估跨源获取的健康信息后依然可能再次跨源,因而跨源并非一个线性的过程,而可能依据用户需求满足的程度循环往复。此类跨源的动机与初次跨源动机和目的相似,侧重心理需求的调节与满足。认知鸿沟、未知焦虑会令初始信息源为医生,因交流障碍、信任缺失动机跨源选择网络及人际信息源搜寻健康信息的用户产生再次跨源行为;而初始信息源为网络信息源,因信任缺失动机跨源医生搜寻信息的用户会因交流不畅跨源其他网络信息源搜寻健康信息,搜寻后部分用户会再次因自我调节跨源到网络信息源和人际信息源获取信息;初始信息源为网络信息源,因信任缺失和自我调节动机跨源到其他网络搜寻信息的用户会因安全心理再次跨源到医生,搜寻后一般又会因交流不畅选择其他网络信息源进而产生自我调节动机,再次跨源搜寻,直到满足需求停止搜寻行为。

5.3　本章小结

5.3.1　不同个体特征用户对网络健康信息源的选择有不同程度的偏好

　　用户在网络健康信息搜索时获得的80%以上的信息均来自在线问答社区、在线健康社区、社交媒体、百科类、专业数据库等信息源,且不同个体特征用户对不同信息源的选择存在不同程度的差异，这与宋小康等[45]、Zhang 等[46]的相关研究结果基本一致。而理论上具有较强专业性与权威性的医疗机构或政府网站却并没有成为用户获取网络健康信息的重要信息源，这与陈忆金等[47]在研究中指出的"信息源的重要性随着不同健康情境所需信息专业性、权威性的提升而不断增加"结论不完全一致，因为用户在网络健康信息搜索过程中除了对信息内容的需求外，情感互动和支持也是其非常重要的需求，而医疗机构或政府网站的信息多强调专业性与权威性，缺少了对用户本身的关照，这也是在线问答社区，如知乎、百度贴吧成为用户获取网络健康信息的主要平台的原因。实验参与者在访谈中表示，在线问答社区中的情感互动与支持促成了用户对此类信息源的信任。当然，信息的专业性和权威性对用户来说也是很重要的，如以好大夫在线、春雨医生等为代表的在线健康社区相较其他类信息源，其专业性和可信度相对较高，因此被较多用户认可和接受。此外，在线问答社区之所以受欢迎还因其信息内容较为丰富，既有专业医师编辑或审核的科普知识，也有健康用户分享的经验知识，还有对医疗机构或政府网站信息的转载，并且为用户提供了一定的互动空间。在线健康社区一般需要用户先注册再登录，一些用户在被系统提示需要登录才能浏览全部信息时，选择"拒绝"，并继续寻找其他无须登录就能获取类似信息的信息源。

在网络健康信息源选择影响因素方面，本研究并未发现不同性别间的显著性统计学差异，这与已有研究结果不太一致[48-49]，造成不一致的原因还需进一步探究。就学历而言，研究发现大学本科/专科生、硕士研究生、博士研究生对信息源的选择存在显著的差异，这与已有大部分研究结论基本一致[50-51]。一般来讲，博士研究生对专业数据库的熟悉程度要显著高于大学本科/专科生的，但是大学本科/专科生选择专业数据库信息的比例却高于博士研究生，大学本科/专科生实验参与者的解释是"专业数据库信息可信度高，选择信息时，只考虑是否相关，很少质疑其可信度"。但事实上，专业数据库中也会存在一些质量不高的信息，大学本科/专科生无法甄别或不加甄别地相信会存在较大风险，骇人听闻的"魏则西事件"就是因为网络搜索引擎的信息质量问题酿成的悲剧，我们应该谨防专业数据库信息也成为另一个悲剧的"肇事者"。在信息检索学习经历方面，有相关经历的用户会选择更多的在线健康社区、社交媒体类健康信息，而无相关学习经历的用户则会选择更多的百科类、在线文库类健康信息。在线健康社区与社交媒体虽然也为用户提供了嵌入式信息检索功能，但这些功能不如百科类、在线文库类信息平台的检索功能方便，而有信息检索学习经历的用户可以更快地适应这些嵌入式搜索功能和操作，获取相关信息的效率会相对更高。

用户个人的计算机使用频率、信息搜索经验也影响了其对网络健康信息源的选择，但随着用户计算机使用频率、信息搜索经验的增长，其对某一特定健康信息源类型的选择比例并不是线性的，而是呈现"U"型或倒"U"型。例如，信息搜索经验为"1—2 年"的实验参与者选择百科类信息比例最高，且显著高于"小于 1 年""3—4 年""5—6 年""7—8 年""大于 8 年"类实验参与者；信息搜索经验为"1—2 年"的实验参与者使用在线问答社区类信息的比例最低，且显著低于"小于 1 年""3—4 年""5—6 年""7—8 年""大于 8 年"类实验参与者。这可能与不同计算机使用频率、信息搜索经验用户对某一类信息源的感知有用性或信任程度的动态变化有关。

健康信息素养高的用户相较于低和中水平用户会选择更多的在线文库信息，而选择更少的在线问答社区信息；健康信息素养较低的用户会选择更多的百科类信息。在线文库是用户共享各类信息资源的平台，内容丰富且相对规范，很多其他信息源中（如专业数据库）需要注册登录或需要购买的信息在在线文库中能低成本获取到。在线文库提供的信息指向性较强，且没有专业数据库在信息质量方面的保障机制（如专业数据库期刊文献多有同行评议，平台收录审查等机制保障整体信息质量在一个较高的水平），因此对用户本身的知识基础和甄别能力有一定要求，对健康信息素养相对低的用户在浏览和阅读在线文档类信息时感知到了较大的认知负荷。而百科类信息多是面向大众的科普信息，单篇文档的信息量较大，对健康信息素养相对低的用户来说是一种低认知投入、高知识回报的信息获取方式。如实验参与者 P23（自评健康信息素养水平偏低）表示："感觉百度百科越来越好，这次搜索健康信息任务，感觉挺好，比如关于'感冒'，它讲得比较系统，觉得回答了很大一部分问题，而且'百度健康医典'简直不要太好，有专业医生审核，信息内容很系统、很多，而且排版也很舒服，感觉自己长见识了（发现'百度健康医典'这一百科类信息平台）。"

在不同认知风格中，场依存类用户会更多地选择在线问答社区类健康信息，而场独立用户则更多地选择百科类、在线文库、专业数据库类信息。场依存类用户在处理信息时不容易将单个因素从复杂的背景中提取出来，容易受到周围环境和人的影响，而场独立用户善于独立思考，不容易也不想受到外界的干扰[52]。场依存类用户在浏览和阅读在线问答社区类健康信息时，因为受到互动信息内容或观点的影响，会更倾向于相信这些内容，进而选择了更多的此类信息，而场独立类用户对信息的判断多来自自身经验，且不喜欢被干扰或影响，进而会选择较少的在线问答社区类健康信息，而对百科类、在线文库、专业数据库等没有互动干扰、需要更多思考和甄别的信息选择会更多。

用户个体特征是用户画像的重要组成部分，不同个体特征与网络健康信息源选择间的关系，可以帮助我们构建虚拟的用户模型，即网络健康信息选择偏好模型，进而帮助健康信息系统优化和提升其个性化、智能化信息搜索功能。如在搜索结果页面考虑搜索结果排序时，不仅应该考虑信息的相关性，还应该结合当前用户画像或用户网络健康信息选择偏好模型，将其乐于接受的信息源类型的相关信息放在合适的排序位置，以提高其健康信息搜索效率与交互质量，进而增强其对健康信息搜索系统的用户体验；当对网络健康信息进行分类组织和管理时，也可考虑将信息源类型作为分类指标。

5.3.2　不同任务类型情境下用户对网络健康信息有不同的偏好

用户在进行 8 种不同健康信息搜索任务时对不同信息源也有不同程度的偏好，突出表现在在线健康社区、在线问答社区、百科类、社交媒体、新闻媒体、在线文库与专业数据库 7 种信息源的选择比例上。任务类型与信息源选择间也存在着明显的对应关系，如在智识型 – 高复杂度类任务中，无论疾病与医疗还是生活保健类，用户对百科类信息有明显的偏好；而在决策或问题解决 – 生活保健类任务中不论复杂度高低，用户均优先选择在线文库信息；此外，用户在决策或问题解决型 – 高复杂度 – 疾病与医疗类健康信息搜索时选择了更多的在线健康社区信息，而在智识型 – 中复杂度 – 疾病与医疗健康信息搜索时则更多地选择了专业数据库信息。这些发现表明任务类型（任务产出类型、任务复杂度、健康信息话题类型）作为情境相关因素对用户网络健康信息源选择有显著的影响，进一步验证了 Zhang 等[53]、Chi 等[54]、Saastamoinen 等[55]的研究结论。基于任务类型与信息源类型的对应关系我们可以构建任务类型 – 信息源选择偏好模型（见图 5 – 23），该模型一方面可以帮助健康信息系统通过分析用户信息源选择类型来识别当前健康信息搜索任务类型，另一方面，也可以通过当前任务类型（任务产出类型 – 任务复杂度 – 健康信息话题类型）来预测用户可能偏好哪种信息源，进而在结果页面排序过程中将用户更乐于接受的信息源排在合适的位置。

已有很多研究都较多地关注健康信息内容的易访问性、内容质量、可用性、互动性、相关性、有用性、熟悉性、匿名性、适宜性与情感支持[56]，其个性化策略的设计与开发也多基于用户在这些方面的需求，很少有研究将信息源类型等有关信息的表现形式纳入网络健康信息交互行为研究中。但在实际生活中，用户进行健康信息搜索时不仅会与信息内容进行交互，还会与信息本身的表现形式进行交互，其信息选择和利用也因此受到较大影响。由此，本研究引入信息框架理论（Message Framing Theory）对该问题进行诠释，信息框架理论将视角对准人与信息表达方式或形式的交互，强调信息框架效应对用户信息行为及行为决策的影响[57]，对其展开深入研究有重要学术价值和社会意义。杨梦晴等[58]在其研究中指出目前基于信息框架的健康信息学研究，特别是国内的相关研究还存在较大的空白，而本研究提出的任务类型－信息源选择偏好模型，将信息源类型纳入任务情境推测与分析中，这是信息框架理论在网络健康信息搜索行为研究领域中的应用。但需要指出的是，由于本研究的局限所在，相关结论还需要进一步检验和拓展。

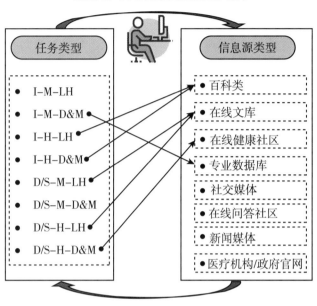

图 5－23　任务类型－信息源选择偏好模型

5.3.3　用户跨源健康信息选择行为与动机

基于用户产生跨源健康信息搜寻行为的动机和跨源选择信息的原因的分析，以下对用户心理需求与跨源行为、健康信息质量与跨源行为及信任与跨源行为展开进一步讨论。

（1）用户心理需求与跨源行为

研究发现，其他用户提供的亲身经历成为用户跨源选择信息源的主要原因。他们倾向于了解有相似经历的用户的心路历程，以此作为抚慰不安情绪和化解焦虑心态的重要途径。除了医生之外，家人、朋友、经历相似的用户以及小红书、知乎、微博等故事性、自陈式信息源是用户跨源健康信息搜寻行为的常用信息源。即使就医搜寻健康信息后，用户依然会产生跨源行为。与医生之间存在交流鸿沟的用户会跨源获取信息求得内心对诊疗结果的认同或反对。可见，跨源健康信息搜寻过程中，用户跨源搜寻的心理需求大于实际需求。

情绪调节也是用户因需要心理调节而进行跨源搜寻健康信息的动机之一。面对健康问题时，用户会通过跨源健康信息搜寻行为缓解因未知和错失健康信息而产生的焦虑与恐惧心理，满足心理需求。自陈式信息源包含故事性，为跨源行为的主要选择之一。这也许是由于患病后，用户急需他人的共情交流，而故事性的健康信息能填补用户此时的情感需求。此外，故事性的健康信息包含较为完整的患病过程及治疗方式，用户"有章可依、有据可循"。虽然可信度较高的专业健康信息网站、报纸、电视节目、问答平台是用户健康信息搜寻的主要信息源，能满足用户养生保健、自我健康管理、食品养生等信息需求[59-64]，但对于跨源健康信息行为来说，此类信息源无法满足用户的心理需求，因而跨源行为中用户较少选择此类信息源搜寻健康信息。用户就医后，依然会产生跨源行为，究其原因，与医患之间的交流鸿沟有关[65]：一些医生在诊疗过程中只关心疾病，对患者缺乏同情和关心[66]，不能换位思考，安抚疏导，这是导致交流鸿沟的主要原因之一。因而，患者转而寻求其他的信息来源，以满足自身情绪调节的需要。可见，患者的情绪调节是自发的，而跨源搜寻行为无疑在这一过程中发挥了关键的作用。

（2）健康信息质量与跨源行为

研究表明，对健康信息质量的担忧是促使用户产生跨源行为的主要动机之一。部分用户能够明确表达对当前各类网络健康信息源质量的不信任，需要通过多种线上、线下信息源相互印证，以获得更可信的健康信息。此外，用户会凭感觉和常识评估跨源获取的网络健康信息的质量，而当研究人员继续追问具体问题与对应的常识时，用户都趋向于表示凭感觉感知，这反映了用户在跨源健康信息搜寻过程中的"无意识思维"的特点。迈尔斯[67]在书中阐述了心理学家迪克特赫斯等的发现，指出当人们必须做出决策却又缺乏知识支持时，无意识思维便会引导个体做出让自我满意的决定。随着社交媒体、问答平台的发展，健康信息日趋碎片化，每一次的跨源搜寻都伴随着无意识思维对信息的加工，令用户满意自己对网络健康信息的真伪判断。然而，研究人员深入访谈及追问却发现，并没有有效的证据（常识或已有知识）佐证用户的判断。可见，用户的健康知识相对缺失，导致他们对网络健康信息存疑度较高、无法准确判断信息的真伪，而他们又急于说服自己以获得安慰，这种矛盾的状态和心理反映了用户的健康信息素养水平亟待提升。

（3）信任与跨源行为

信任是网络信息搜寻行为研究中经常讨论的变量，也是影响信息可信度评价的重要因素之一。研究表明，在用户跨源获取健康信息的过程中，信任来自两个方面，即对健康信息本身的信任和对医生的信任。虽然用户与医生的沟通及交流并不顺畅，且无论年龄，大多数用户对医生持怀疑态度，认为医生有时会夸大治疗方案或者不做解释直接制订治疗方案，但当与互联网健康信息相比时，用户认为医生更可信。研究发现，在访谈中，有些受访者表现出矛盾心理，即表示自己相信医生，但仍然会通过搜寻网络健康信息以印证医生提供的信息是否可信。这种矛盾的心态，表明当前医生和用户之间的信任关系出现了裂痕。此外，研究还发现，尽管电视提供了较高质量的健康节目，也传递了比较高质量的健康信息，但很少有用户通过电视获取健康信息，这是由于电视上的节目是定时定点播放的，而用户更加倾向于可随时随地访问的线上信息源。这与本研究中参与者多为年轻人有关，他们的时间相对不那么灵活，兼顾工作和生活，大多只能利用碎片化的时间获取健康信息，这也是这类人群的行为特点之一。

对用户跨源健康信息选择行为研究的启示体现在多个方面。第一，对用户而言，研究结果有利于他们提升对自身健康信息选择行为的认知，适应健康信息多源环境，正视因未知和错失带来的焦虑与恐惧感，改善跨源健康信息获取能力，理性分析健康信息真伪，以提升健康信息素养，做出正确的健康决策。第二，为政府、医院及健康信息素养培训机构改善服务策略提供了依据。跨源健康信息搜寻消耗用户更多的时间，用户需付出更多的交互努力。因而，如何帮助他们减少不必要的付出，更轻松地应对身体的不适，减轻他们的心理和精神负担是我们努力的方向。研究结果表明，用户的跨源健康信息选择行为多是由交流障碍、信任缺失、自我调节等因素催生的，因而加强医患沟通、促进双方的理解、提升双方的素质、增强彼此信任是急需解决的问题，这需要政府、医生、用户等多方面共同努力。第三，研究的结果同时也为开发支持用户跨源健康信息搜寻的新型健康信息系统提供了实证证据。研究表明，在健康信息获取的过程中，跨源是一种常见的行为特征，而互联网往往是用户在跨源选择中不可或缺的环境。如何在健康信息系统构建过程中融入用户的跨源健康获取需求无疑是健康信息平台需要考虑的重要问题。因而，一种融合多种信息源的、支持用户在同一平台或系统上实现便捷跨源的、更为智能的健康信息系统和平台是符合当前用户需求的。本研究具有一定的局限性：首先，样本选择有一定局限，由于采用了日记和半结构访谈两种研究方法，研究参与者的招募有一定难度，且仅有 9 位参与者完成了日记；本研究以年龄为 20—29 岁的高学历青年人为主，趋于集中，学历也偏高，导致研究结果的解释能力存在一定局限。其次，研究以质性数据分析为主，仅构建了描述性模型，无法验证模型中揭示的关系。因而，未来的研究将引入定量研究方法，在本研究的基础上，细化研究问题，考虑不同类型用户群体，进一步验证跨源健康信息搜寻行为路径模型，使研究结果更具普适性与科学性。

参考文献

［1］［3］ZHANG Y. College students' uses and perceptions of social networking sites for health and wellness information ［J/OL］. Information research, 2012, 17 (3): 1 – 20. ［2022 – 07 – 09］. http: //informationr. net/ir.

［2］［4］CHOUDHURY M D, MORRIS M R, WHITE R W. Seeking and sharing health information online: comparing search engines and social media ［C］// Proceedings of the SIGCHI conference on human factors in computing systems. ACM, 2014: 1365 – 1376.

［5］［50］孙丽. 任务类型对网络健康信息搜寻行为的影响及其预测模型研究 ［D］. 长春: 吉林大学, 2015.

［6］BORLUND P. Experimental components for the evaluation of interactive information retrieval systems ［J］. Journal of documentation, 2000, 56 (1): 71 – 90.

［7］BORLUND P, INGWERSEN P. The development of a method for the evaluation of interactive information retrieval systems ［J］. Journal of documentation, 1997, 53 (3): 225 – 250.

［8］［21］BORLUND P, SCHNEIDER J W. Reconsideration of the simulated work task situation: a context instrument for evaluation of information retrieval interaction ［C］// Proceedings of the third symposium on information interaction in context, ACM, 2010: 155 – 164.

［9］LI Y, HU D. Interactive retrieval using simulated versus real work task situations: differences in sub – facets of tasks and interaction performance ［J］. Proceedings of the American society for information science and technology, 2013, 50 (1): 1 – 10.

［10］李月琳, 肖雪, 胡蝶. 信息检索实验中的任务设计: 真实与模拟仿真工作任务的比较研究 ［J］. 图书情报工作, 2014 (16): 5 – 12.

［11］李月琳, 等. 数字图书馆用户多维交互与评估 ［M］. 北京: 国家图书馆出版社, 2019: 87.

［12］LIU J. Deconstructing search tasks in interactive information retrieval: a systematic review of task dimensions and predictors ［J］. Information processing and management, 2021, 58 (3): 102522.

［13］［16］LI Y, BELKIN N J. A faceted approach to conceptualizing tasks in information seeking ［J］. Information processing and management, 2008, 44 (6): 1822 – 1837.

［14］［17 – 19］LI Y. Exploring the relationships between work task and search task in information search ［J］. Journal of the association for information science and technology, 2009, 60 (2): 275 – 291.

［15］黄崑, 陈佳琦, 郑明煊, 等. 信息搜索任务难度研究述评 ［J］. 信息资源管理学报, 2020 (4): 88 – 98.

［20］张秀, 李月琳. 年龄梯度视角下网络用户健康信息甄别能力研究 ［J］. 情报学报, 2019 (8): 838 – 848.

［22］李月琳，蔡文娟．国外健康信息搜寻行为研究综述［J］．图书情报工作，2012（19）：128 -
132.

［23］［59］吴丹，李一喆．老年人网络健康信息检索行为实验研究［J］．图书情报工作，2014
（12）：102 - 108.

［24］张敏，聂瑞，罗梅芬．健康素养对用户健康信息在线搜索行为的影响分析［J］．图书情报工
作，2016（7）：103 - 109，138.

［25］石艳霞，刘欣欣．大众网络健康信息搜寻行为研究综述［J］．现代情报，2018（2）：
157 - 163.

［26］周晓英，蔡文娟．大学生网络健康信息搜寻行为模式及影响因素［J］．情报资料工作，2014
（4）：50 - 55.

［27］王辅之，罗爱静，谢文照，等．健康信息素养自评量表的编制及其信效度检验［J］．中国现
代医学杂志，2013（30）：89 - 93.

［28］张厚粲，孟庆茂，郑日昌．关于认知方式的实验研究——场依存性特征对学习和图形后效的
影响［J］．心理学报，1981（3）：299 - 304.

［29 - 32］张文彤，董伟．SPSS 统计分析基础教程［M］．3 版．北京：高等教育出版社，2018：
272 - 282.

［33］［45］宋小康，赵宇翔，宋士杰，等．互联网环境下我国健康信息替代搜寻者特征及其行为模
式研究［J］．图书情报工作，2020（22）：107 - 117.

［34］［65］张脐伟，张金华，林晓洋，等．从患者满意度调查探索医院管理的实证研究［J］．中国
医院管理，2010（6）：42 - 44.

［35］冯雪梅．网络用户信息检索焦虑研究［J］．图书馆学刊，2008（4）：130 - 132，140.

［36］刘鲁川，张冰倩，孙凯．基于扎根理论的社交媒体用户焦虑情绪研究［J］．情报资料工作，
2019（5）：68 - 76.

［37］PRZYBYLSKI A K，MURAYAMA K，DEHAAN C R，et al. Motivational，emotional，and behavior-
al correlates of fear of missing out［J］. Computers in human behavior，2013，29（4）：1841 - 1848.

［38］王美月，王萍，李奉芮，等．移动微媒体用户错失焦虑症（FoMO）生成机理研究——基于认
知心理学视角［J］．情报资料工作，2019（5）：77 - 83.

［39］赵宇翔，张轩慧，宋小康．移动社交媒体环境下用户错失焦虑症（FoMO）的研究回顾与展望
［J］．图书情报工作，2017（8）：133 - 144.

［40］柴唤友，牛更枫，褚晓伟，等．错失恐惧：我又错过了什么？［J］．心理科学进展，2018
（3）：527 - 537.

［41］姜永志，金童林．自恋人格与青少年问题性移动社交网络使用的关系：遗漏焦虑和积极自我
呈现的作用［J］．中国特殊教育，2018（11）：64 - 70.

［42］叶凤云，李君君. 大学生移动社交媒体错失焦虑症测量量表开发与应用［J］. 图书情报工作，2019（5）：110－118.

［43］管理科学著名定律连载 NO.46 权威效应［J］. 施工企业管理，2010（6）：81.

［44］MAYER R C, DAVIS J H, SCHOORMAN F D. An integrative model of organizational trust［J］. Academy of management review, 1995, 20（3）：709－734.

［46］［53］ZHANG Y, SUN Y, KIM Y. The influence of individual differences on consumer's selection of online sources for health information［J］. Computers in human behavior, 2017, 67（2）：303－312.

［47］陈忆金，庄家正，谈大军. 不同情境下老年人对健康信息源的选择差异研究［J］. 图书情报工作，2020（21）：90－98.

［48］［56］ZHANG Y. Beyond quality and accessibility：source selection in consumer health information searching［J］. Journal of the American society for Information science and technology, 2014, 65（5）：911－927.

［49］张鑫，王丹. 基于扎根理论的个体医疗健康信息源选择行为影响因素研究［J］. 图书情报工作，2018（14）：5－13.

［51］WEBER I, CASTILLO C. The demographics of web search［C］// Proceedings of 33rd annual ACM international conference on research and development in information retrieval（SIGIR 2010）, ACM, 2010：523－530.

［52］柯青，孙建军，成颖. 场独立－场依存认知风格对信息搜寻绩效影响：元分析研究［J］. 情报学报，2015（6）：646－661.

［54］CHI Y, HE D, JENG W. Laypeople's source selection in online health information－seeking process［J］. Journal of the association for information science and technology, 2020, 71（12）：1484－1499.

［55］SAASTAMOINEN M, JÄRVELIN K. Relationships between work task types, complexity and dwell time of information resources［J］. Journal of information science, 2018, 44（2）：265－284.

［57－58］杨梦晴，赵宇翔，宋士杰，等. 国外健康行为研究中信息框架理论的源流、应用与发展［J］. 情报学报，2020（6）：662－674.

［60］王茵，何秀荣. 消费者对营养健康信息的搜寻行为及其影响因素分析——基于北京市消费者的调查［J］. 中国农业大学学报（社会科学版），2017（1）：94－105.

［61］袁红，唐娜. 数字移民健康信息搜寻动机及感知障碍研究［J］. 情报资料工作，2015（2）：67－72.

［62］BEAUDOIN C E, HONG T. Health information seeking, diet and physical activity：an empirical assessment by medium and critical demographics［J］. International journal of medical informatics, 2011, 80（8）：586－595.

［63］ROOKS R N, WILTSHIRE J C, ELDER K, et al. Health information seeking and use outside of the medical encounter：is it associated with race and ethnicity？［J］. Social science and medicine, 2012, 74（2）：

176 - 184.

　　［64］WEAVER J B, MAYS D, WEAVER S S, et al. Health information - seeking behaviors, health indicators, and health risks ［J］. American journal of public health, 2010, 100 (8): 1520 - 1525.

　　［66］程度. 医患关系的影响因素和改善途径 ［J］. 中国医学伦理学, 2000 (6): 61.

　　［67］迈尔斯. 社会心理学 ［M］. 侯玉波, 乐国安, 张智勇, 等译. 北京: 人民邮电出版社, 2006: 87.

6 健康信息素养与搜寻行为

近年来，随着"促进全民健康信息素养"的提出[1]，越来越多学者开始关注素养与行为的研究。用户健康信息素养水平主要体现在其对健康信息的获取、评估与利用等方面，它直接影响着用户对健康信息的传播与使用[2]，关系到全民健康水平，具有极其重要的作用。

健康信息素养的高低会对大学生的健康信息搜寻行为与健康状况产生影响，健康信息素养越高的大学生越倾向于使用网络进行健康信息搜寻[3]。张敏等[4]指出健康素养与健康信息检索素养会影响健康信息搜寻行为的过程与结果。Chisolm 等[5]发现用户的健康信息素养越高，使用网络健康信息资源的频率也越高，而低健康素养的患者更少使用在线网站搜寻健康信息[6]。李春红等[7]在调查肝癌病人的健康信息素养状况时发现，独居患者的健康信息素养水平相对较低，因而其获取健康信息途径十分受限。Cristina 等[8]与 Quinn 等[9]分析了健康素养在网络健康信息搜寻行为与用户情感上的作用后认为，良好的健康信息搜寻习惯和较强的健康信息搜寻能力会使大学生终身受益[10]。付少雄等[11]通过探究大学生健康信息搜寻行为与其实际健康水平的关系，指出健康素养在大学生健康信息搜寻行为与实际健康水平之间产生交互影响。

健康信息素养也影响着用户的健康信息搜寻行为。低健康信息素养水平的用户时常在健康信息搜寻活动中遇到问题与障碍，如无法判断健康信息的质量，对专业术语的理解不够充分等都会对这类用户的健康信息搜寻行为产生一定的影响。Cotten 等[12]也发现用户的网络信息素养能力影响其对信息的获取或利用。

尽管已有一些研究探讨了用户健康信息素养和健康信息搜寻行为之间的关系，然而，很少有研究深入探讨不同程度的健康信息素养如何塑造了用户的健康信息搜寻行为特征和路径。为此，在前文探究用户健康信息素养维度、健康信息水平影响因素的基础上，本章进一步分析健康信息素养水平和健康信息搜寻行为特征之间的关系。

6.1 研究方法

6.1.1 研究设计

本研究根据健康信息素养维度与用户素养水平（见第 3 章），设计跟踪访谈大纲，揭示不同健康信息素养水平用户的行为特征和搜寻路径，访谈大纲见表6－1。跟踪访谈由搜寻经历分享和问卷内容跟踪两个部分组成，通过参与者分享的真实搜寻经历和回答问卷题项选择的原因，进一步揭示不同健康信息素养水平用户的搜寻行为特征和搜寻行为路径。

表6－1 跟踪访谈大纲（节选）

内容	序号	问题
搜寻经历分享	1	您平常一般都会搜寻哪几类健康信息？
	2	能分享一次您近期的搜寻经历吗？
	3	您搜寻的目的是什么呢？
	4	您搜寻的主要信息源是什么呢？（看医生，通过网络搜寻，还是问朋友？）什么情况下会选择这几种信息源？为什么？
	5	是什么原因让您在这种情况下选择了这个信息源，能具体谈谈吗？
	6	您使用的网络信息源是什么呢？为什么使用它呢？
	7	这个信息源为什么会让您有这种感觉，您才选择去使用它呢？
	8	除了您刚刚说的信息源，还有其他的信息源吗？
	9	您搜寻的关键词是什么呢？
	10	您还能回忆一下搜寻到的大致内容吗？
	11	您后来采纳这条信息提供给您的建议了吗？为什么？
	12	是什么原因让您对这条信息产生了这样的感觉呢？
	13	您还能分享一次其他的健康信息搜寻经历吗？
问卷内容跟踪	1	您一般什么时候会选择去医院看病，什么时候会选择在网络检索健康信息，什么时候又会问朋友呢？
	2	您平时能顺利地跟亲朋好友交流健康问题吗？为什么？能举个具体的例子吗？
	3	看您对识别健康方面的广告信息的能力比较满意/不满意，您觉得跟健康相关的广告信息都有什么特征呢？
	4	您一般怎么识别虚假的健康信息呢，或者说您觉得什么样的健康信息是虚假的？
	5	什么样的健康信息对您来说质量是高的呢？能具体举个例子吗？
	6	您判断各信息源质量高低的依据是什么呢？您觉得什么样的信息源是高质量的，什么样的信息源是低质量的呢？
	7	您跨源搜寻健康信息的目的是什么呢？
	8	您通常会怎样跨源呢？是从医生、网络到朋友吗？还是怎么样呢？能举个具体的例子吗？

6.1.2 样本选取

跟踪访谈用于探究不同健康信息素养水平用户的健康信息搜寻行为特征及搜寻路径。

根据用户的健康信息素养水平，研究人员跟踪访谈了 30 名参与者。其中：高 HIL 水平的参与者 10 名，占比 33.3%；中等 HIL 水平的参与者 11 名，占比 36.7%；低 HIL 水平的参与者 9 名，占比 30.0%。样本中男性 11 名，女性 19 名，分别占整体样本的 36.7% 和 63.3%。30 岁及以下的参与者 6 名，占比 20.0%；31—44 岁的参与者 7 名，占比 23.3%；45—59 岁的参与者 14 名，占比 46.7%；60 岁及以上的参与者 3 名，占比 10.0%。30 名参与者中，高中及以下学历的 12 名，占比 40.0%，专科学历的有 5 名，占比 16.7%；本科学历 1 名，占比 3.4%；硕士研究生学历 7 名，占比 23.4%，博士研究生学历 5 名，占比 16.7%。所有参与者都具有电脑、手机健康信息搜寻的经验。参与者的基本特征见表 6-2。30 名参与者中，访谈时间超过 60 分钟的有 10 名，45—60 分钟的有 12 名，其余至少访谈 30 分钟。

表 6-2 参与者的基本特征

序号	性别	年龄/岁	文化程度	户口性质	健康信息素养水平
1	男	30	硕士研究生	城镇	高
2	女	29	硕士研究生	城镇	高
3	女	30	博士研究生	城镇	中
4	女	25	硕士研究生	城镇	高
5	男	57	硕士研究生	城镇	中
6	女	54	硕士研究生	城镇	高
7	女	51	高中及以下	城镇	中
8	女	57	高中及以下	城镇	中
9	男	65	高中及以下	城镇	中
10	女	60	高中及以下	城镇	低
11	女	31	专科	农村	低
12	女	48	高中及以下	农村	中
13	男	53	高中及以下	农村	低
14	女	38	高中及以下	农村	中
15	女	46	高中及以下	城镇	中
16	女	46	高中及以下	农村	中
17	男	47	本科	城镇	低
18	女	52	高中及以下	农村	低
19	女	31	博士研究生	城镇	高
20	女	28	博士研究生	城镇	高
21	女	27	硕士研究生	城镇	高

序号	性别	年龄/岁	文化程度	户口性质	健康信息素养水平
22	男	50	专科	农村	低
23	男	53	专科	农村	低
24	男	55	硕士研究生	城镇	高
25	男	35	专科	城镇	中
26	男	35	博士研究生	城镇	高
27	男	33	博士研究生	城镇	高
28	女	53	高中及以下	农村	低
29	女	62	高中及以下	农村	低
30	女	37	专科	农村	中

6.1.3 数据分析

本研究运用开放编码分析访谈文本，分析工具为 NVivo12。由两名编码人员背靠背编码，之后研究小组对编码结果进行讨论和确认，采用 Holsti 公式计算编码一致性，结果为 91.08%。

6.2 不同层次的健康信息素养与搜寻行为特征

根据第 3 章开展的问卷调查数据分析，我们将所有有效问卷的受调查者分为高、中、低 HIL 用户，本章针对这三类用户的健康信息搜寻行为特征展开分析。

6.2.1 高 HIL 用户健康信息搜寻行为特征

6.2.1.1 信息源选择及影响因素

问卷数据表明，高 HIL 用户中有 20.29% 的用户更倾向于在网络上搜寻健康信息，38.16% 的用户持中立态度，没有特别的偏向，认为利用网络获取健康信息与去医院看病一样，是基本的健康信息获取方式（见图 6 - 1）。跟踪访谈结果表明，高 HIL 用户获取健康信息的信息源十分丰富，线上来源包括搜索引擎（百度、必应、微信搜索功能）、微博、知乎、健康论坛、在线健康医疗平台（好大夫在线等）、bilibili（B 站）、小红书、微信公众号等，线下来源主要有亲朋好友（具有相关医学背景的朋友）、医院的医生（包括学校医院的医生）、电视节目（健康类电视节目）。

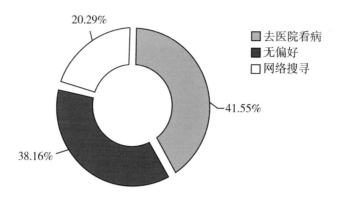

图 6 - 1　高 HIL 用户线上线下健康信息来源选择偏好

　　虽然高 HIL 用户日常利用的健康信息源较丰富，但用户健康信息搜寻经历访谈结果显示，当遇到疾病类健康问题时，无论年龄大小，用户皆倾向于选择通过百度及咨询医生和有相关专业经验的亲朋好友搜寻健康信息。信息源的便利性、依赖性和可采纳性是影响高 HIL 用户选择疾病类信息源的因素（见表 6 - 3）。

表 6 - 3　高 HIL 用户健康信息源选择的影响因素

一级编码	二级编码	三级编码	示例
便利性	浏览便利	内容包含范围广	P4：（从百度）点进去搜出来一条（信息），其他的也会出来一些，一些健康网也会出来，就（会出来）好多网站，你的选择就多一点吧……（专业健康网上的信息百度上也能出来一点的），就是说百度能够提供多元化的这种（信息结果），集成性比较高一点，如果你只是认定一个来源去找的话，我就觉得太少了一点。或者几个信息源一个一个去找的话，也没有那么多时间，这个（百度）就是每个信息源都能涉及一点
		分类清晰	P1：……它（微信搜索）其实也能搜到一些百度展现出来的东西，同时它还会分类，能搜出来一些医院的信息、一些小程序的信息、一些官方公众号的信息，同时还能搜索到一些最新报道，我可以挑选我想看的东西，就是分类很好
	识别便利	去除广告	P1：……就是它出来的是一些不是广告的东西吧，所以我就比较喜欢，我不喜欢百度，百度上面很多都是广告
		易于识别信息内容生成者的身份	P2：……因为知乎上面我不知道那些人都是干什么的，通过（百度）搜出来的（信息）我能看出来都是哪些机构，谁在回答，比较容易判断

一级编码	二级编码	三级编码	示例
	利用便利	时间便利	P6：……因为百度比较方便吧，无论是用手机还是电脑，随时随地就可以查
		操作便利	P2：……一些海外网站使用的便捷程度弱……那我就选择用百度
		形式便利	P19：……这时候你就发现这种问答网站没什么用了，都是问题，看不到图片，就算患者发了图片，医生也是说，让去医院检查，就没啥用。这时候我就去论坛了，比如在一些养猫的论坛，就看到很多养猫的、得过猫癣的（人）在上面分享自己用的什么药膏，有自己的图片，就能通过图片比较
依赖性	现实习惯	熟悉	P6：……因为有的时候记不住网址，也记不住网站的域名，百度就很好记，比较熟悉
		生活分享	P20：……在家里你总要跟家人交流吧，（这是）本能的，交流什么呢，就是我今天发生的事情啊，我的生活啊，我看到的新鲜事啊
	心理依赖	下意识选择	P20：……选择百度的原因嘛，就是，习惯了什么事都'问'百度，这是下意识的
		心理安慰	P4：……百度是我习惯用的，有事情的时候我就会选择百度，可能是心理上的一个需求吧，你让我用别的，当下我都是不愿意的，那之后闲下来了，我可能去好几个地方看看
可采纳性	权威	—	P21：我感觉这个平台做得还挺好的，而且这个平台是跟一些大医院合作的，不像有的在线医疗平台，是跟那种县级市的医院合作的，大医院嘛，医生水平越高临床经验越丰富呀，我就选了这个平台
	基于权威的关系信赖	—	P20：就是去问校医院的医生嘛，因为他们是学校的老师，我认识的，相对来说就算朋友，和他们比较亲近，可能不如（不像）医院医生中治病，（对医院的医生来说）你有什么症状就解决什么症状，（而）校医院的医生是综合考虑，特别是一些小病，他们都不建议吃药，就建议自己身体调理等等……所以我很喜欢去问他们

信息源的便利性包括浏览便利、识别便利和利用便利。浏览便利指信息源所包含的信息内容广泛或分类清晰。信息内容广泛主要指该信息源的集成性强，如百度涵盖各类信

息，其所包括信息的类型、形式也较为全面。如 P4 所述："（从百度）点进去搜出来一条（信息），其他的也会出来一些，一些健康网也会出来，就（会出来）好多网站，你的选择就多一点吧……（专业健康网上的信息百度上也能出来一点的），就是说百度能够提供多元化的这种（信息结果），集成性比较高一点，如果你只是认定一个来源去找的话，我就觉得太少了一点。或者几个信息源一个一个去找的话，也没有那么多时间，这个（百度）就是每个信息源都能涉及一点。"当用户感到不适或生病时，百度能够直接为其提供多种信息类型和形式的信息，一站式检索，因而高 HIL 用户倾向于选择百度搜寻健康信息。而分类清晰是指信息源对信息归类有序，易于进一步选择，如 P1 所述："……它（微信搜索）其实也能搜到一些百度展现出来的东西，同时它还会分类，能搜出来一些医院的信息、一些小程序的信息、一些官方公众号的信息，同时还能搜索到一些最新报道……我可以挑选我想看的东西，就是分类很好。"可见，良好的信息分类方便用户识别信息源的类型，提高了用户获取健康信息的能力。

识别便利主要包括去除广告和易于识别信息内容生成者的身份。各信息源中信息内容的广告占比影响着用户对信息源的选择，如 P1："……就是它搜索出来的是一些不是广告的东西吧，所以我就比较喜欢用，我不喜欢百度，百度上面很多都是广告。"可见，信息源所含广告的内容占比影响着用户对信息源的选择，去除广告或广告占比少的信息源对于用户来说更易于利用，无须花费大量时间去识别广告信息。而易于识别信息内容生成者的身份也是影响用户疾病类信息源选择的因素之一。如 P2："……因为知乎上面我不知道那些人都是干什么（的），通过（百度）搜出来的（信息）我能看出来都是哪些机构，谁在回答，比较容易判断。"该名参与者表示，虽然日常生活中闲暇时会去知乎等网站获取健康信息，但当身体发生不适时，还是首选百度来搜寻健康信息，这是因为百度上的健康信息可以直观地观测到信息提供者的身份，如在线医疗平台的医生、营利网站相关人员、某个博主或匿名网友等，而知乎上的信息发布者皆是个人注册的账号，无法辨别身份，因而其更愿意选择易于识别信息内容生成者身份的百度这一信息源搜寻疾病类健康信息。

利用便利主要包括时间便利、操作便利和形式便利三类。时间便利即随时随地可用。研究发现，用户倾向于选择随时随地可用的信息源获取疾病类健康信息，如 P6 表示："……因为百度比较方便吧，无论是用手机还是电脑，随时随地就可以查。"操作便利即可操作性强。问卷数据显示，高 HIL 用户对搜索引擎各信息源的利用能力较强，79.71% 的用户表示自己很会使用搜索引擎搜寻健康信息（见图 6 - 2）。因而影响高 HIL 用户健康信息源选择的可操作性并非指某个信息源的微观检索操作，而是指利用这一信息源的可操作性，如 P2 所述："……一些海外网站使用的便捷程度弱……那我就选择用百度。"形式便利是指信息源所包含的内容的展现形式便利，如 P19："……这时候你就发现这种问答网站没什么用了，都是问题，看不到图片，就算患者发了图片，医生也是说，让去医院检查，就没啥用。这时候我就去论坛了，比如在一些养猫的论坛，就看到很多养猫的、得过猫癣的（人）在上面分享自己用的什么药膏，有自己的图片，就能通过图片比较。"可见，信息源所含信息形式易于利用是促使用户选择该信息源的因素之一。

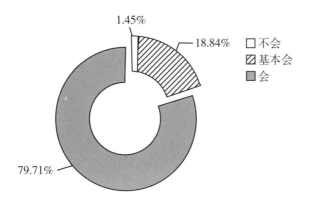

图 6 – 2　是否会使用搜索引擎搜寻健康信息的高 HIL 用户占比

依赖性也是影响高 HIL 用户对疾病类信息搜寻时信息源选择的因素之一。依赖性主要包括现实习惯和心理依赖两个方面。用户因日常生活的熟悉而习惯性地选择自己经常使用的信息源，如 P6 所述："……因为有的时候记不住网址，也记不住网站的域名，百度就很好记，比较熟悉。"除了熟悉之外，日常习惯的生活分享方式，也会影响用户信息源的选择，用户倾向于从亲朋好友处获取健康信息，如 P20 所述："……在家里你总要跟家人交流吧，（这是）本能的，交流什么呢就是我今天发生的事情啊，我的生活啊，我看到的新鲜事啊。"而心理依赖是指在身体不适或患有较为紧急的疾病时，用户因心理依赖而选择日常习惯使用的信息源，心理依赖包括下意识选择和心理安慰两种具体因素。许多高 HIL 用户表示，选择百度搜寻疾病类健康信息是他们下意识的选择，没有其他的原因，如 P20："……选择百度的原因嘛，就是习惯了什么事都'问'百度，这是下意识的。"除了下意识的选择之外，使用日常生活中习惯的健康信息源会让用户在身体不适时获得心理上的安慰，如 P4 所言："……百度是我习惯用的，有事情的时候我就会选择百度，可能是心理上的一个需求吧，你让我用别的，当下我都是不愿意的，那之后闲下来了，我可能去好几个地方看看。"可见，运用日常习惯的信息源会让用户在身体不适带来的未知与恐慌中获得心理安慰。综上，依赖性是影响用户健康信息源选择的因素之一。

除便利性、依赖性外，信息源的可采纳性也决定着用户是否会选择该信息源。可采纳性又可具体分为权威和基于权威的关系信赖。权威，即权威性的信息源，如医院的医生等。信息源的权威性影响着用户对其的选择，如 P21："我感觉这个平台做得还挺好的，而且这个平台是跟一些大医院合作的，不像有的在线医疗平台，是跟那种县级市的医院合作的，大医院嘛，医生水平越高临床经验越丰富呀，我就选了这个平台。"该参与者使用的在线医疗平台与实体医院医生的合作保障了信息源的权威性，是促使用户选择该信息源的因素。除了完全的权威性外，基于权威的关系信赖也是影响用户信息源选择的因素之一。基于权威的关系信赖可表现为用户相信具有相关专业经验的朋友，此类信息源具有一定的权威性，同时因关系信赖而让用户在心理上产生安全感，如 P20 所述："就是去问校医院的医生嘛，因为他们是学校的老师，我认识的，相对来说就算朋友，和他们比较亲近，可能不如（不像）医院医生只治病，（对医院的医生来说）你有什么症状就解决什么症状，（而）校医院的医生是综合考虑，特别是一些小病，他们都不建议吃药，就建议自己身体调理……所以我很喜欢去问他们。"可见，虽然校医院的医生具有一定的权威性，但关系信赖才是促使该名参与者选择该信息源的主要原因。

6.2.1.2 健康信息质量评估

健康信息特别是互联网上的健康信息质量良莠不齐，本研究认为运用单一的质量高低来判断用户对健康信息质量的评估难免过于笼统，因而本研究将健康信息质量评估分为四类：第一类为识别健康相关广告信息，这类信息有较为明显的特征，如字体、排版花哨，有十分显眼的联系方式及产品宣传内容；第二类为甄别伪健康信息；第三类为判断健康信息质量高低，在这一类质量评估中，无论质量高低，皆为真实的健康信息；第四类为评估健康信息内容与自身疾病符合程度，一些健康信息内容是真的，但与用户疾病特征不符，因而可能被误认为是伪健康信息，或低质量健康信息，这其实并非信息内容本身的问题，而是用户判断力的问题，因而不能笼统地归为真伪健康信息鉴别或质量高低判断。

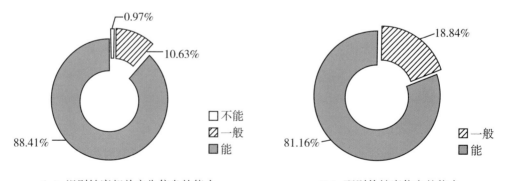

（a）识别健康相关广告信息的能力　　　　（b）甄别伪健康信息的能力

图 6-3　高 HIL 用户健康信息质量评估情况

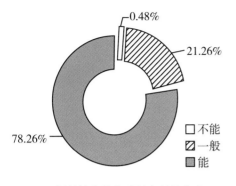

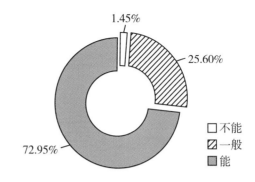

（c）判断健康信息质量高低的能力　　　　（d）评估健康信息内容与自身疾病符合程度的能力

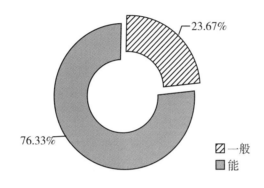

（e）判断网络信息源质量高低的能力

图6-3　高 HIL 用户健康信息质量评估情况（续）

图6-3表明，高 HIL 用户这四项评估能力大致相同，能识别、甄别、判断和评估的用户分别占88.41%、81.16%、78.26%和72.95%，识别健康相关广告信息、甄别伪健康信息的能力略高于判断健康信息质量高低和评估健康信息内容与自身疾病的符合程度的能力。除了对健康信息内容本身的识别、甄别、判断和评估外，对健康信息源，特别是网络健康信息源质量的判断也十分重要，图6-3也显示了高 HIL 用户对网络信息源质量高低判断的能力感知，可以看出，高 HIL 用户对网络健康信息源质量高低的判断与对健康信息本身的识别、甄别、判断和评估能力大致相同，76.33%的用户表示可以判断网络健康信息源质量的高低。

进一步分析发现，高 HIL 用户对广告信息的识别、伪健康信息的甄别、健康信息质量高低的判断有一定的依据（见表6-4）。对广告信息的识别，如 P19："卖东西，推荐产品，有名有姓、有购买链接的是广告。"P2："上面带医院的名字呀，宣传医院的这种就不行。"P4："就是很明显的呀……有链接，比方说一开始外面写的是这个东西，点进去以后又跳到另外一个页面去了。"P6："检索页面下面显示让你转发，要给转发出去，这个我认为就是广告吧。"P20："百度中相应搜索结果下面会有'广告'字样。"P1："我点开一个网站看一些描述，它会跳出那种'您好，我是什么客服'，很热情地一直问，那个肯定是广告。"P1："检索页面下面有一个那个类似 QQ 的这种头像在闪，其实这个也是广告。"通过上述用户的陈述可以看出，高 HIL 用户识别广告信息具有一定的依据，他们认为具有推销产品、卖东西、带宣传标语、拥有跳转链接及需要转发特征的信息一般是广告信息。

对伪健康信息的甄别，如 P6："比如说这个药能治百病啊，或者是这个东西能治百病啊，我就感觉是虚假的。"P21："甄别就是那种比如说有非常极端的词汇、鼓动性的词汇。"通过这两位参与者的表述可以看出，有"包治百病"字样以及危言耸听这种夸张表述的信息一般是伪健康信息。此外，排版错乱的信息也是伪健康信息，如 P1："微信文章中的字特别大，我就总觉得是假的。"P20："排版乱七八糟那种我都不信。"还有一些高 HIL 用户表示，内容逻辑也是他们判断健康信息质量高低的依据，一般情况下，文章前后不符或有诱骗式标题的，都是伪健康信息，如 P19："假的（信息）胡说八道，没有逻辑。"P1："尤其是一些标题党，就是忽略此文或者不看这篇文章少活 20 年，反正这种有口号的，（就）是等于说诱导诱骗式的一些链接里面那些东西基本上都是假的。"由此可见，高 HIL 用户伪健康信息的识别依据主要有表述是否夸张、排版是否错乱及内容逻辑是否清晰。这进一步印证了伪健康信息的突出特征（见第 4 章）。

针对健康信息质量高低的判断，高 HIL 用户倾向于直接通过高质量健康信息的特征提取高质量信息。他们认为高质量的健康信息一般具有信息源权威、内容充实、逻辑性强的特点。高 HIL 用户通过判断信息源的质量来判断健康信息质量的高低，一般权威的信息源，如国家认可的电视节目、医疗平台、医院的医生等传播的健康信息质量较高，如 P19："健康信息的话，医生说的质量一般都是可以的，然后国家的一些平台，内容质量是可以的，一些正规的节目，如综艺节目请的专家说的质量是可以的。"P6："真人的访谈，如医生的这种访谈，或者是医生的一些宣讲，我觉得这方面质量肯定是高的。"此外，信息内容的充实度在一定程度上也能作为判断健康信息质量高低的依据，如病友相似病症的分享，医生对某一病例的分析等，如 P4 所说："很长的那种回答会描述得比较具体，这种一般质量是可以的。"P2："平台拥有一些专业的医生给你解答，还是描述得比较详细，就这种一般都还可以"。除了内容的充实程度外，逻辑性也是判断质量高低的依据之一，内容前后连贯、倾向于分享一个客观事实的信息一般质量较高，如 P6："看他说的是不是前后连贯，有没有条理，有没有前因后果。"P1："质量高的信息会用一种客观的语言描述客观的状态。"

表 6-4　高 HIL 用户信息质量评估依据

	特征	举例	示例
广告信息	推销	宣传标语	P2：上面带医院的名字呀，宣传医院的这种就不行
		卖东西	P20：就是卖东西啊，推荐特定的品牌
		链接跳转	P4：就是很明显的呀……有链接，比方说一开始上外面写的是这个东西，点进去以后又跳到另外一个页面去了
		转发	P6：检索页面下面显示你转发，要给转发出去，这个我认为就是广告吧
	标志识别	百度广告标注	P20：百度中相应搜索结果下面会有"广告"字样
	异常热情的服务	客服主动热情地询问	P1：我点开一个网站看一些描述，它会跳出那种"您好，我是什么客服"，很热情地一直问，那个肯定是广告
		不停闪烁的 QQ 头像	P1：它下面有一个那个类似 QQ 的这种头像在那边闪，其实这个也是广告
伪健康信息	夸张表述	包治百病	P6：比如说这个药能治百病啊，或者是这个东西能治百病啊，我就感觉是虚假的
		危言耸听	P21：甄别就是那种比如说有非常极端的词汇、鼓动性的词汇
	排版错乱	字体很大	P1：微信文章中的字特别大，我就总觉得是假的
		空格很多，文本不齐	P20：排版乱七八糟那种我都不信
	逻辑性差	前后不符	P19：假的（信息）的（特征）都是胡说八道，没有逻辑
		诱骗式标题	P1：尤其是一些标题党，就是忽略此文或者不看这篇文章少活 20 年，反正这种有口号的，（就）是等于说诱导诱骗式的一些链接里面那些东西基本上都是假的
高质量健康信息	信息源权威性	官方认证的信息源	P19：健康信息的话，医生说的质量一般都是可以的，然后国家的一些平台，内容质量是可以的，一些正规的节目，如综艺节目请的专家说的质量是可以的
		医生	P6：真人的访谈，如医生的这种访谈，或者是医生的一些宣讲，我觉得这方面质量肯定是高的
	内容充实	病友经历的分享	P4：很长的那种回答会描述得比较具体，这种一般质量是可以的
		医生对病例的详述	P2：平台拥有一些专业的医生给你解答，还是描述得比较详细，就这种一般都还可以

续表

特征	举例	示例
逻辑性强	前后内容连贯	P6：看他说的是不是前后连贯，有没有条理，有没有前因后果
	陈述客观事实	P1：质量高的信息会用一种客观的语言描述客观的状态

6.2.1.3 其他特征表现

（1）从医院获取健康信息的意愿偏弱

研究发现，在真实的健康信息搜寻行为中，比起去医院看医生，高 HIL 用户更喜欢在网络上搜寻健康信息，这与低 HIL 用户有明显不同。高 HIL 用户不喜欢去医院，除非是紧急或表现严重的病情，否则皆倾向于在网络搜寻。如 P6："就是一些比较严重的病症显现的，才会去医院看，或者是没有缓解，才更倾向于去看医生，除此之外呢，其他的一些小问题啊，不紧急的，得到缓解的，都会在网络上进行搜寻，然后做出判断。"P19："这个情况真的很复杂了，没法说穷尽啊，我就说我记得起来的吧。首先严重的、直接影响我生活的，站不起来，呼吸不上来，有这种情况的，我肯定直接看医生，剩下的一些比较严重的，感觉是有点问题的，但是不是马上致命的，我会先上网查一下，拖一下，不忙的时候去看，也有可能拖着拖着就忘了。其他的小问题就直接上网查看，（通常）不会去医院的。"100% 的高 HIL 用户都表示，自己不经常或很少去医院。

研究小组进一步询问不愿意去医院的原因发现，高 HIL 用户不愿意经常去医院的原因主要是怕麻烦和被塑造为喜欢利用网络。跟踪访谈的全部高 HIL 用户皆表示"怕麻烦"是自己不愿意去医院的原因之一。如 P2："我很在乎我的健康，但是吧，就是还是对去医院这个事情，不是说去校医院，是去那些公立的大医院，还是有一种惧怕麻烦的心理，因为确实去一趟需要排号，还是有点麻烦的。"P21："我那次出现病症的时候是在家，离我们家近的三甲医院人非常多，必须得一早就去挂号，要不然根本挂不上，可能网上也得提前好几天（预约），我觉得很麻烦，然后我就想不如先（在网上）问一下（搜寻一下），然后到时候再说。"可见，对于高 HIL 用户来说，去医院看病是麻烦的，当身体出现并不是很严重的症状时，他们倾向于利用网络搜寻健康信息。P1 则表示，他认为愿意因为一些不适就上医院的人一般都很闲，没事干所以去医院，"……就感觉很闲没什么事做（才会在一个不是很严重的情况下直接去医院）"。

此外，通过跟踪访谈发现，高 HIL 用户有十分强烈的"病症观察"意愿，即不是严重到一定程度的疾病，此类用户都倾向于"观察几天"，这也导致了他们不太愿意去医院就医。如 P19："我觉得就那么回事吧，我看过医生了，就算我看医生前检索，也就是在网上看看，不严重的话，我就会拖着，严重的话，我就会去医院。"P2："就是说一些不是急性的或者过几天就有所缓解的，我就不太会去医院看，然后一些比较严重的，尤其是急性的一些疾病，可能过了好几天还没有痊愈，我就会更倾向于去看医生了。"

（2）网络健康信息发挥了辅助作用

从问卷数据中可以看出（见图 6 - 4），高 HIL 用户了解何时该寻求专业人士的帮助，如仅有 19.32% 的用户表示自己会将网络信息中提到的治疗方法运用到自己或亲人身上，也了解何时该寻求专业人士的帮助（仅有 0.97% 的用户表示在评估网络健康信息质量时，自己不会寻求专业人士的帮助），如网络上的信息建议他们服用药物时，大多数高 HIL 用户都会去寻求专业人士帮助鉴别药物（仅有 0.48% 的用户表示，当网络信息建议自己服用药物时，不会寻求专业人士的帮助）。

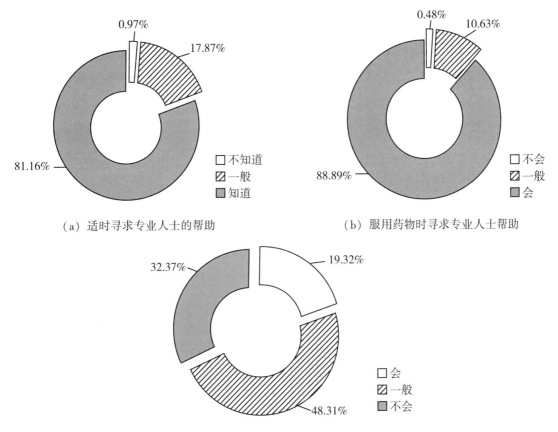

（a）适时寻求专业人士的帮助　　　　（b）服用药物时寻求专业人士帮助

（c）将网络信息中提到的治疗方法运用到自己或亲人身上

图 6 - 4　高 HIL 用户寻求专业帮助的情况

尽管高 HIL 用户从医院获取健康信息的意愿并不强烈，然而，研究小组进一步跟踪访谈发现，高 HIL 用户倾向于认为网络健康信息只是起到辅助作用，因而在网络获取信息后，他们会适时寻求相关专业人士的帮助，再决定是否要采纳。如 P20 所述："通过百度搜索的结果就五花八门了，有的说是体内病毒感染，有的说是因为天气热，排汗功能异常，有的说是手癣，有的说是湿疹。后面我就没看了，就是通过百度去基本判断一下没啥大事，这个信息百度还是可以提供的。至于具体是湿疹、病毒还是手癣，怎么治疗，病理是什么，这些是一定要去医院的。有的还推荐了药膏，我连药膏的名字都没看全，（我）不会用的，严重了需要涂药物我就去看医生……（身体有问题）我就去查了呀，然后看了看，怎么说的都有。你是没办法在网络上确诊的，就是去对照，心里大概有个数，（就发挥）这么一个作用……（信息质量）高不高嘛，是有作用的。虽然五花八门，不知道自己得的病到底是网上说的哪一个，但是是有作用的，起码我知道可能性大概是这些，每一个都不是致命的，我获得了这样一些信息。至于质量，它肯定不是低的，不是广告，不是伪健康信息，但是要说质量多高嘛，也谈不上，毕竟到底是病毒、湿疹、过敏、手癣，没办法从网上判断。你要想确诊、治疗，只能去医院。"可见，由于高 HIL 用户认为网络健康信息发挥的是辅助作用，因而他们并不苛求高信息质量。对他们而言，网络上的健康信息更多地起到排查和预检的作用。再如 P6 所述："（百度上的信息质量怎么样呢?）嗯，我只是看一下它（百度呈现信息）的一些说明，特别是有关症状的一些说明，然后具体质量的好坏，是哪方面原因，最后还得要看医生才能做出正确的判断，这些只是给我提供一个参考。没觉得它的质量有多么好，只是给我更多思考的角度吧。"

（3）追求高效的健康信息搜寻和呈现

问卷调查表明，大部分高 HIL 用户能较好地识别自己的健康信息需求，仅有 5.31% 的用户表示不能（见图 6-5）。研究小组通过进一步的跟踪访谈发现，高 HIL 用户追求高效的健康信息搜寻、呈现和利用。如 P19 所述："谁愿意研读微信上的东西呢，那些都是别人加工过的观点。（我喜欢）简明扼要的（信息）……最好就是，能有个平台，医生通过视频跟我一问一答，5 分钟解决。再要不就是有个地方（网站），我输进去（关键词），很清楚地出来相关情况的阐述，不用到处查找了。"P20："内容肯定要客观真实、简洁明了，然后就是最好我要找的信息都在一个地方，我就知道是怎么回事了，其他地方我只是为了再冲浪一下，看别人怎么说，就不想看个病还要去挑选信息（评估质量）。"此外，高效地利用信息做出高质量的决策也是高 HIL 用户追求效率的体现，这类用户倾向于将自己获取到的各条健康信息与认知相结合，形成基于自身认知的信息网，综合判断并做出决策。如 P1 所述："例如结肠炎，（网上说了）很多关于菌的这些信息，其实这些信息就构成了一张一张的网，对吧？这些网其实就已经在某种程度上回答了我为什么肚子疼，或者至少在百分之六七十上，已经能解答我肚子疼的原因了。"

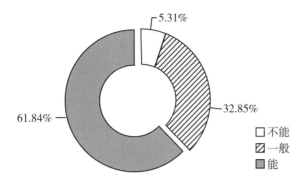

图 6-5　高 HIL 用户识别健康信息需求情况占比

（4）搜索也是学习的过程——搜索即学习

研究发现，用户在健康信息搜寻过程中体现了"搜索即学习"的特征，主要表现在习得新知识、通过习得的知识修改关键词及结合搜索前后获取的知识综合制定搜索决策。只有 1.45% 的用户表示在网络健康信息搜寻过程中不会根据搜寻到的信息修改关键词；87.44% 的用户表示会联系搜索前后获取的信息综合做出健康决策。此外，88.41% 的用户表示在健康信息搜寻过程中会收获新知识（见图 6-6）。

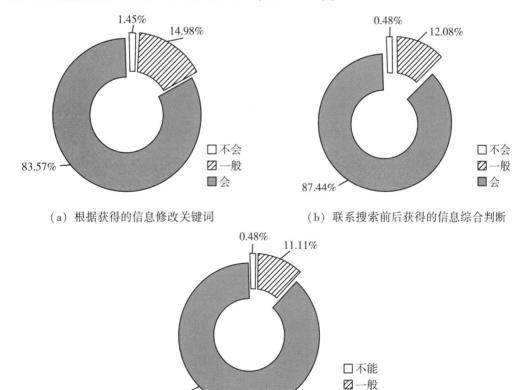

（a）根据获得的信息修改关键词　　　　（b）联系搜索前后获得的信息综合判断

（c）获得新知识

图 6-6　高 HIL 用户在健康信息搜寻过程中基于搜索的学习特征

跟踪访谈表明，高 HIL 用户在搜寻过程中修改关键词的原因主要有三类：缩小或扩大检索内容范围、对网络信息的质疑及认知补充。对于高 HIL 用户来说，在健康信息搜寻时，一个关键词的信息量往往无法满足其信息需求，用户会根据搜寻到的内容扩大或缩小关键词的范围，如 P2 所述："我一开始搜的是'为什么会胸闷'，系统返回的是一些（这个病）大概什么样的描述，但是好像说的都是一些科普性的。然后我就换了一个（关键词），更具体了一点，缩小了一下范围，输入的是'半夜胸闷一个小时'，系统反馈的信息说，如果是心脏的问题时间会很短（短时间内就会产生很严重的问题），如果一个小时左右的话，那就是因为胃部引起的胸闷。"P4："一开始我搜的是'带状疱疹'，病因是什么，易发人群有哪些，然后就是在讲这个病是怎么回事。我就换成了搜索治疗方式，就搜出来一些带状疱疹的治疗方式，更具体了一点，上面就出来了一些人的介绍。"可见，高 HIL 用户通过修改关键词缩小或扩大检索内容范围。

此外，对网络信息的质疑也是高 HIL 用户更换关键词的原因之一，如 P1 所言："应该不是不顺利吧。其实从某种程度上来看，是为了多看一些信息来辅助自己的判断。因为我不是很相信网上的一些内容，特别是健康方面的信息，换几个关键词，我就可以多看看、比较一下，也评估一下他们谁说得更可信一些。"可见，对网络信息质量的质疑引发用户修改关键词，以获取更符合其要求的健康信息。

除了缩小或扩大检索内容范围、对网络信息的质疑之外，认知补充也是高 HIL 用户修改关键词的原因之一。医学具有很强的学科专业性，因为用户在日常生活中遇到健康问题时常常不知其所对应的专业术语，因而有时使用自然语言进行搜寻后，获悉了与之相关的专业名词，便会将关键词修改成专业名词，再次检索，如 P1："比方说我肚子疼，我一开始只搜索右下方痛，（网上）有人说可能是肠炎、结肠炎。一开始我不知道结肠炎，知道了这个词后，我就输进去，输入'结肠炎'，看是不是我这个症状，怎么治疗之类的，就更有针对性。"

（5）强烈的跨源搜寻意识

高 HIL 用户在健康信息搜寻过程中具有强烈的跨源健康信息搜寻意识。83.09% 的用户认为从单一来源获取健康信息是不全面的，且在实际搜寻过程中，大部分高 HIL 用户会选择跨源搜寻健康信息；83.57% 的用户表示自己会跨源获取健康信息，即通过线上线下的信息源共同搜寻健康信息。72.95% 的用户认为自己能够判断何时该去医院就医；86.47% 的用户表示自己能够根据不同的情况选择不同的信息源，但在网络搜寻健康信息时，28.99% 的用户表示自己倾向于使用单一的信息源获取健康信息，而不会跨源（见图6-7），可见，跨源搜寻健康信息的用户还是占有相当大的比例。

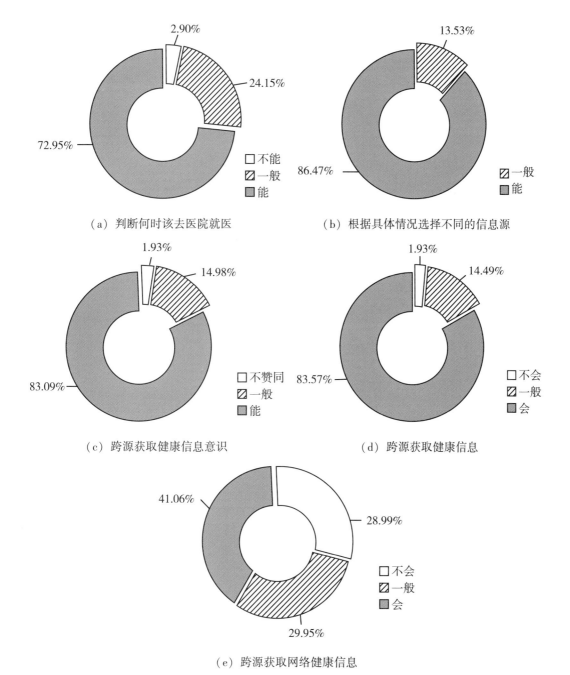

（a）判断何时该去医院就医　　　　　（b）根据具体情况选择不同的信息源

（c）跨源获取健康信息意识　　　　　（d）跨源获取健康信息

（e）跨源获取网络健康信息

图6-7　高 HIL 用户跨源健康信息搜寻情况

　　跨源搜寻健康信息的动机主要有交流障碍、信任缺失、用户自我调节（认知调节和情绪调节）和用户安全心理需要四类[13]。分析发现，信任缺失、用户自我调节和用户安全心理需要是高 HIL 用户跨源搜寻健康信息的主要动机。高 HIL 用户会因对网络健康信息产生怀疑而跨源搜寻健康信息。如 P4 所述："我不知道它（百度）对这个东西（带状疱疹）介绍得对不对，我就去知乎搜了，知乎上面有的人说得很详细，他一开始是怎么样，是怎么回事，我就去看了。"

用户自我调节包括认知调节和情绪调节。高 HIL 用户会因为需要健康信息补充知识而跨源搜寻健康信息，如 P20："因为我想拔牙，（看过医生回来之后）我就想看看网上对拔牙都有什么描述。我后来决定不拔了。如果要拔的话，我还要研究呢，因为要看看怎么拔，为什么疼，哪一步疼，之后怎么减轻疼，怎么能好得快。"此外，高 HIL 用户也会因为情绪调节的需要而跨源搜寻健康信息。问卷数据显示，高 HIL 用户在健康信息搜寻过程中会因为情绪影响其搜寻效率，42.03% 的高 HIL 用户表示，恐惧、焦虑等负面情绪会促使他们不停地搜寻健康信息（见图 6-8）。同样地，情绪调节也是促使高 HIL 用户跨源搜寻健康信息的主要动机之一，如 P4："我会去其他网上再查一下，因为有这个症状我会比较害怕、比较焦虑，我自己也会去（医院）查一下，我可能会比较焦虑，（担心）这个病会不会太严重……"

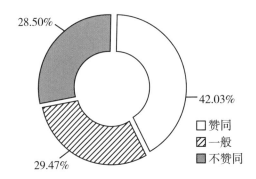

28.50%

42.03%

29.47%

□ 赞同
▨ 一般
▩ 不赞同

图 6-8　负面情绪引发的高 HIL 用户持续搜寻情况

用户安全心理需要也是高 HIL 用户跨源搜寻健康信息的主要动机之一，如 P2 所述："（网上）让我基本确定，就是腮腺炎，不用担心。然后第二天（我）又去了校医院嘛，因为我还是要找个大夫确认一下，还得去开点药。"可见，用户安全心理需要也是促使用户跨源搜寻健康信息的主要动机。

6.2.2　中等 HIL 用户健康信息搜寻行为特征

6.2.2.1　信息源选择及影响因素

分析发现，35.42% 的中等 HIL 用户表示自己会去医院咨询而不是在网络上搜寻健康信息，47.08% 的用户表示两种情况皆有可能，而 17.50% 的用户表示自己更倾向于从网络获取健康信息（见图 6-9）。可见，对于医院和网络这两种健康信息源来说，此类用户没有明显的倾向性，他们搜寻健康信息时使用的信息源较为丰富：线下信息源主要有医院的医生、亲朋好友、"老中医"、"老专家",线上信息源主要包括购物平台(京东、拼多多)上的客服、搜索引擎(百度)。

分析发现,信息源的便利性、其推荐功能及用户的依赖性(下意识选择)是影响中等 HIL 用户信息源选择的主要因素。此类用户倾向于选择内容较广泛的信息源,如 P3 所言:"我觉得看完这个(信息源)就差不多了,我比较喜欢用它,不用去看别的了,基本上几个方向的信息都能有一点。"P3 出于信息源的便利性而选择利用百度搜寻网络健康信息。信息源具备的推荐功能也是影响中等 HIL 用户信息源选择的主要因素之一。此类用户对推荐功能的需求体现在信息搜寻过程的不同方面:他们喜欢选择推荐功能强大的信息源,且能为他们推荐相关的、出乎他们意料的关键词,如 P3:"它能给我什么答案,什么是我想要的答案?(研究人员:什么样的答案是你想要的答案呢?)就是除了我输入的关键词检索到的答案之外,还可以在此基础上给我类似的推荐,让我可以从中选择……给我一些扩充,让我能够进一步地了解,获得我起初没有预料到的信息……"此外,与高 HIL 用户一样,对信息源的"依赖性"(下意识选择)也是影响用户选择信息源的因素,如 P7:"就是倾向于使用它,也不去看别的平台,一有问题,如果要在网络上检索就会去百度看……平常用习惯了,然后跟健康相关的问题都去'问'百度了……"

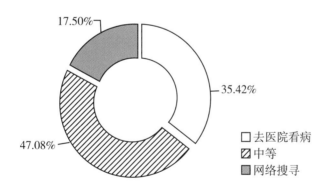

图 6-9 中等 HIL 用户线上线下健康信息来源选择偏好

6.2.2.2 健康信息质量评估

图 6-10 表明,中等 HIL 用户这四项评估能力大致相同,能识别、甄别、判断和评估的用户分别占 30.00%、33.75%、30.00% 和 23.33%,这明显低于高 HIL 用户。对广告信息的识别、伪健康信息的甄别和健康信息质量的判断能力稍强于与自身疾病符合程度的评估。

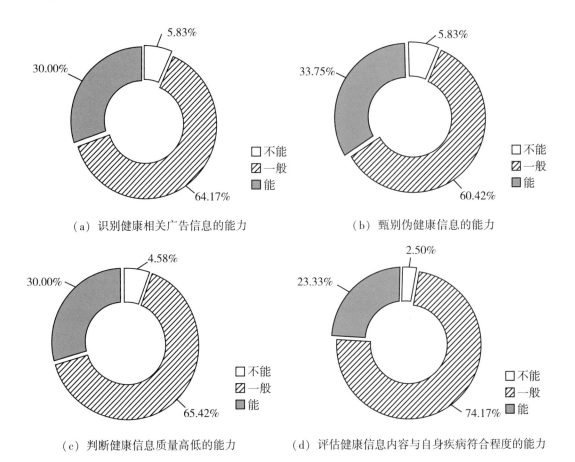

（a）识别健康相关广告信息的能力

（b）甄别伪健康信息的能力

（c）判断健康信息质量高低的能力

（d）评估健康信息内容与自身疾病符合程度的能力

图 6 – 10　中等 HIL 用户健康信息质量评估情况

此外，59.58% 的用户表示自己通常是凭感觉判断健康信息的质量，仅有 6.67% 的用户表示自己对健康信息质量的判断是有一定依据的，而不仅仅是凭感觉。

跟踪访谈表明，大部分中等 HIL 用户表示自己比较能够识别广告信息，但当问及广告信息与伪健康信息的具体特征时，皆无法说出具体的特征，说明这类用户其实缺乏对广告信息特征的归纳能力。此类用户中多数表示自己也能判断伪健康信息，但同样无法具体说出伪健康信息所具有的特征，多数是凭自己的感觉判断，如 P9 所言："这个（对信息真伪的判断）怎么说呢？只能说看过去就算了，我从来没有想过，真的。我们就是凭自己的灵感、感觉，好像用不着就算了，不会停下来去判断它，停下来去想这条信息是假的吗？不会这样。但是也不是说我不能判断，我是能判断的，一些假的信息我能看出来的，但是你要是让我说什么特征，要举例子，我还真的不知道。"

除了对健康信息内容本身的识别、甄别、判断和评估外，对健康信息源，特别是网络健康信息源质量的判断也十分重要，图 6 – 11 显示了中等 HIL 用户对网络健康信息源质量高低判断的能力感知，中等 HIL 用户对网络健康信息源质量高低判断的能力不太理想，仅有 20.83% 的用户表示可以判断网络健康信息源质量的高低，72.08% 的用户表示自己的判断能力一般，还有 7.08% 的用户无法判断。

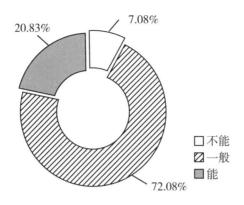

图 6-11 中等 HIL 用户判断网络健康信息源质量高低能力的情况

分析表明，中等 HIL 用户不仅对网络健康信息源质量高低判断的能力不佳，对线下信息源的质量判断也有欠缺，具体可表现为：去请教所谓的老中医看病并服用其所开的药物，以及听取亲戚的明显毫无用处的治疗方式，如将土豆片贴于皮肤表面治疗体内的炎症，这些都反映了中等 HIL 用户对民间偏方、秘方等的特殊情感。当问及用户为何相信土豆片能够治愈体内深处的炎症时，这位用户表示曾咨询过医生，医生明确表示没有证据证明土豆片会有作用，体内的炎症吃些药便会自愈，然而这位参与者回家后依然选择了听从亲戚的建议，通过外敷土豆片的方式治疗体内炎症。当研究人员继续询问原因时，其表示炎症虽然已好，大夫也明确告知是因为药物与身体的免疫力，而与土豆片无关，但他依然表示土豆片在这一过程中发挥了一定的作用。

6.2.2.3 其他特征

（1）将网络信息纳入治疗决策和行动

与高 HIL 用户将网络信息定位为"辅助"作用不同，中等 HIL 用户会将网络上的健康信息纳入健康决策和治疗过程中。

图 6-12 表明，仅有 19.58% 的中等 HIL 用户知道何时应该寻求专业人士的帮助，75.42% 的用户保持中立，而当信息包含服用药物的建议时，仅有 39.17% 的用户表示会寻求专业人士的帮助，而 10.83% 用户表示不会将网络信息方法运用到自己或亲人身上。进一步的访谈也显示出相似的结果，例如 P6 表示："网上是不是能搜到我这个症状的相关信息？如果人家看过这种病，或者买过这个药使用过，分享了他的经验，那看看跟我的症状大同小异的话，我可能就会采纳了（会使用大家都说好的这个药），我先买了这个药膏用用，看看行不行，肯定都有这种经历嘛。如果按照他们的使用说明涂一周或者两周，还没

有明显的改善（先听从网上的建议涂抹一个疗程的药物，如果疾病症状没有明显的改善），那肯定要考虑这个药是不是治不了我这个病（是不是应该换药或者采取其他的行动）。"P9："这个我没比较不知道，主要是我关心的是这个药是不是真的，要查出来比较大的医药公司或者是上市公司，听到过（听说过）这个公司的药的话，（我）会买这个药，要是这个厂家没听过的那我就不买了。"

此外，中等 HIL 用户"先尝试再判断"的特征明显。研究发现，在中等 HIL 用户健康信息搜寻行为中，对于健康信息，特别是涉及具体操作步骤和药物运用的相关信息进行判断时，中等 HIL 用户则倾向于通过自身的尝试来判断健康信息的质量。如 P14 表示："半信半疑吧，反正就是试一试，抱着试一试的那种态度嘛，然后去看看，会采纳它（网络）上说的方法……因为我要试一下呀，如果有效那就是好的，没有效那就是假的，就算了。"P3 也表示："我就觉得对它（网络上推荐的一个药物）其实就是抱着一种尝试的心态，说不定好了呢！"

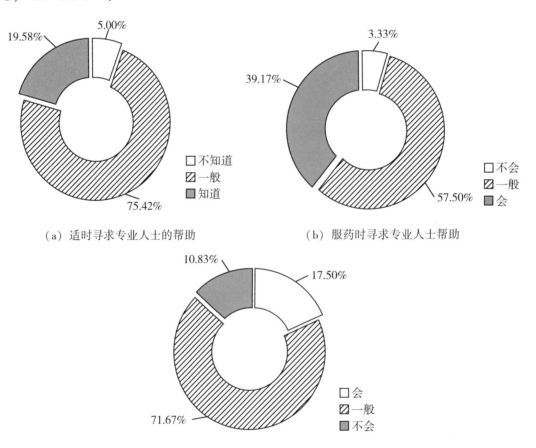

（a）适时寻求专业人士的帮助　　　　　（b）服药时寻求专业人士帮助

（c）将网络信息中提到的治疗方法运用到自己或亲人身上

图 6-12　中等 HIL 用户寻求专业帮助的情况

（2）搜索即学习

与高 HIL 用户相比，中等 HIL 用户在健康信息搜寻过程中较少修改搜索关键词。中等 HIL 用户中，仅有 25.42% 的用户表示在健康信息搜寻过程中会根据搜寻到的内容修改关键词 [见图 6-13（a）]。进一步的跟踪访谈表明，大部分中等 HIL 用户认为通过自己输入的关键词所获得的信息已经足够，其他需要继续搜寻的内容也是自己不曾想到的。如 P3 所述："我不太会根据搜索到的内容修改关键词，就是对不熟悉的疾病，我查到它的专业名字叫什么了，我也很少再去把关键词更换成这个名词……因为，就是很少遇到这种状况。一般就是你想搜什么，你用这个词搜索基本上就够了，如果不够，百度会给我很多选项，我再选呗。"

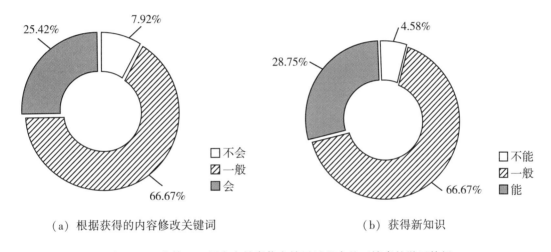

图 6-13 中等 HIL 用户在健康信息搜寻过程中基于搜索的学习特征

此外，仅有 28.75% 的中等 HIL 用户表示在健康信息搜寻过程中会获得新的知识 [见图 6-13（b）]。当研究人员试图让他们分享一个自己获得的新知识时，中等 HIL 用户无法详细、具体地表述内容，而是以笼统的答案作为回答，如 P15："新知识、新概念啊，就是以前不知道的现在知道了……你让我举例子我也不知道，就是以前不知道的东西。"

（3）跨源搜寻

与高 HIL 用户相比，中等 HIL 用户对跨源搜寻健康信息的需求程度一般，35.83% 的用户赞同跨源获取健康信息，29.17% 的用户表示自己在获取健康信息时会有线上线下的跨源行为（见图 6-14）。

此外，中等 HIL 用户中仅有 15.83% 的用户会跨源搜寻健康信息。这表明，此类用户有一定的跨源需求，但远不如高 HIL 用户需求强烈，部分用户结合线上线下的信息源跨源获取健康信息，但有相当比例的用户依然倾向于从单一信息源获取健康信息，并非通过多个网站或平台进行比较与鉴别。

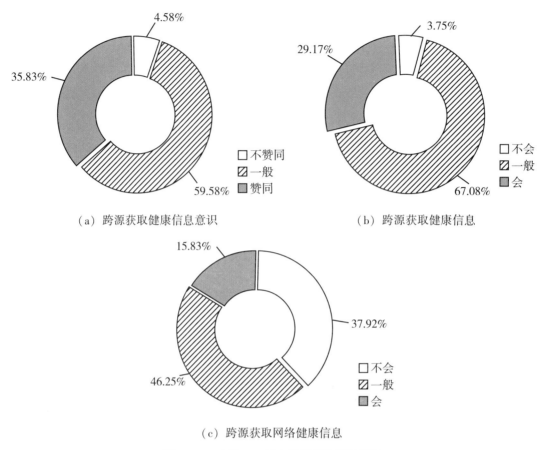

（a）跨源获取健康信息意识　　　　　（b）跨源获取健康信息

（c）跨源获取网络健康信息

图 6 – 14　中等 HIL 用户跨源信息搜寻情况

　　跟踪访谈的数据显示，交流障碍、信任缺失（对诊疗质量的质疑）、自我调节和安全心理是促使中等 HIL 用户产生跨源行为的主要动机。交流障碍是指用户在看病时与医生之间交流不畅[14]，而促使用户跨源搜寻健康信息。如 P5："因为我觉得别人的建议都是仅供参考，医生有的时候太忙了，不会告诉你那么多，我得去网络上再好好查查。"

　　此外，对诊疗质量的质疑也是此类用户跨源搜寻健康信息的动机之一，这种质疑往往发生在用户看医生这一行为之后。如 P16："看完医生之后我回来也搜的，可能那个网络上还有更多的类似网友在上面分享经验，这也是一个借鉴。医生给你看这个东西（对病症的解答）就是一个评判，一个（与其他信息对）比的东西嘛，要不然一个人说出来的东西你总想是不是别人也是这样说的。而且现在医生有时候说话很少，上次我姐姐去看病，等了很长时间，医生一共就说了三句话，加上开药就说了三句话，很多药的副作用什么的他不说的。"

　　认知补充和情绪调节驱动了中等 HIL 用户的跨源健康信息搜寻行为。分析发现，此类用户无论是就医后，或是与亲戚朋友交流后，或是浏览了健康信息之后，仍然需要了解相关健康知识，改善认知失调现状。如 P9 表示："这个药我没吃过，是新给我开的药，具体是怎么回事，有什么副作用，大家吃了感觉怎么样啊，这些我都不知道。而且呢，是不是针对我（是不是适合我的症状），我也不知道，这个我会去查，就到百度上查一下看看，了解一下，看看是怎么回事或什么情况。"分析发现，情绪影响着他们的健康信息搜寻行为，49.58% 的用户表示，焦虑、恐惧等负面情绪会促使他们不停地搜寻健康信息（见图 6 – 15），由此也驱动了跨源健康信息搜寻行为的产生。情绪调节也是促使中等 HIL 用户跨源搜寻健康信息的主要动机之一，如 P5 所述："感觉自己后背长了一个包，就很害怕呀！我就要去到处看看，看看大家都是怎么说的，再去问问别人。"

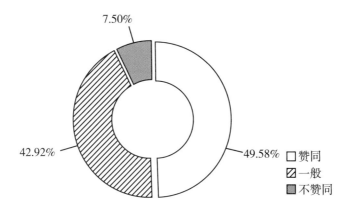

图 6 – 15　负面情绪与中等 HIL 用户跨源健康信息搜寻情况

此外，寻求心理安全，即"安全心理"也是中等 HIL 用户群体跨源搜寻健康信息的动机之一。"安全心理"是指人们倾向于认为权威人物的思想、行为和语言往往都是正确的，服从权威会使自己获得安全感，增加不会出错的"保险系数"[15]。中等 HIL 用户会因安全心理而跨源到医生处搜寻健康信息，如 P30 所言："我是从网上看到的这个药物，因为你看它（药瓶）上面，会有这样的说明，就是因为（治）皮炎的这种药，可能都有一定的激素。我就去医院，让医生给我开药，顺便问一下，（也）就是找医生确认一下这个药物是否含激素。"

6.2.3　低 HIL 用户健康信息搜寻行为特征

6.2.3.1　低 HIL 用户的健康信息搜寻的信息源选择及影响因素

研究发现，低 HIL 用户常用的信息源包括搜索引擎（百度）、亲朋好友、医院的医生和电视节目（健康类电视节目）。与高 HIL 用户常用的搜索引擎（百度、必应、微信搜索功能）、微博、知乎、健康论坛、在线健康医疗平台（好大夫在线等）、bilibili（B 站）、小红书、微信公众号、亲朋好友（相关医学背景的朋友）、医院的医生（包括学校医院的医生）、电视节目（健康类电视节目）相比，信息源相对单调；而与中等 HIL 用户常用的搜索引擎（百度）、亲朋好友、购物平台上的客服（京东、拼多多）、医院的医生、"老中医"、"老专家"等相比更安全可信。

图 6 – 16 显示，81.67% 的低 HIL 用户倾向于直接去医院找医生看病而不是在网络上搜寻健康信息，即医院是这类人群最常用的获取健康信息的信息源。通过进一步的跟踪访谈发现，导致这一结果的主要原因包括低 HIL 用户检索技能不足、怕麻烦、对网络信息信任度低、主观认为自身评估信息的能力不足。

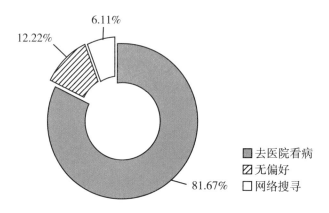

图 6 – 16　低 HIL 用户线上线下健康信息来源选择偏好

检索技能不足的用户使用电脑、手机等电子设备经验不足，不具备良好的检索技能，导致其倾向于去医院通过看病的方式获得健康信息。如 P13 表示："之前不太会（用手机搜索信息），也没怎么使用（过）。现在（稍微）会使用了（一点），会上百度上看看，但看的也不多。" P10："除了百度就没有别的了（除了百度就没有用过别的网络信息源了），因为电脑、手机玩的（使用的）不是很好啊（电脑手机使用得不好，不会从别的网络信息源获取健康信息，只会使用百度）。"在对健康信息需求的识别方面，低 HIL 用户中，31.67% 的用户无法识别自身的健康信息需求，仅有 13.33% 的用户能够较为准确地识别自身的健康信息需求，且低 HIL 用户在搜索引擎的使用上存在明显的问题，仅有 7.22% 的低 HIL 用户表示能够使用搜索引擎（如百度等）搜寻健康信息，65.00% 的用户表示自己不会使用搜索引擎（见图 6 – 17）。

同样的，低 HIL 用户在用相对专业的术语构建检索词方面也存在问题，仅有 0.56% 的低 HIL 用户表示自己能使用相对专业的术语构建检索词进行搜寻，92.78% 的用户表示在搜寻健康信息时，自己无法使用专业术语构建检索词［见图 6 – 17（c）］。

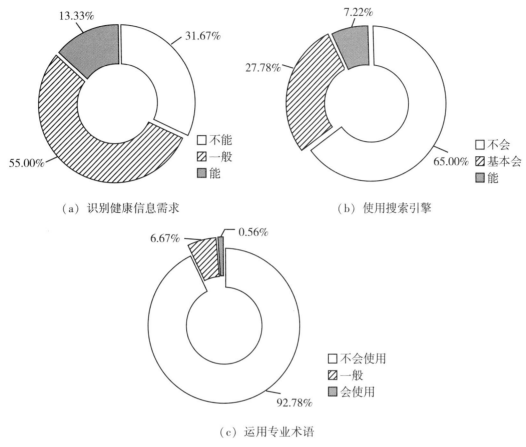

（a）识别健康信息需求　　　　　　（b）使用搜索引擎

（c）运用专业术语

图 6-17　低 HIL 用户健康信息获取能力情况

与高 HIL 用户一样，怕麻烦也是低 HIL 用户选择健康信息源的考虑因素之一。低 HIL 用户则因为"怕麻烦"而不喜欢在网络上搜寻健康信息。所有参与访谈的低 HIL 用户均表达了这一观点。如 P11 所述："这个轻微的（病症），我也会在网上查一下，但是也还是要去医院的，所以我不喜欢在网上看，看完还是要去医院的。后来去医院看了也没看出什么毛病。反正我一般不在网上查的，太麻烦了，不仅要查还要看，看完还不知道怎么回事，太累了，（上网查询健康信息）很麻烦，不想查，直接去医院多简单、方便。"有的受访者则表示，觉得请假去医院比在网络上搜寻健康信息要方便，如 P12："（请假去医院是）可以的，哪里不舒服了请假去医院老板都让的，去一天或半天那种，都可以的……医院离我比较近，中医院就在旁边，骑电瓶车的话十几分钟吧（研究人员：那您离得最近的那个医院排队什么的这种情况严重吗，人多吗?）……人多的，两个医院人都多啊，排队看病就好了，很方便，不像在网络上面查那么麻烦。"可见，对于低 HIL 用户来说，在网络上搜寻健康信息是麻烦的，而去医院就医相对来说没有负担，因而他们更倾向于去医院就医，以获取相关信息。

此外，对网络信息的信任度低也是低 HIL 用户更倾向于选择通过就医来获取健康信息的原因之一。他们认为网络信息的可信度不高，无法作为判断自己身体健康、做出健康决策的依据。如 P10 所言："都会相信医生呀，因为网上的毕竟是个人观点，都是从别的地方摘录一段放到里面了，你相信了就不对了，具体情况还是要问医生的，对吧？去挂个号看医生比较放心呀，我看了（网上的信息），他们又不是医生，只不过是他们转发给你看的，网上的东西哪有什么好的，不能信的，我还要让他来看我是不是生病啊？这个不可能的（我不可能通过看网上的信息来治疗我的疾病）。" P11："百度上讲的基本上都差不多，但是你要说去相信那些东西，觉得怎么样了，或者说就害怕了呀，就乱了呀（慌乱了），那是不会的，那我是不相信的。我就去看医生。我也会看看网上说的，就是随便看看，就好像你去逛街，去商场也看看衣服，但不会买的呀，商场里的衣服那么贵。就是网上的（信息）我也看的，（但是）我不会听的，就像……玩笑一样看看（像看笑话一样，随便看看就结束了），也不放心上。"非实体接触也会导致用户对网络健康信息的不信任，网络的虚拟环境导致用户产生不信任感。有的用户认为这类健康信息随便看看还行，但不会采纳，如 P13 所言："网上虚拟的信息太多，不放心。所以就是说不管去几个网站检索，最后还是要去看医生。"

除了检索技能不足、怕麻烦和对网络信息信任度低之外，低 HIL 用户主观认为自身评估信息能力不足，这也是低 HIL 用户不喜欢在网络上搜寻健康信息的主要原因。如 P12 认为自己的评估能力不足，无法识别网络上的广告信息、伪健康信息，更无法评估信息质量的高低，因此对网络健康信息产生逃避心理，不愿意通过网络获取健康信息。

6.2.3.2 低 HIL 用户的健康信息质量评估

从图 6-18 中可以看出，低 HIL 用户在识别、甄别、判断和评估这四项能力上表现偏弱：认为"能"的比例分别为 15.56%、17.78%、11.11% 和 11.11%，明显低于高 HIL 用户、中等 HIL 用户。跟踪访谈的结果表明，这类用户认为自己无法识别广告信息，无法甄别伪健康信息，无法判断信息质量，更不知道如何评估健康信息内容与自身疾病是否相符。如 P18 所述："我知道是有一些广告的，这个我知道，就是让你买东西的嘛，对吧？我也知道的，但是我好像看不出来，有时候我看广告说的还觉得很有道理，然后我儿子就说我，所以我不上网看的，搞不清楚这些东西。"当研究人员询问他以前觉得可信的那些广告都有什么特征时，P18 表示他不知道，也不懂。对于伪健康信息的甄别低 HIL 用户也有类似的表现，如 P11 说："假的那种信息很多时候我都觉得很有道理的，让我吃什么之类的。后来他们说（网上说的）那种（信息）是假的，叫谣言吧？那种信息我看的，（而且）我当时觉得挺有道理的，不会（甄别）。"对于健康信息质量高低，此类用户也同样无法判断，如 P28 所言："真的、假的信息我都搞不清楚还让我判断（质量）高和低，不会知道（不会判断，不知道怎么判断）。我都是看医生的，医生说什么就是什么。"

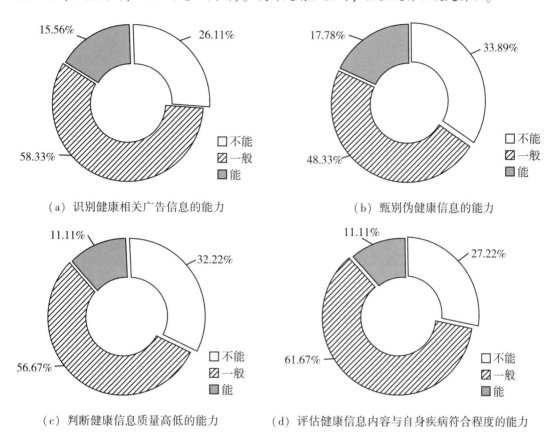

（a）识别健康相关广告信息的能力　　（b）甄别伪健康信息的能力

（c）判断健康信息质量高低的能力　　（d）评估健康信息内容与自身疾病符合程度的能力

图 6 - 18　低 HIL 用户健康信息质量评估情况

除了对健康信息内容本身的识别、甄别、判断和评估外，对健康信息源，特别是网络健康信息源质量的判断也十分重要。图 6 - 19 显示了低 HIL 用户对网络健康信息源质量高低判断的能力感知，可以看出，相比于对健康信息本身的识别、甄别、判断和评估，低 HIL 用户更不具备对网络健康信息源质量高低的判断能力，仅有 5.00%的用户可以判断网络健康信息源质量的高低，如前所述，这类用户常用的信息源为搜索引擎（百度）、亲朋好友、医院的医生和电视节目（健康类电视节目），其中亲朋好友与电视节目更多的是为了打发日常生活时间，主动搜寻的健康信息源只有百度和医生两种，对除此之外的其他信息源皆不太熟悉，因而无法判断网络健康信息源质量的高低，也从来没有思考过这个问题。

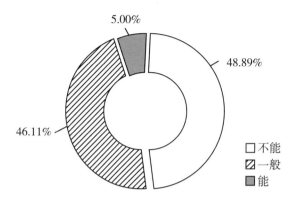

图 6 - 19　低 HIL 用户判断网络健康信息源质量高低能力的情况

6.2.3.3　其他特征

（1）对网络信息的强烈戒备心理

分析发现，低 HIL 用户对网络信息有极强的防备心理，且因戒备心理而避免使用网络健康信息。这类用户的信息质量评估能力不足，部分用户曾有"上当"的经历，因而对判断网络信息质量的高低信心不足，更谈不上利用这些健康信息了。此外，这部分用户对网络健康信息的不信任，导致其不选择、不使用这类信息，加之这些信息与健康这个重大问题相联系，引发此类用户的网络健康信息停用行为。如 P22 所言，"我不用的（不用网络搜寻健康信息），平时手机查的（会用手机查找别的信息），网络（也）用的，但是我从来没搜过健康相关信息，也没读过，你刚说的那种（微信上与健康相关的文章）从来没读过……（研究人员：为什么不在网上查找健康信息呢?）有问题我就去医院，网上都是假的，（和）身体有关系的，很多骗子，可以说我从来不看的，真的，我们这很多人是这样，大家都不看的"。

（2）跨源搜寻行为

研究发现，安全心理是促使低 HIL 用户产生跨源搜寻行为的主要动机，由于低 HIL 用户对网络信息的戒备心理，当身体出现异样，即使在网络上搜寻到了相关的健康信息，他们也依然会选择就医。如 P11 所述："它（网上）说小腹痛可能是附件炎，或者是什么膀胱炎，最好去医院做个 B 超，看一下。然后要是不是那个问题（附件炎或膀胱炎）的话，那就可能是有什么别的问题了。然后我就去医院做 B 超了，医生给我诊断，也开了一些药回来，就可以安心治病了。" P13 也有类似的经历和行为。可见，寻求安全的心理也是此类用户产生跨源搜寻行为的动机。

6.3 本章小结

6.3.1 健康信息素养与健康信息搜寻行为

以上研究发现，健康信息素养水平的高低决定着用户的健康信息行为。不同素养水平用户的信息源选择、评估、搜寻策略、跨源搜寻动机皆有所不同。

健康信息素养水平直接影响用户健康信息源的选择。不同健康信息素养水平的用户对健康信息源的偏好不同。高 HIL 用户倾向于选择网络信息源，而低 HIL 用户更喜欢选择赴医院就医，并据此获取健康信息。研究发现，无论高 HIL 用户还是低 HIL 用户，"方便"，即信息源的便利性是他们选择某类信息源的主要因素之一。值得注意的是，此处的"方便"并不仅是便利，同时也反映了不同 HIL 用户根据其日常生活的经验判断信息源的便利性。高 HIL 用户拥有较好的网络健康信息获取和评估能力，普遍受教育程度较高，思维较为缜密，且从事相对高强度的脑力劳动，这类人群认为就医麻烦、不方便；而低 HIL 用户由于自身获取和评估健康信息的能力不足，对网络信息产生抵触情绪，同时又相对更多从事体力劳动，因而倾向于认为与网络信息相比，去医院就医以获取健康信息是更为便利的，而搜寻、评估、选择与利用网络信息是更为麻烦的，这种行为特征符合"最小努力原则"。最小努力原则是一种解决问题的途径，即付出最小的代价解决手头的问题或完成任务。然而，"最小努力"并不代表懒惰，而是体现了每个群体对自己生活的最便利方式的理解和运用[16]。此外，"最小努力"也不代表着实际意义上的最优选择，只是用户遵循日常经验，尽量减少个人认为获取信息所需的努力。他们通常不会意识到这一选择的好与坏、获取到信息质量的高低或数量的多少等问题，再加上无意识思维的配合，让个体坚信自己做的选择就是最好的。在日常生活中，用户的每一次健康信息搜寻行为都伴随着无意识思维对内容的加工，让用户确信自己选择的信息源即是最便利、最"好"的信息源。对于高 HIL 用户来说，减少体力付出，利用网络信息随时随地解决大部分健康问题是他们体会到的获取健康信息的最小努力途径，因而通过获取网络信息解决大部分健康问题是他们认为最好的方式，网络信息源是他们认为最"好"的获取健康信息的信息源；对于低 HIL 用户来说，减少网络搜寻与评估，减少自己不擅长的网络信息的获取，通过专业人员（医生）直接获得答案与治疗方案是他们认为的获取健康信息的最小努力途径，因而低 HIL 用户认为通过医生获取健康信息是最好的方式，医院的医生是他们认为最"好"的信息源。

健康信息素养也影响着用户对健康信息质量的评价。研究发现：高 HIL 用户通过一定的特征识别健康相关广告信息、甄别伪健康信息、判断健康信息质量并评估健康信息与自身疾病的符合程度；中等 HIL 用户则认为自己有一定的判断能力，但无法像高 HIL 用户一样具体阐述某一种信息的特征，如谈及伪健康信息时，中等 HIL 用户通常表示自己是凭"感觉"感知健康信息的质量；低 HIL 用户则认为自己没有判断信息质量的能力，因而通常不去考虑健康信息，特别是网络健康信息的真伪与质量高低，而是"只听医生的话"。

除了信息源的选择和信息质量评估外，健康信息素养亦影响着用户的健康决策。Kim 等[17]发现低 HIL 用户会在搜寻过程中经历更多的信息过载，本研究亦有类似发现，与高 HIL 用户和中等 HIL 用户相比，低 HIL 用户在健康搜寻过程中会更多地因情绪而反复搜寻健康信息，且不知何时该停止搜寻行为，因而他们更容易受信息过载的困扰。此外，本研究发现，中等 HIL 用户才是最易做出不恰当健康决策的群体，尽管 Johnson 等[18]发现了低健康信息素养会影响用户做出明智健康决策的能力。由于低 HIL 用户认为自己对网络信息搜寻、评估及利用能力不足，因而时常对网络健康信息持有强烈的戒备心，加之倾向于通过就医获取健康信息，使得他们虽然对网络信息的利用率低，健康信息素养低，但决策相对并不盲目。高 HIL 用户各项能力表现较好，拥有综合判断和决策的能力，将网络健康信息定位为决策的辅助，且在做出具体健康决策前通常会咨询专业人士，因而也较少做出不恰当的决策。中等 HIL 水平的用户则不同，他们认为自己拥有一定的能力，但又无法说出具体的依据，且容易在不寻求专业人士帮助的前提下将网络信息纳入健康决策，或者虽然寻求了专业人士的帮助，但寻求帮助的信息源并不是传统意义上的专业信息源，如医生等，而是中等 HIL 用户个人感知可信度较高的"老中医""老专家"等，将这类信息源的意见等同于专业医生的意见而纳入治疗决策中无疑是不明智的。

此外，本研究还发现，不同健康信息素养水平的用户首次搜寻后做出的决策也不尽相同。高 HIL 用户喜欢观察，在搜寻健康信息后，会在就医与观察病情之间徘徊，除较紧急和严重的疾病外，高 HIL 用户通常会做出观察病情的决策，并在观察中产生跨源健康信息搜寻行为，直至病情严重就医或病情缓解不了了之。中等 HIL 用户倾向于自我治疗，一般会通过就医或自我治疗满足其健康信息需求。自我治疗是中等 HIL 用户的典型特征，即通常不听从医生的建议，倾向于自己制订治疗方案。而低 HIL 用户一般会在反复搜寻和就医决策中徘徊，即使当下形成了通过不同信息源反复搜寻的决策，最后还是会倾向于通过就医来解决问题。因而，低 HIL 用户时常会因为身体的一些小问题、小毛病而去三甲医院就医，小病大治，如能助力其提高网络健康信息的理解和利用能力，可在一定程度上减少对医疗资源的浪费。

6.3.2 健康信息搜寻行为与用户心理

李月琳等[19]发现情绪调节是跨源获取健康信息的主要动机之一，本研究也有类似的发现。此外，不仅仅是跨源搜寻，情绪调节也是用户初次进行健康信息搜寻的主要动机之一。本研究发现，用户对健康信息的心理需求大于实际需求。无论健康信息素养的高低，用户皆会因为焦虑、恐惧和不安等负面情绪反复搜寻健康信息，且与高 HIL 用户相比，低 HIL 用户不能很好地控制因情绪带来的反复搜寻行为，不知何时该停止搜寻，因而又会因心理需求而产生跨源搜寻行为，通过阅读大量的信息来缓解身体不适带给自己的焦虑和恐惧。

本研究发现，面对健康问题时，用户会通过健康信息搜寻行为缓解因未知和错失健康信息而产生的焦虑与恐惧心理，以满足其心理需求。包含故事性的自陈式信息源和所谓的老中医分别会促使高 HIL 用户和中等 HIL 用户产生心理依赖。这也许是由于患病后，用户急需与他人的共情交流，而故事性的健康信息能填补用户此时的情感需求。此外，故事性的健康信息包含较为完整的患病过程及治疗方式，用户"有章可循、有据可依"。此外，对于跨源搜寻经历较为丰富的高 HIL 用户和中等 HIL 用户来说，虽然可信度较高的专业健康信息网站、报纸、电视节目、问答平台是用户健康信息搜寻的主要信息源，能满足用户养生保健、自我健康管理、食品养生等信息需求[20-25]，但此类信息源无法满足用户的心理需求，因而跨源搜寻行为中用户较少选择此类信息源搜寻健康信息。中等 HIL 用户在就医后，通常依然会产生跨源搜寻行为，究其原因，与医患之间的交流鸿沟有关[26]，如一些医生在诊疗过程中只关心疾病，对患者缺乏同情和关心[27]，不能换位思考、安抚疏导，这是导致交流鸿沟存在的主要原因之一。因而，患者转而寻求其他的信息来源，以满足自身情绪调节的需要。

除了要考虑用户的情绪外，信任也是影响用户健康信息搜寻行为的因素。信任是网络信息搜寻行为研究中经常讨论的变量，也是影响信息可信度评价的重要因素之一。本研究表明，健康信息素养水平影响着用户对健康信息本身和医生的信任。高 HIL 用户对网络健康信息的质量持保留意见，不去评判其对与错，而是明确网络健康信息的辅助作用，对医生的信任度则较高，能够较为顺畅地与医生进行沟通交流。低 HIL 用户认为自己不具备判断健康信息质量高低的能力，因而也不倾向于评判其对与错，而是对网络健康信息有强烈的戒备心理。同时，此类用户对医生非常信任。中等 HIL 用户则介于两者之间，一方面认为自己的评估能力不错，另一方面却表示凭感觉判断信息的质量。同时，此类用户一方面表示对医生比较信任，另一方面又会在就医后搜寻网络信息或询问所谓的老中医，采纳这些信息源的治疗决策而对医生的治疗方案置之不理。这种矛盾心理表明当前医生和用户之间的信任关系出现了问题，而如何弥合这个鸿沟，重塑医患之间的信任无疑是当前迫切需要解决的问题。

6.3.3　研究启示与局限性

已有基于对用户健康信息素养的研究所提出的教育建议往往倾向于教科书式的技能培训与能力培养，探究不同层次的健康信息素养与健康信息行为特征之间的关系则较少涉及。本研究揭示了不同健康信息素养水平的用户在信息源选择、信息搜寻和利用等方面的偏好和缺失，从而有助于针对不同健康信息素养水平的用户群体开展培训与指导。本研究发现，与就医相比，高 HIL 用户倾向于利用网络搜寻健康信息并观察病情，在病情不紧急、不严重的情况下一般不会选择就医并持续观察。因此，对于高 HIL 用户来说，多种高质量信息源的介绍与使用培训是十分重要的。此外，应为他们提供社区医生咨询服务，可以通过电话或网络聊天的形式对较轻的疾病进行初诊。中等 HIL 用户容易相信看似专业但实则不然的信息源，如"老中医""不具有专业背景的老朋友"等，且十分喜欢摒弃医生的治疗方案而凭自己的感觉自我治疗。因此，对此类用户来说，加强对健康信息甄别的培训十分必要，助力他们识别虚假健康信息，并且引导他们正视自身健康素养的缺失与不当健康信息获取和利用行为。低 HIL 用户对自身的健康信息搜寻、评估与利用能力信心不足，与获取网络健康信息相比，他们更倾向于通过就医来获取健康信息。因此，对于低 HIL 用户来说，首先应该帮助他们熟练掌握各类健康信息源的使用方法，培训他们甄别伪健康信息的能力，放弃对使用网络健康信息的戒备心理，促使其广泛地利用高质量的网络信息来制定健康策略。

本研究存在以下两点局限。由于研究开展正值新冠疫情期间，疫情对线下实验的开展产生一定的影响，因而本书仅采用跟踪访谈探究了不同健康信息素养水平用户的信息搜寻行为特征，未能揭示其中的关系。未来的研究可以结合实验法收集用户健康信息搜寻数据，进一步分析各类行为之间的关系，构建关系模型。此外，本研究未对参与者的年龄与受教育程度进行分类与限制，因此只能探究不同健康信息素养水平对行为特征的影响，未来应聚焦各个样本群体，进一步探究年龄、受教育程度与健康信息素养水平三者对行为的影响，揭示用户健康信息素养水平对健康信息搜寻行为的作用。总之，未来的研究继续探究提升用户健康信息素养水平及其健康信息搜寻和利用的能力，提升用户健康信息的高效利用，助力健康中国的实现。

参考文献

［1］姚宏文，石琦，李英华. 我国城乡居民健康素养现状及对策［J］. 人口研究，2016（2）：88 - 97.

［2］周晓英，宋丹，张秀梅. 健康素养与健康信息传播利用的国家战略研究［J］. 图书与情报，2015（4）：2 - 10.

［3］［11］付少雄，胡媛. 大学生健康信息行为对实际健康水平的影响研究——基于健康素养与健康信息搜寻视角［J］. 现代情报，2018（2）：84 - 90，105.

［4］张敏，聂瑞，罗梅芬. 健康素养对用户健康信息在线搜索行为的影响分析［J］. 图书情报工作，2016（7）：103 - 109，138.

［5］CHISOLM D J，HARDIN D S，MCCOY K S，et al. Health literacy and willingness to use online health information by teens with asthma and diabetes［J］. Telemedicine and e - health，2011，17（9）：676 - 682.

［6］SARKAR U，KARTER A J，LIU J Y，et al. The literacy divide：health literacy and the use of an in-ternet-based patient portal in an integrated health system—results from the diabetes study of northern California（DISTANCE）［J］. Journal of health communication，2010，15（sup2）：183 - 196.

［7］李春红，梁碧宁，冯怿霞. 肝癌经颈静脉肝内门体静脉分流术后病人的健康信息素养及其影响因素［J］. 全科护理，2018（1）：17 - 20.

［8］CRISTINA V，BABAN A. Emotional and behavioral consequences of online health information seeking：the role of eHealth literacy［J］. Cognition，brain，behavior，2015（19）：327 - 345.

［9］QUINN S，BOND R，NUGENT C. An investigation into the relationship between health literacy，eHealth literacy and online health information seeking behaviour［J/OL］. ［2022 - 08 - 23］http：//www. nuig alway. ie/media/healthpromotionresearchcentre/files/S. - Quinn. pdf.

［10］李信，李旭晖. 面向电子健康素养的大学生网络健康信息搜寻行为现状调查及对策建议［J］. 图书馆理论与实践，2017（4）：44 - 50.

［12］COTTEN S R，GUPTA S S. Characteristics of online and offline health information seekers and factors that discriminate between them［J］. Social science & medicine，2004，59（9）：1795 - 1806.

［13 - 14］［19］李月琳，王姗姗，阮妹. 跨源健康信息搜寻的动机、信息源选择及行为路径［J］. 情报学报，2021（1）：77 - 87.

［15］管理科学著名定律连载 NO. 46 权威效应［J］. 施工企业管理，2010（6）：81.

［16］GRATCH B G. Exploring the principle of least effort and its value to research［J］. College & research libraries news，1990，51（8）：727 - 728.

［17］KIM K，LUSTRIA M L A，BURKE D E，et al. Predictors of cancer information overload：findings from a national survey［J/OL］. Information research，2007，12（4）. ［2022 - 08 - 15］. http：//informa-tionr. net/ir/12 - 4/paper326. html.

［18］JOHNSON D，CASE D. Health information seeking［M］. New York：Peter Lang，2012：1 – 274.

［20］吴丹，李一喆. 老年人网络健康信息检索行为实验研究［J］. 图书情报工作，2014（12）：102 – 108.

［21］王茵，何秀荣. 消费者对营养健康信息的搜寻行为及其影响因素分析——基于北京市消费者的调查［J］. 中国农业大学学报（社会科学版），2017（1）：94 – 105.

［22］袁红，唐娜. 数字移民健康信息搜寻动机及感知障碍研究［J］. 情报资料工作，2015（2）：67 – 72.

［23］BEAUDOIN C E，HONG T. Health information seeking，diet and physical activity：an empirical assessment by medium and critical demographics［J］. International journal of medical informatics，2011，80（8）：586 – 595.

［24］ROOKS R N，WILTSHIRE J C，ELDER K，et al. Health information seeking and use outside of the medical encounter：is it associated with race and ethnicity?［J］. Social science & medicine，2012，74（2）：176 – 184.

［25］WEAVER J B，MAYS D，WEAVER S S，et al. Health information—seeking behaviors，health indicators，and health risks［J］. American journal of public health，2010，100（8）：1520 – 1525.

［26］张脐伟，张金华，林晓洋，等. 从患者满意度调查探索医院管理的实证研究［J］. 中国医院管理，2010（6）：42 – 44.

［27］程度. 医患关系的影响因素和改善途径［J］. 中国医学伦理学，2000（6）：61.

7 基于任务的网络健康信息搜索与交互质量

用户网络健康信息交互质量是整个课题关注的核心主题之一，本章基于前期的文献综述和相关研究，探讨了不同任务类型、交互感知、交互行为与交互质量间的关系，试图解决以下研究问题：①用户在进行不同类型网络健康信息搜索任务时，其交互质量是否存在显著差异？②交互感知子维度与交互质量存在何种关系？③交互行为与交互质量存在何种关系？

第2章的文献回顾发现，已有不少研究开始关注用户网络健康信息搜索行为，这些研究从不同视角，结合不同的分析方法，对用户网络健康信息搜索过程与交互行为特征、模式及其影响因素展开了探索性分析，但网络健康信息搜索与交互行为研究领域留给我们探索的空间还很大，如用户为什么会选择和利用不同质量的健康信息？用户在使用网络搜索健康信息时的交互行为是否对信息内容质量有预测能力？等。如何将一般信息行为、交互信息检索等相关理论知识体系与研究方法体系应用于网络健康信息搜索与交互行为研究中，并产出一系列能有效提高网络健康信息系统的个性化、智能化服务能力的成果，从而帮助用户快速地搜索并获取高质量健康信息，促进其对健康知识的理解和学习、提升个人健康信息素养、改善个人健康水平、提高我国公民生活质量。要达到以上述目标还需要开展更深入的研究。

本研究在借鉴已有文献[1-4]对"信息质量"相关概念界定基础上，将网络健康信息质量界定为网络健康信息真实性、通用性、完整性、易理解性、时效性、实用性与安全性的综合评价，具体表现为内容（权威性、有用性、及时性、准确性）与设计（易用性、界面设计、交互性）两个方面，涉及平台权威性、作者权威性、材料充分性、内容匹配性、发布时间、内容正确性与观点充分性7个指标[5]。研究中涉及的用户网络健康信息交互质量（简称"交互质量"）反映的是用户通过一系列的交互行为或交互过程完成某一健康信息搜索任务的质量，该质量通过对用户信息交互行为结果，即用户所选择健康信息的内容质量来衡量。研究中有关任务交互质量的测度，通过对健康信息内容质量测度来完成，参考了已有文献在健康信息内容质量评价标准与指标、评价工具与评价结果等方面的研究成果。

7.1　研究方法

为了分析不同任务类型、交互行为、交互感知与交互质量间的关系，解决研究问题，达到研究目标，本研究采用了实验研究方法，本实验设计与第 5 章中的研究 1 为同一研究设计，部分相关内容参见第 5 章，本章不再重复。本章仅从实验设计与变量测度、实验实施与数据收集、数据处理与分析方法 3 个方面对相关设计进行阐述。

7.1.1　实验设计与变量测度

7.1.1.1　模拟仿真工作任务设计

模拟仿真工作任务设计是本实验研究的关键，此部分内容在第 5 章中已有详细描述和说明，参见第五章 5.1.1.1 中的 "（1）模拟仿真工作任务设计" "（2）任务属性变量与任务类型" "（3）任务话题" 等相关内容。

7.1.1.2　交互行为指标与测度

用户在进行网络健康信息搜索时，需要通过键盘、鼠标等外部设备与信息系统页面、内容进行交互。研究将这些交互行为归纳为两大类：系统交互行为与内容交互行为。系统交互行为是用户为了获取网络健康信息通过鼠标、键盘等外部输入设备与信息系统产生的交互行为，如鼠标点击次数、键盘输入次数等；内容交互行为是实验参与者在网络健康信息搜索过程中与信息内容交互而产生的交互行为，如查询输入次数、查询修改次数等。依据已有研究发现[6-8]，并结合当前技术条件与研究目标，此研究主要关注和统计分析的系统交互行为指标有：键盘输入最大间隔时间（秒）、鼠标点击最大间隔时间（秒）、鼠标左键点击次数（次）、鼠标滑轮滚动次数（次）、特定程序中鼠标点击次数（次）、鼠标移动像素量（像素）、键盘输入总次数（次）与任务持续时间（秒）8 个；关注的内容交互行为指标有：查询修改次数（次）、独立查询个数（个）、使用推荐查询数（次）、浏览条目总数（个）、保存信息条目/浏览信息条目、搜索结果页面浏览数（页）、访问检索系统个数（个）、点击链接次数（次）8 个，其中保存信息条目/浏览信息条目是由用户完成搜索任务保存的信息条目数与浏览信息条目总数计算得到的复合行为指标。交互行为指标的详细说明见表 7 - 1。后文为了方便数据分析和标识，在没有特殊说明情况下，均用英文简写来表示不同交互行为名称。

7.1.1.3 用户交互感知测度

李月琳等人[9]的研究表明用户在进行信息搜索任务时对信息系统交互感知包括任务维度的感知、信息维度的感知、技术维度的感知及交互绩效的感知。本研究期望从用户交互感知方面探索其与交互行为间的关系，从而更深入地揭示用户网络健康信息交互行为特征或规律，同时考虑到实验参与者可以在任何自己熟悉或偏好的健康信息系统中获取"有用"的健康信息，故不考察技术维度感知与用户网络健康信息交互行为、交互质量的关系。所以，本研究在参考李月琳等人提出的用户与信息系统交互理论模型基础上[10]，测度了包括任务交互感知、信息交互感知、感知交互绩效等在内的用户交互感知。任务交互感知、信息交互感知与感知交互绩效的相关数据从实验参与者填写的任务搜索前、任务搜索后问卷中获取。

表 7-1 交互行为指标说明

行为类型	交互行为指标	英文注释与简写	指标说明
系统交互	键盘输入最大间隔时间（秒）	Maximum time between keystrokes (seconds), MTK	用户在使用键盘输入过程中，每相邻两次键盘输入时间间隔的最大值
	鼠标点击最大间隔时间（秒）	Maximum time between mouse clicks (seconds), MTM	用户在使用鼠标输入过程中，每相邻两次鼠标输入时间间隔的最大值
	鼠标左键点击次数（次）	Mouse clicks – left button (count), MCLB	用户在网络健康信息搜索过程中，使用鼠标左键输入的次数
	鼠标滑轮滚动次数（次）	Wheel scrolling (count), WS	用户在网络健康信息搜索过程中，使用鼠标滑轮输入的次数
	特定程序中鼠标点击次数（次）	Mouse clicks in specific applications (count), MCSA	用户在网络健康信息搜索过程中，在所有健康信息系统应用中点击的次数
	鼠标移动像素量（像素）	Mouse movement (pixels), MM	用户在网络健康信息搜索过程中，鼠标移动的像素量
	键盘输入总次数（次）	All keystrokes (count), AKs	用户在网络健康信息搜索过程中，使用键盘输入的总次数
	任务持续时间（秒）	Time on task (seconds), TT	从任务开始到任务结束的总时间
内容交互	查询修改次数（次）	Number of query modification (count), NQM	在已有查询基础上进行增、删、改的行为次数

续表

行为类型	交互行为指标	英文注释与简写	指标说明
内容交互	独立查询个数（个）	Number of unique query（count），NUQ	删除上次查询语句，重新手动输入新的查询语句的次数，不包括系统推荐的查询词
	使用推荐查询数（次）	Number of recommended query accepted（count），NRQA	使用检索系统推荐的查询词次数，包括结果页面的关键词链接推荐的点击
	浏览条目总数（个）	Total number of items viewed（count），TNIV	点击并浏览其内容的信息条目总数目
	保存信息条目（个）	Saving useful document or page（count），SUD	浏览后保存的信息条目数
	保存信息条目/浏览信息条目	Saving useful document or page（count）/ Total number of items viewed（count），SUD/ TNIV	用户保存信息条目总数与其为了获取有用信息一共浏览信息数的比值，反映了信息交互效率
	搜索结果页面浏览数（页）	Number of SERP browsed（count），N – SERP – B	为了获取有用信息，用户浏览不同搜索结果页面总数
	访问检索系统个数（个）	Number of IR system consulted（count），NISC	被使用检索功能的检索系统或信息平台个数，不包括只浏览没有进行检索（输入查询词、点击查询推荐等）的访问系统
	点击链接次数（次）	Number of hyperlink clicks（count），NHC	浏览页面内容中的超链接，不计算功能模块导航超链接

（1）任务交互感知：任务搜索前问卷

任务交互感知的测度已有较为成熟的问卷[11-14]。李月琳等人[15]的研究指出任务交互感知的测度指标有任务主观复杂性、主题内容熟悉程度、搜索经历丰富程度、获得任务所需信息的信心、任务困难程度、任务迫切性、对完成任务的方法和过程的熟悉程度等7个。由于此研究考虑模拟仿真网络健康信息搜索任务情境，任务的迫切性不易测度，故不对其着重考察，所以选取的任务交互感知指标有6个：感知任务困难程度、主题内容熟悉程度、感知任务复杂度、方法和过程熟悉程度、搜索经历丰富度与信心程度等。任务交互感知的含义、指标解释如表7-2。研究基于表7-2的测度指标，设计了任务搜索前问卷，每个指标均采用7点Likert量表进行测度。该问卷要求每一个实验参与者在熟悉搜索任务后、搜索任务开始前填写，问卷详细内容见附录6。

表 7 – 2　任务交互感知含义与测度指标

	含义	测度指标	指标解释
任务交互感知	用户对实验任务的理解、认知与熟悉程度	感知任务困难程度	用户在阅读健康信息搜索任务后对任务困难程度的感知
		主题内容熟悉程度	用户在阅读健康信息搜索任务后对任务所包含的主题内容熟悉程度的感知
		感知任务复杂度	用户在阅读健康信息搜索任务后对任务复杂程度的感知
		方法和过程熟悉程度	用户在阅读健康信息搜索任务后对完成任务的方法和过程的熟悉程度的感知
		搜索经历丰富程度	用户是否有与当前健康信息搜索任务类似或相同的搜索经历及其丰富程度的主观表达
		信心程度	用户对获取任务所需信息的信心程度

资料来源：此表依据以下文献整理，李月琳，等 . 数字图书馆用户多维交互与评估［M］. 北京：国家图书馆出版社，2019：138 – 139.

（2）信息交互感知与感知交互绩效：任务搜索后问卷

在借鉴李月琳等人的一系列研究[16-18]的基础上，此研究确定使用信息有用性判断难度、获取信息的认知强度、确定有用信息努力程度 3 个指标来测度用户网络健康信息搜索过程中的信息交互感知。同时，采用感知成功度、感知挫败程度、感知满意度 3 个指标来测度实验中用户网络健康信息搜索的感知交互绩效[19]。信息交互感知、感知交互绩效的含义、指标解释，如表 7 – 3 所示。根据这 6 个指标，本研究设计了测度用户网络健康信息交互感知与感知交互绩效的问卷，各指标均采用 7 点 Likert 量表测度。问卷要求每一个实验参与者在完成每一个搜索任务后，开始下一个搜索任务前填写，问卷详细内容见附录 7。

表 7 – 3　信息交互感知与感知交互绩效含义与测度指标

	含义	测度指标	指标解释
信息交互感知	用户对信息系统所提供的健康信息的有用性和充分性的理解与判断	信息有用性判断难度	用户判断一条健康信息是否有用的困难程度
		获取信息的认知强度	完成搜索任务是否需要很强的思考和问题解决能力
		确定有用信息的努力程度	用户完成搜索任务是否要查询或浏览大量的健康信息
感知交互绩效	用户在健康信息搜索过程中感知到的交互绩效	感知成功度	用户对与健康信息系统交互成功程度的感知
		感知挫败程度	用户在健康信息搜索过程中感受到的挫折程度
		感知满意度	用户在健康信息搜索过程中的满意度感知

资料来源：此表依据以下文献整理，李月琳，等 . 数字图书馆用户多维交互与评估［M］. 北京：国家图书馆出版社，2019：138 – 139.

7.1.1.4 用户网络健康信息搜索的交互质量测度

实验要求参与者在网络健康信息搜索过程中将能够帮助其解决任务描述中的问题的"有用"信息内容或网页进行保存。由专家根据健康信息内容评价标准对每一条信息内容质量进行评分，从而来判断此用户完成搜索任务的交互质量，即网络健康信息交互质量（以搜索任务为计算单元）。网络健康信息内容质量评价指标与规范化健康信息内容质量判断方法如下。

1）网络健康信息内容质量评价指标选取

已有文献对健康信息质量评价进行了深入研究[20-23]，此研究主要参考了邓胜利与赵海平[24]提出的网络健康信息质量评价标准框架。他们提出的网络健康信息质量评价标准框架涉及网站质量和内容质量两个方面，如图7-1所示。本研究重点不在于对特定健康信息系统的设计评价，故而选取其"内容"评价指标框架来设计健康信息内容质量评价指标，并结合网络健康信息内容本身的特征，设计了"网络健康信息内容质量评价指标框架"，此框架包括权威性、有用性、及时性、准确性4个维度，共有平台权威性、作者权威性、材料充分性、内容匹配性、发布时间、内容正确性与观点充分性等7个指标，如表7-4所示。各专家基于此指标框架对用户保存的每条健康信息内容质量进行评价。

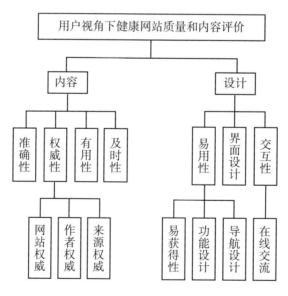

图7-1　用户视角下网络健康信息质量评价标准框架

资料来源：此表根据以下文献整理，邓胜利，赵海平. 用户视角下网络健康信息质量评价标准框架构建研究 [J]. 图书情报工作，2017（21）：30-39.

表 7 – 4 网络健康信息内容质量评价指标框架

	维度	指标	说明
网络健康信息内容质量评价指标框架	权威性	平台权威性	健康信息所在信息平台的权威性
		作者权威性	健康信息作者权威性
		材料充分性	健康信息来源或参考资料标注充分性
	有用性	内容匹配性	健康信息内容与搜索任务的匹配程度
	及时性	发布时间	健康信息发布的时间
	准确性	内容正确性	所选网络健康信息是否自相矛盾、缺乏逻辑和无明显地违反科学准则
		观点充分性	所选网络健康信息内容提供支持观点的研究或案例的程度

资料来源：此表根据以下文献整理，邓胜利，赵海平.用户视角下网络健康信息质量评价标准框架构建研究［J］.图书情报工作，2017（21）：30 – 39.

2）网络健康信息内容质量评价方法

（1）网络健康信息内容专家打分

研究基于表 7 – 4 中的"网络健康信息内容质量评价指标框架"，设计了网络健康信息内容质量专家打分表（见表 7 – 5），邀请健康信息专家对用户保存的每一条健康信息内容进行打分，以评价该信息内容的质量。

为了保证专家打分的规范化和打分结果的一致性，研究设计了两轮专家"试打分"环节，以总结打分过程中可能遇到的各种情况，并给出打分细节或规则。第一轮"试打分"由一位专家选取两位实验参与者的 16 个任务的 128 条健康信息，对每一条健康信息依据"网络健康信息内容质量专家打分表"进行打分，并总结不同情况下给出评分的细节或规则。第二轮"试打分"，将同样两位实验参与者的完整数据分发给另外三位专家（不包括第一轮打分专家），并将第一轮专家总结的各种打分细节或规则作为第二轮专家试打分的参考依据，如果对第一轮专家总结的打分依据有不同意见，第二轮三位专家进行讨论并提出新的打分细节或规则，具体流程见图 7 – 2。经过两轮专家"试打分"，专家总结并讨论出较为详细的打分工作步骤、打分注意事项，并确定不同指标下的打分细节和打分参考示例说明。不同指标下的打分细节和打分参考示例说明见附录 8。

表 7 – 5 网络健康信息内容质量专家打分表

平台权威性	没有权威性	几乎没有权威性	权威性很低	权威性一般	有点权威性	很有权威性	权威性非常高
评分	1	2	3	4	5	6	7
作者权威性	没有权威性	几乎没有权威性	权威性很低	权威性一般	有点权威性	很有权威性	权威性很高

续表

平台权威性	没有权威性	几乎没有权威性	权威性很低	权威性一般	有点权威性	很有权威性	权威性非常高
评分	1	2	3	4	5	6	7
材料充分性	没有参考资料	几乎没有参考资料	参考资料很少	一般	有一些参考资料	参考资料很充分	参考资料非常充分
评分	1	2	3	4	5	6	7
内容匹配性	不匹配	几乎不匹配	匹配程度很低	一般	有一些匹配	大部分匹配	完全匹配
评分	1	2	3	4	5	6	7
发布时间	5.5年以上	5.5（含）>N>4.5年	4.5（含）>N>3.5	3.5（含）>N>2.5年	2.5（含）>N>1.5年	1.5（含）>N>0.5年	0.5年以内（含）
评分	1	2	3	4	5	6	7
内容正确性	完全不符合	很不符合	有点不符合	一般	有点符合	很符合	非常符合
评分	1	2	3	4	5	6	7
观点充分性	完全没有	几乎没有	很少有	一般	有一些	有较充分的支持	充分案例或研究支持
评分	1	2	3	4	5	6	7

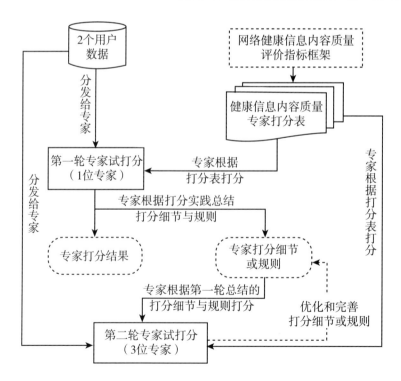

图7-2 网络健康信息内容质量专家"试打分"流程

（2）专家打分的一致性检验

实验要求每位参与者完成 8 个搜索任务，每个任务至少需保存 7 条信息，实验共保存的有用信息有 3000 多条，而这些信息均需要健康信息专家结合打分表中的 4 个维度 7 个指标进行打分，考虑到工作量较大，正式打分阶段将数据随机分成 3 份，分别由 3 名健康信息专家打分。为了保证专家打分的一致性，除了在前两轮的"试打分"环节对打分步骤、注意事项及打分细节和示例说明进行充分讨论、形成共识外，研究还在正式打分前，随机抽取一定数量的信息同时由 3 位专家打分，并对打分结果进行一致性检验与配对样本 t 检验，观察其是否是一致的或是否存在显著性差异。经过两轮"试打分"后，从数据集中抽取 52 条健康信息，分发给 3 位专家打分，将 3 位专家的打分结果进行一致性检验，得到 Cronbach's Alpha = 0.936；进行配对样本 t 检验，结果显示（见表 7 -6），三组配对的 p 值均远大于 0.05。可以说明三位专家健康信息质量评分的一致性较强，且两两间均不存在显著差异。

表 7 - 6　配对样本 t 检验

		配对差值					t	自由度	p
		平均值	标准差	标准误差平均值	差值95%置信区间		t	自由度	p
					下限	上限			
配对 1	专家 1 - 专家 2	0.0006	0.1432	0.0200	- 0.0396	0.0409	0.032	50	0.975
配对 2	专家 1 - 专家 3	0.1016	0.6533	0.0906	- 0.0802	0.2835	1.122	51	0.267
配对 3	专家 2 - 专家 3	0.0862	0.6730	0.0942	- 0.1031	0.2755	0.915	50	0.365

注：自由度的差异是因为专家 2 对 52 条信息中的 1 条信息未打分。

（3）网络健康信息交互质量得分

当健康信息专家对实验参与者保存的所有健康信息打完分后，则每个任务中每条"有用"健康信息均有一个质量得分。为了对用户每一个搜索任务的交互质量进行评价，研究将每个任务保存的健康信息质量分数进行平均值计算，此平均值作为每个网络健康信息搜索任务的交互质量判定指标。

7.1.1.5　个体特征变量测度

用户个体特征变量详见 5.1.1.1 中的"（5）个体特征变量测度"。

7.1.1.6 用户实验访谈

（1）任务搜索后访谈

任务搜索后访谈旨在挖掘用户在网络健康信息搜索过程中交互行为背后的原因，从而进一步解释由定量数据分析发现的用户网络健康信息交互行为的模式或特征，以提高研究结果结论的信效度。

任务搜索后访谈是一个半结构化访谈，由"情境进入提问：您觉得通过这次搜索您获得了哪些知识？""您在信息搜索过程中是否遇到了假的或不太信任的健康信息？你如何看待这些健康信息？""您在判断或选择相关健康信息时是否遇到了一些困难？""结合情境追问：如为什么这么做、为什么要这么选？"4个问题组成。问题1旨在将用户引入之前网络健康信息搜索过程的回忆中；问题2和问题3则是围绕用户信息搜索过程的关键事件进行提问，以发现用户网络健康信息搜索过程中的遇到的问题及相关解决方法；问题4是结合实验观察员就用户在网络健康信息搜索过程中的交互行为动机的追问，旨在发现用户某一交互行为产生的原因或目的，问题4的子问题个数依观察员的临场观察而定，实验观察员需要在实验参与者进行任务搜索过程中做好观察记录，以备提问。

（2）实验结束后访谈

实验结束后访谈由"①您觉得健康信息搜索对您的日常生活重要吗？谈谈您的看法和体验。②您觉得系统应该如何来引导或帮助用户快速地搜索到有用的健康信息？③您觉得学校在提高我们健康信息意识、健康信息搜索能力、健康信息评价与判断能力、健康信息应用能力及健康信息道德素养等方面可以做些什么？④您觉得国家层面在帮助民众或用户获取高质量的健康信息方面可以做些什么？（如在线问答医生的资质认证机制、健康信息责任制）"4个问题组成，旨在通过用户视角来发现健康信息搜索对人们日常生活的重要性，并从学校教育、国家政策和信息服务等方面了解用户在获取高质量健康信息过程中需要的支持和帮助。

7.1.2 实验实施与数据收集

7.1.2.1 实验设备材料与场地

（1）实验设备与材料

实验开始前需要准备硬件设备、软件设备及其他相关材料，详见表7-7。实验观察员需要提前与实验参与者沟通，以获取其日常使用操作系统、网络浏览器的偏好，并对实验用电脑进行相关配置安装，以搭建与用户日常健康信息搜索相似的系统环境与网络环境。同时，实验前需安装并调试好交互行为记录软件 Morae 3.3.4（http：//www.techsmith.com），并分配足够的后台数据存储空间以存储 Morae 软件产生的视频、音频等一系列数据。其次，需调试好录音笔，准备包括实验介绍与流程、知情同意书在内的实验过程材料。在实验过程中，及时整理实验数据，并使用移动硬盘备份。

表 7-7　实验设备材料基本信息

类型	设备与材料	说明
硬件设备	实验用电脑	2 台笔记本，基本配置：内存 32GB，硬盘存储 1TB，Windows10 系统。主要用于记录实验参与者搜索任务时的交互行为，预处理实验数据、数据分析
	移动硬盘	1 个移动硬盘，1TB。保存并备份实验数据
	录音笔	2 个搜狗录音笔 C1。对用户访谈进行录音
软件设备	交互行为记录软件	用户可用性测试软件 Morae 3.3.4。记录用户交互行为
	数据统计与分析工具	IBM SPSS statistics 26，Excel 2019。处理实验数据
	访谈转录工具	搜狗录音助手。帮助转录访谈语音
实验过程材料	实验介绍与流程	对实验基本情况、操作流程进行简单介绍
	知情同意书	对实验目的、要求、实验数据用途进行解释，并对相关隐私或伦理问题进行说明，需要实验参与者自愿签字
	实验任务纸条	针对每一个实验任务设计一个独立说明，方便实验参与者随时查看任务要求和内容
	实验前问卷	包括用户个体特征的问卷
	搜索前问卷	包括任务交互感知维度测度指标的问卷
	搜索后问卷	包括信息交互感知维度、感知交互绩效等测度指标的问卷
	搜索后访谈大纲	每一个任务结束后的问卷
	实验后访谈大纲	整个实验结束后的问卷

（2）实验场地

为了尽可能减小实验场景对实验参与者的影响，真实地反映用户网络健康信息交互行为过程，本实验的场地根据实验参与者的意愿来确定，主要场地有学生宿舍、教学楼、学生自习间、图书馆研习间等。

7.1.2.2 实验任务的拉丁方设计

为了避免实验中因为任务顺序产生学习效应的情况，本研究实验采用 3 因素 2 水平的拉丁方设计[25-26]，一共得到 8 个（=2×2×2）任务类型：Task1（I－M－LH）、Task2（I－M－D/S）、Task3（I－H－LH）、Task4（I－H－D&M）、Task5（D/S－M－LH）、Task6（D/S－M－D&M）、Task7（D/S－H－LH）、Task8（D/S－H－D&M）。拉丁方设计要求每列、每行的任务类型出现的次数均一样，形成 8×8 的拉丁方格，每列为任务在实验中的排序，每行为一组实验任务序列，由此形成拉丁方循环排序基本设计。在拉丁方循环排序基本设计中，任务的顺序是按照 Task1—Task8 顺序排列，为了进一步降低这种顺序带来的学习效应，对每一列的顺序再进行一次随机排序。借助随机数生成器，随机生成 1—8 的一组数字"72536814"，将拉丁方循环基本排序的每一列重新排序，可以得到拉丁方随机排序设计，见表 7－8。

表 7－8　拉丁方随机排序设计

	1	2	3	4	5	6	7	8
序列 1	Task 7	Task 2	Task 5	Task 3	Task 6	Task 8	Task 1	Task 4
序列 2	Task 8	Task 3	Task 6	Task 4	Task 7	Task 1	Task 2	Task 5
序列 3	Task 1	Task 4	Task 7	Task 5	Task 8	Task 2	Task 3	Task 6
序列 4	Task 2	Task 5	Task 8	Task 6	Task 1	Task 3	Task 4	Task 7
序列 5	Task 3	Task 6	Task 1	Task 7	Task 2	Task 4	Task 5	Task 8
序列 6	Task 4	Task 7	Task 2	Task 8	Task 3	Task 5	Task 6	Task 1
序列 7	Task 5	Task 8	Task 3	Task 1	Task 4	Task 6	Task 7	Task 2
序列 8	Task 6	Task 1	Task 4	Task 2	Task 5	Task 7	Task 8	Task 3

7.1.2.3 实验参与者招募与任务分发

由拉丁方设计基本原理可知，任务序列 1—8 均需一个实验参与者来完成，即一轮实验需招募 8 个实验参与者。为了增强结果的可靠性，本研究一共招募了 64 名（8×8）实验参与者。主要通过微信朋友圈、微信公众号、群聊转发、邮件等形式发布"网络健康信息行为实验参与者招募广告"，招募对象主要是在校大学生，包括大专/本科、硕士研究生、博士研究生。在最终选择实验参与者时尽量考虑专业、性别、学历层次的均匀分布。因为实验用的设备为 Windows 系统，其他操作系统偏好的实验报名者未纳入实验。将招募的 64 名实验参与者进行编号 P1—P64，按照拉丁方随机排序结果，给每一个实验参与者分配一组任务，见表 7 - 9。

表 7 - 9 实验参与者编号与任务分发顺序

实验参与者（P）	任务（Task）顺序							
P1，P9，P17，P25，P33，P41，P49，P57	Task7	Task2	Task5	Task3	Task6	Task8	Task1	Task4
P2，P10，P18，P26，P34，P42，P50，P58	Task8	Task3	Task6	Task4	Task7	Task1	Task2	Task5
P3，P11，P19，P27，P35，P43，P51，P59	Task1	Task4	Task7	Task5	Task8	Task2	Task3	Task6
P4，P12，P20，P28，P36，P44，P52，P60	Task2	Task5	Task8	Task6	Task1	Task3	Task4	Task7
P5，P13，P21，P29，P37，P45，P53，P61	Task3	Task6	Task1	Task7	Task2	Task4	Task5	Task8
P6，P14，P22，P30，P38，P46，P54，P62	Task4	Task7	Task2	Task8	Task3	Task5	Task6	Task1
P7，P15，P23，P31，P39，P47，P55，P63	Task5	Task8	Task3	Task1	Task4	Task6	Task7	Task2
P8，P16，P24，P32，P40，P48，P56，P64	Task6	Task1	Task4	Task2	Task5	Task7	Task8	Task3

7.1.2.4 实验流程与步骤

实验流程与步骤参见第 5 章 5.1.1.1 中的"（6）实验流程与步骤"。

7.1.2.5 预实验与实验设计调整

为了检验实验设计的合理性，基于上述实验准备、流程步骤，研究招募 4 名实验参与者参加预实验。预实验参与者对实验设计提出了一些建议，实验观察者也在预实验中发现了一些细节问题，最后根据这些问题或建议对实验进行了如下调整：①实验参与者表明"设计中至少保存 10 条健康信息的工作量有点大"，经过几轮预实验观察和实验参与者建议，最后将其调整为至少 7 条；②预实验过程中，发现实验参与者完成任务的最长时间大概为 15 分钟，于是将正式实验的时间限制由 10 分钟调整为 15 分钟。同时，由于预实验中存在实验参与者很容易忘记时间，需要让实验观察员在实验进行 8 分钟、12 分钟时进行任务时间提醒，以防止因为实验参与者忘记时间（很多时候因为信息迷航）而导致任务不能正常完成；③预实验还发现，任务后访谈需打开实验参与者保存的页面信息，进行针对性提问，效果会更好；④实验过程中 Morae 软件会出现偶尔自动退出的意外状况，经过测试，没有找到问题原因，后续正式实验中也出现了几例类似的问题导致部分数据不完整且无法使用，为了解决这一问题，实验同时使用 Morae 软件与 EV 录屏软件（一款免费使用软件）对实验参与者的交互行为进行多重记录。正式实验共招募了 70 名实验参与者并完成实验，其中有 6 名实验参与者数据不完整或无法使用。因此，数据分析主要基于 64 位

实验参与者的数据开展。［实验参与者基本情况详细信息参见第 5 章 5.1.1.1 的 "（7）实验参与者基本情况"。］

7.1.3　数据处理与分析方法

本研究数据分析方法包括数据预处理方法与数据分析方法。由于采取的是实验研究方法，整体来看，数据本身的 "噪声" 相对较少。但也因为用户实验本身的一些局限性，导致部分数据存在缺失或异常，故在数据分析前，需对数据进行异常值替代与缺失值的插补处理，考虑到充分利用样本信息，并将缺失值对分析结果影响降至最小，确定采用较复杂的 EM 算法对缺失值进行插补。在正式数据分析中，需要结合数据分布和结构特征，充分考虑数据分析结果与研究问题的匹配程度，从而确定合适的分析方法。

在分析不同任务类型下用户网络健康信息交互质量的差异时，根据实验设计类型（重复测量设计），并结合数据结构特征，使用了广义估计方程方法。为了阐释用户网络健康信息交互行为、交互感知如何反映或解释交互质量，研究采用了 Stepwise 多重线性回归分析，并构建交互行为、交互感知对交互质量的解释模型。数据分析主要使用的软件工具为 SPSS 26，部分数据的分析和验证分析使用了 Python 语言及相关工具包（包括 scipy. stats 与 numpy 库）；数据整理主要使用的 Microsoft office Excel 2019。

7.2　任务与交互质量

网络健康信息交互质量依据专家对实验参与者保存的健康信息内容质量评分（1—7 分，质量越高分数越高）计算获得，是实验参与者完成网络健康信息搜索任务情况的第三方专家评价。研究邀请了三位临床医学领域的专家为 64 位实验参与者保存的 3497 条有效健康信息进行打分。根据每条信息的得分及每个任务保存的信息条数计算平均值，从而得到每个任务（512 个任务）的交互质量得分。任务交互质量得分分布见表 7 – 10。交互质量的平均值为 4.086（SD = 0.729），最小值为 2.371，最大值为 6.531，且得分基本服从正态分布，见图 7 – 3。

表 7 – 10　用户网络健康信息交互质量数据描述

平均值（M）	标准差（SD）	最小值	中位数	最大值	四分位距
4.086	0.729	2.371	3.994	6.531	0.911

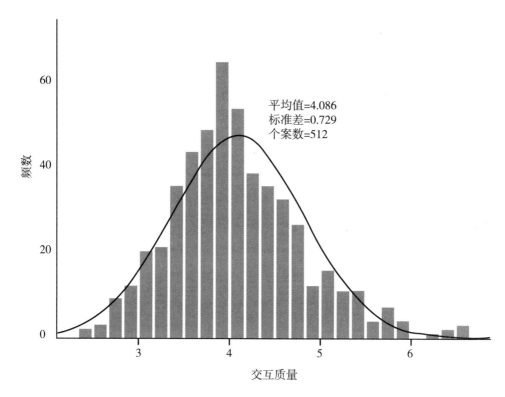

平均值=4.086
标准差=0.729
个案数=512

图 7 – 3 用户网络健康信息交互质量得分分布

7. 2. 1 不同任务类型的交互质量差异性分析

任务类型是本研究的核心变量，实验参与者搜索网络健康信息的交互质量是对完成不同任务情况的评价。本小节旨在通过分析不同任务情境下用户网络健康信息交互质量得分的差异性来回答以下问题：任务类型的不同会不会导致交互质量的差异？不同任务属性间是否存在交互效应？

（1）不同任务类型的交互质量分布情况

由表 7 – 11 可以发现，任务复杂度（中复杂度 M 和高复杂度 H）、产品类型（智识型 I 和决策/问题解决型 D/S）与健康信息话题类型（生活保健 LH 和疾病与医疗 D&M）等不同任务属性水平取值的个案数均为 256，高复杂度健康信息搜索任务的交互质量得分平均值（4.173，SD = 0.628）大于中复杂度搜索任务（4.000，SD = 0.810）；智识型搜索任务交互质量均值（4.277，SD = 0.807）大于决策/问题解决型任务（3.896，SD = 0.585）；疾病与医疗话题的搜索任务交互质量均值（4.295，SD = 0.735）高于生活保健话题的任务（3.877，SD = 0.661）。从图 7 – 4（a，b，c）可以看出，不同任务类型交互质量的分布存在一定差异。图 7 – 4（a）中显示，高复杂度健康信息搜索任务的交互质量中约有 40

个任务得4分，而中复杂度任务中频次最多的分数小于4分，任务个数也小于30。在图7-4（b）、（c）中也可以看出，智识型健康信息搜索任务的交互质量波峰比决策/问题解决型任务高，疾病与医疗话题的搜索任务交互质量波峰比生活保健话题任务高。可见，不同任务类型间的交互质量存在差异，即①高复杂度健康信息搜索任务交互质量可能高于中复杂度健康信息搜索任务；②智识型健康信息搜索任务的交互质量高于决策/问题解决型任务；③疾病与医疗话题的搜索任务交互质量高于生活保健话题任务。基于这些推断，以下通过统计学方法对其进行分析和验证。

表 7 - 11　不同任务类型的交互质量

		个案数	平均值	标准差	最小值	中位数	最大值	四分位距
任务复杂度	中复杂度 M	256	4.000	0.810	2.452	3.868	6.510	1.034
	高复杂度 H	256	4.173	0.628	2.371	4.092	6.531	0.734
产品类型	智识型 I	256	4.277	0.807	2.452	4.282	6.531	1.009
	决策/问题解决型 D/S	256	3.896	0.585	2.371	3.885	6.224	0.674
健康信息话题类型	生活保健 LH	256	3.877	0.661	2.371	3.820	6.531	0.755
	疾病与医疗 D&M	256	4.295	0.735	2.510	4.264	6.510	0.904

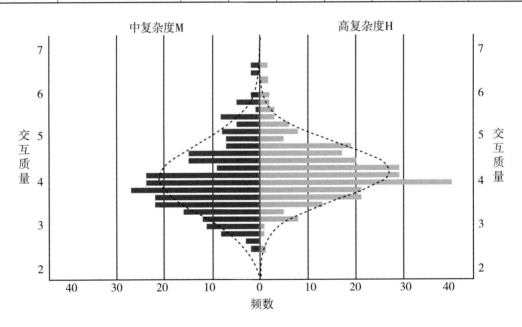

（a）不同任务复杂度的交互质量分布

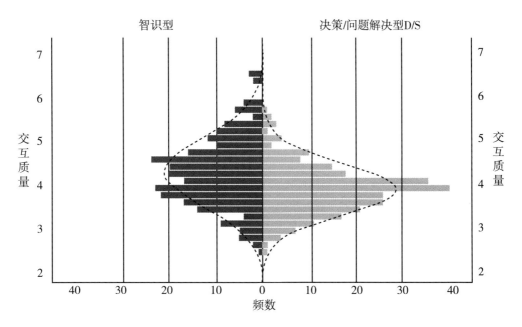

（b）不同产品类型的交互质量分布

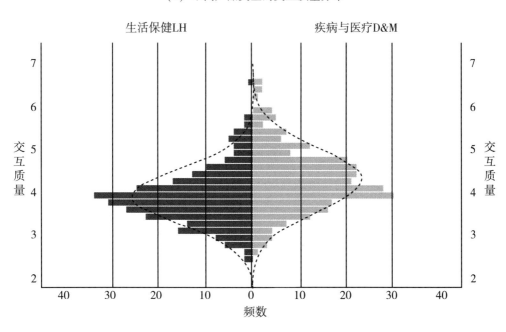

（c）不同健康信息话题类型的交互质量分布

图 7-4　不同任务类型的不同属性交互质量分布

（2）不同任务类型的交互质量差异性分析

结合数据结构特征，研究采用广义估计方程（GEEs）模型来分析不同任务属性及属性间的交互效应是否导致了用户网络健康信息交互质量的差异。借助 SPSS 软件的广义估计方程（GEEs）分析功能模块进行多轮模型推演计算，得到拟合度最优模型的分布为

Gamma 分布，连接函数为对数函数，作业相关性矩阵为独立（Independent）结构，广义估计方程模型基本信息见表 7 – 12。模型效应检验结果表明（见表 7 – 13），实验参与者在进行不同任务复杂度（$\chi^2 = 22.782$，$p = 0.000 < 0.01$）、产品类型（$\chi^2 = 69.973$，$p = 0.000 < 0.01$）、健康信息话题类型（$\chi^2 = 96.831$，$p = 0.000 < 0.01$）对网络健康信息交互质量存在显著的主效应作用，任务复杂度与健康信息话题类型（$\chi^2 = 12.181$，$p = 0.000 < 0.01$）、产品类型与健康信息话题类型（$\chi^2 = 72.733$，$p = 0.000 < 0.01$）对网络健康信息交互质量有显著的二维交互效应；任务复杂度、产品类型、健康信息话题类型的三维交互效应也显著影响了交互质量（$\chi^2 = 169.059$，$p = 0.000 < 0.01$）。

表 7 – 12 广义估计方程模型基本信息

模型信息		拟合优度[①]	
因变量	交互质量	独立模型准则下的拟似然（QIC）[②]	独立模型准则下的校正后拟似然（QICC）[③]
概率分布	Gamma		
连接函数	对数		
主体效应	1. 用户编号		
主体内效应	1. 任务复杂度	26.485	25.868
	2. 产品类型		
	3. 健康信息话题类型		
作业相关矩阵结构	独立（Independent）		

注：①信息准则在规模方面越小越好；②③使用完整的对数拟似然函数进行计算。

表 7 – 13 模型效应检验结果

源	Ⅲ类		
	χ^2	自由度	显著性（p）
截距	15232.775	1	0.000
任务复杂度	22.782	1	0.000
产品类型	69.973	1	0.000
健康信息话题类型	96.831	1	0.000
任务复杂度 × 健康信息话题类型	12.181	1	0.000
产品类型 × 健康信息话题类型	72.733	1	0.000
任务复杂度 × 产品类型	0.010	1	0.920

源	Ⅲ类		
	χ^2	自由度	显著性（p）
任务复杂度×产品类型×健康信息话题类型	167.059	1	0.000

因变量：NQM

模型：截距，任务复杂度，产品类型，健康信息话题类型，任务复杂度×健康信息话题类型，产品类型×健康信息话题类型，任务复杂度×产品类型，任务复杂度×产品类型×健康信息话题类型

注：（1）×表示变量间的交互效应；（2）此处χ^2为瓦尔德卡方（Wald χ^2）。

不同任务类型的主效应分析结果表明（见表7-14），不同健康信息话题类型搜索任务的交互质量存在显著差异（$\chi^2 = 101.503$，$p = 0.000 < 0.01$）：生活保健（LH）类信息搜索任务的交互质量显著低于疾病与医疗（D&M）类信息任务（验证了推断③），即实验参与者在进行疾病与医疗（D&M）类信息搜索时保存的信息质量较高，而生活保健（LH）类信息搜索时保存信息的质量总体上要比疾病与医疗（D&M）类信息搜索低，这可能是因为疾病与医疗（D&M）类信息涉及疾病健康（P31："比较沉重的话题"），实验参与者对此类信息更谨慎和严肃。不同产品类型对交互质量也存在显著的影响（$\chi^2 = 68.839$，$p = 0.000 < 0.01$）：实验参与者在搜索智识型（I）任务时，保存健康信息的质量要显著高于决策/问题解决型（D/S）任务（验证了推断②）。就任务的复杂度而言，高复杂度（H）健康信息搜索任务比中复杂度（M）信息搜索任务保存的信息质量要高（$\chi^2 = 22.508$，$p = 0.000 < 0.01$）（验证了推断①），这可能是因为高复杂度的任务"迫使"实验参与者在信息搜索或交互时更多地谨慎思考和分析，从而在"认知压力"较大的情况下保存了整体质量较高的信息。

表7-14 不同任务类型的主效应分析结果

任务类型	（I）任务类型	（J）任务类型	平均值差值（I-J）	标准误差	χ^2	自由度	p	差值的95%瓦尔德置信区间	
								下限	上限
健康信息话题类型	生活保健	疾病与医疗	-0.403***	0.040	101.503	1	0.000	-0.481	-0.324
产品类型	智识型	决策/问题解决型	0.353***	0.043	68.839	1	0.000	0.270	0.436
任务复杂度	中复杂度	高复杂度	-0.205***	0.043	22.508	1	0.000	-0.290	-0.120

注：（1）基于因变量"NQM"原始标度的估算边际平均值成对比较；（2）***表示平均值差值的显著性水平为<0.01［最低显著差异法（LSD）］；（3）此处的χ^2为瓦尔德卡方用于检验不同任务类型的主效应，此检验基于估算边际平均值之间的线性无关成对比较；（4）"I-J"表示变量I均值减去变量J均值。

　　模型效应中已经发现任务复杂度与健康信息话题类型、产品类型与健康信息话题类型均对交互质量存在显著的交互效应。对其进行进一步的简单效应分析发现（见表 7 – 15），不管是高复杂度（H）还是中复杂度（M）的任务，疾病与医疗（D&M）类信息搜索任务的交互质量均高于生活保健类（LH）信息搜索任务（$\chi^2 = 74.471$，$p = 0.000 < 0.01$；$\chi^2 = 33.000$，$p = 0.000 < 0.01$）；在智识型（I）网络健康信息搜索任务中，疾病与医疗（D&M）类信息搜索任务的交互质量也高于生活保健（LH）类信息搜索任务（$\chi^2 = 166.651$，$p = 0.000 < 0.01$），而在决策/问题解决型（D/S）的健康信息搜索任务中，未发现疾病与医疗（D&M）类信息搜索的交互质量与生活保健（LH）类信息搜索任务的显著差异（$\chi^2 = 0.054$，$p = 0.816 > 0.05$）。

表 7 – 15　不同任务类型的二维交互效应下的简单效应分析结果

任务复杂度	(I) 健康信息话题类型	(J) 健康信息话题类型	平均值差值 (I－J)	标准误差	χ^2	自由度	p	差值的95%瓦尔德置信区间	
								下限	上限
中复杂度	生活保健	疾病与医疗	− 0.520 ***	0.060	74.471	1	0.000	− 0.639	− 0.402
高复杂度	生活保健	疾病与医疗	− 0.279 ***	0.048	33.000	1	0.000	− 0.374	− 0.184
产品类型	(I) 健康信息话题类型	(J) 健康信息话题类型	平均值差值 (I－J)	标准误差	χ^2	自由度	p	差值的95%瓦尔德置信区间	
								下限	上限
智识型	生活保健	疾病与医疗	− 0.827 ***	0.064	166.651	1	0.000	− 0.953	− 0.701
决策/问题解决型	生活保健	疾病与医疗	− 0.013	0.059	0.054	1	0.816	− 0.129	0.102

注：（1）基于因变量"交互质量"原始标度的估算边际平均值成对比较；（2）***平均值差值的显著性水平为 0.01 ［最低显著差异法（LSD）］；（3）"I－J"表示变量 I 均值减去变量 J 均值；（4）此处的 χ^2 为瓦尔德卡方。

　　广义估计方程分析结果还表明，在产品类型、健康信息话题类型与任务复杂度的三维交互效应也对交互质量产生了显著的影响。如表 7 – 16 所示，中复杂度（M）智识型（I）的疾病与医疗（D&M）类信息搜索任务的交互质量显著高于生活保健（LH）类信息搜索任务（$\chi^2 = 246.656$，$p = 0.000 < 0.01$），而中复杂度（M）决策/问题解决型（D/S）的疾病与医疗（D&M）类信息搜索任务的交互质量显著低于生活保健（LH）类信息搜索任务（$\chi^2 = 19.895$，$p = 0.000 < 0.01$）。高复杂度（H）决策/问题解决型（D/S）疾病与医疗（D&M）类信息搜索任务与高复杂度（H）决策/问题解决型（D/S）生活保健类（LH）信息搜索任务的交互质量存在显著差异（$\chi^2 = 26.677$，$p = 0.000 < 0.01$），且前者显著高于后者，而高复杂度（H）智识型（I）任务中不同健康信息话题间的交互质量差异并不显著（$\chi^2 = 3.613$，$p = 0.057 > 0.05$）。

表 7 – 16 不同任务类型的三维交互效应下的简单效应

任务复杂度	产品类型	（I）健康信息话题类型	（J）健康信息话题类型	平均值差值（I – J）	标准误差	χ^2	自由度	p	差值的95%瓦尔德置信区间	
									下限	上限
中复杂度	智识型	生活保健	疾病与医疗	– 1.480 ***	0.094	246.656	1	0.000	– 1.665	– 1.296
	决策/问题解决型	生活保健	疾病与医疗	0.353 ***	0.079	19.895	1	0.000	0.198	0.509
高复杂度	智识型	生活保健	疾病与医疗	– 0.145	0.076	3.613	1	0.057	– 0.295	0.005
	决策/问题解决型	生活保健	疾病与医疗	– 0.400 ***	0.078	26.677	1	0.000	– 0.552	– 0.248

注：（1）基于因变量"交互质量"原始标度的估算边际平均值成对比较；（2）***平均值差值的显著性水平为0.01[最低显著差异法（LSD）]；（3）"I – J"表示变量I均值减去变量J均值；（4）此处的χ^2为瓦尔德卡方。

7.2.2 交互感知与交互质量的关系分析

（1）交互感知与交互质量的相关性分析

相关性分析结果显示（见表7 – 17），信息交互感知的信息有用性判断难度、获取信息的认知强度与交互质量存在显著的相关关系：信息有用性判断难度与交互质量在0.01水平上显著负相关 [r（512） = – 0.136，p < 0.01]，说明实验参与者在网络健康信息搜索过程中感知到信息有用性判断难度困难越大时，其交互质量越低；获取信息的认知强度与交互质量在0.05水平上显著正相关 [r（512） = 0.114，p < 0.05]，说明实验参与者在网络健康信息搜索过程中获取健康信息的认知强度越大，其保存的健康信息的质量越高，交互质量越高。

任务交互感知的方法和过程熟悉程度、感知任务复杂度两个子维度与交互质量存在显著的相关关系：方法和过程熟悉程度与交互质量在0.01水平上显著正相关 [r（512） = 0.128，p < 0.01]，说明当实验参与者对完成当前网络健康信息搜索任务所需的相关方法和过程越熟悉时，其最后保存的健康信息内容质量越高，任务的交互质量也越高；感知任务复杂度与交互质量在0.05水平上显著正相关 [r（512） = 0.091，p < 0.05]，说明当实验参与者感知到当前网络健康信息搜索任务较复杂时，其保存的健康信息内容质量较好，交互质量较高。

表 7－17　交互感知与交互质量相关性分析（Pearson 相关系数）

维度	指标		交互质量	维度	指标		交互质量
信息交互感知	信息有用性判断难度	相关系数	－0.136**	任务交互感知	感知任务困难程度	相关系数	0.040
		Sig.（双尾）	0.002			Sig.（双尾）	0.364
		N	512			N	512
	获取信息的认知强度	相关系数	0.114*		主题内容熟悉程度	相关系数	0.016
		Sig.（双尾）	0.010			Sig.（双尾）	0.724
		N	512			N	512
	确定有用信息努力程度	相关系数	－0.005		方法和过程熟悉程度	相关系数	0.128**
		Sig.（双尾）	0.916			Sig.（双尾）	0.004
		N	512			N	512
感知交互绩效	任务感知成功	相关系数	0.062		感知任务复杂度	相关系数	0.091*
		Sig.（双尾）	0.158			Sig.（双尾）	0.040
		N	512			N	512
	任务感知挫败感	相关系数	0.047		搜索经历丰富度	相关系数	0.025
		Sig.（双尾）	0.288			Sig.（双尾）	0.570
		N	512			N	512
	任务感知满意	相关系数	－0.004		信心程度	相关系数	0.059
		Sig.（双尾）	0.929			Sig.（双尾）	0.182
		N	512			N	512

注：** 在 0.01 级别（双尾），相关性显著；* 在 0.05 级别（双尾），相关性显著。

（2）交互感知与交互质量的回归分析

以交互质量为因变量，交互感知为自变量，采用 Stepwise 多重线性回归方法构建多重线性回归模型 1－4（见表 7－18）。模型 4（F＝11.827，p＜0.01；R^2＝8.5%，调整后 R^2＝7.8%）纳入了信息有用性判断难度、获取信息的认知强度、方法和过程熟悉程度、感知任务复杂度等 4 个变量，从 R^2 值、模型显著性来看，模型 4 最优。模型 4 不同指标的容差在 0.697—1 之间，VIF 小于 5（见表 7－19），表明进入模型的自变量通过线性重合假设检验，同时，该模型残差符合正态分布（见图 7－5），满足方差齐性假设 [F 统计量＝11.827（p＜0.01）]，德宾－沃森值为 1.705，可知该模型满足多重线性回归分析的所有假设，具有统计学意义。根据表 7－19 回归模型系数，得到关于交互质量的回归方程：

交互质量＝2.962－0.178×信息有用性判断难度＋0.118×获取信息的认知强度

＋0.128×方法和过程熟悉程度＋0.089×感知任务复杂度　　（公式 7.1）

结合公式 7.1 与表 7－19 中的 Beta 值，可以发现信息有用性判断难度是影响网络健康信息搜索任务交互质量最重要的因素（标准化系数 Beta＝－0.230），即实验参与者在有用性判断过程中感觉自己遇到的困难越多，最终的交互质量会越差；其次是获取信息的认知强度、方法和过程熟悉程度、感知任务复杂度。需要说明的是，当实验参与者在网络健康信息搜索过程中感知获取信息认知强度较大、感知任务复杂度越大时（获取信息认知强度标准化系数 Beta = 0.216，感知任务复杂度标准化系数 Beta = 0.112），并没有导致交互质量的降低，而是提高了交互质量。受访者 P21 表示，"这个任务对于我来说有点复杂，需要较多时间的思考，但是做完任务我觉得收获很多，增长了不少知识，也找到了一些个人觉得很有用的信息"，说明获取信息认知强度与感知任务复杂度对用户的网络健康信息交互质量有积极的影响，但是此结论还需进一步探究和讨论。方法和过程熟悉程度越高（Beta = 0.151），交互质量越好，这与我们的日常认知基本一致。

表 7 – 18　交互感知与交互质量的多重线性回归模型[①]

模型	R	R²	调整后 R²	标准错误	F	p	德宾 – 沃森
1	0.136[②]	0.019	0.017	0.723	9.643	0.002	
2	0.243[③]	0.059	0.055	0.709	15.993	0.000	1.705
3	0.274[④]	0.075	0.070	0.703	13.780	0.000	
4	0.292[⑤]	0.085	0.078	0.700	11.827	0.000	

注：①因变量：交互质量；②预测变量：常量，信息有用性判断难度；③预测变量：常量，信息有用性判断难度，获取信息的认知强度；④预测变量：常量，信息有用性判断难度，获取信息的认知强度，方法和过程熟悉程度；⑤预测变量：常量，信息有用性判断难度，获取信息的认知强度，方法和过程熟悉程度，感知任务复杂度。

表 7 – 19　交互感知与交互质量的多重线性回归模型系数[①]

模型		未标准化系数		标准化系数	t	p	共线性统计	
		B	标准错误	Beta			容差	VIF
1	常量	4.393	0.104		42.267	0.000		
	信息有用性判断难度	− 0.105	0.034	− 0.136	− 3.105	0.002	1.000	1.000
2	常量	3.910	0.145		26.954	0.000		
	信息有用性判断难度	− 0.189	0.038	− 0.244	− 5.001	0.000	0.778	1.285
	获取信息的认知强度	0.199	0.042	0.228	4.685	0.000	0.778	1.285
3	常量	3.262	0.261		12.495	0.000		
	信息有用性判断难度	− 0.169	0.038	− 0.218	− 4.443	0.000	0.755	1.325
	获取信息的认知强度	0.219	0.043	0.251	5.125	0.000	0.760	1.317
	方法和过程熟悉程度	0.113	0.038	0.134	2.977	0.003	0.904	1.106

续表

模型		未标准化系数		标准化系数	t	p	共线性统计	
		B	标准错误	Beta			容差	VIF
4	常量	2.962	0.289		10.243	0.000		
	信息有用性判断难度	-0.178	0.038	-0.230	-4.681	0.000	0.747	1.339
	获取信息的认知强度	0.188	0.044	0.216	4.253	0.000	0.697	1.435
	方法和过程熟悉程度	0.128	0.038	0.151	3.338	0.001	0.880	1.136
	感知任务复杂度	0.089	0.037	0.112	2.365	0.018	0.804	1.243

注：①因变量：交互质量。

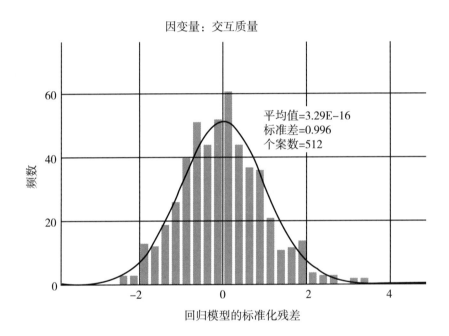

图 7 - 5　标准化残差（交互感知 - 交互质量）

7.2.3　交互行为与交互质量的关系分析

（1）交互行为与交互质量的相关性分析

交互行为与交互质量相关性分析结果表明（见表 7 - 20），交互质量与系统交互行为、内容交互行为存在显著的相关关系。交互质量与鼠标左键点击次数（MCLB）[r（512）= 0.262，$p < 0.01$]、鼠标移动像素量（MM）[r（512）= 0.307，$p < 0.01$]、键盘输入总次数（AKs）[r（512）= 0.118，$p < 0.01$]、任务持续时间（TT）[r（512）= 0.172，$p < 0.01$] 等系统交互行为指标在 0.01 水平上显著正相关，与独立查询个数（NUQ）[r（512）= 0.120，$p < 0.01$]、搜索结果页面浏览数（N - SERP - B）[r（512）= 0.193， p < 0.01]、访问检索系统个数（NISC）[r（512）= 0.224，p < 0.01]等信息交互行为指标在0.01水平上显著正相关；与查询修改次数（NQM）[r（512）= 0.097，p < 0.05]、点击链接次数（NHC）[r（512）= 0.102，p < 0.05]在0.05水平上有显著正相关关系，与使用推荐查询数（NRQA）[r（512）= − 0.092，p < 0.01]在0.05水平上存在显著负相关关系。

表7 – 20　交互行为与交互质量相关性分析结果（Spearman相关系数）

交互行为	指标		交互质量	交互行为	指标		交互质量
系统交互行为	MTK	相关系数	0.077	内容交互行为	NQM	相关系数	0.097 *
		Sig.（双尾）	0.082			Sig.（双尾）	0.027
		N	512			N	512
	MTM	相关系数	− 0.005		NUQ	相关系数	0.120 **
		Sig.（双尾）	0.918			Sig.（双尾）	0.006
		N	512			N	512
	MCLB	相关系数	0.262 **		NRQA	相关系数	− 0.092 *
		Sig.（双尾）	0.000			Sig.（双尾）	0.038
		N	512			N	512
	WS	相关系数	− 0.043		TNIV	相关系数	0.044
		Sig.（双尾）	0.328			Sig.（双尾）	0.320
		N	512			N	512
	MCSA	相关系数	− 0.011		SUD/TNIV	相关系数	− 0.039
		Sig.（双尾）	0.797			Sig.（双尾）	0.381
		N	512			N	512
	MM	相关系数	0.307 **		N – SERP – B	相关系数	0.193 **
		Sig.（双尾）	0.000			Sig.（双尾）	0.000
		N	512			N	512
	AKs	相关系数	0.118 **		NISC	相关系数	0.224 **
		Sig.（双尾）	0.007			Sig.（双尾）	0.000
		N	512			N	512
	TT	相关系数	0.172 **		NHC	相关系数	0.102 *
		Sig.（双尾）	0.000			Sig.（双尾）	0.021
		N	512			N	512

注：** 在0.01级别（双尾），相关性显著；* 在0.05级别（双尾），相关性显著。

从相关性分析结果中可以发现，当实验参与者在网络健康信息搜索过程中，鼠标左键点击次数越多、鼠标光标在屏幕上滑动的面积越大、键盘输入的总次数越大、任务持续时间越长，其交互质量越高的可能性越大，反之亦然。这可能与他们在任务搜索过程中的努力程度有关，更多的交互行为频次反映了他们在搜索过程中做出更多的努力，更多的努力使他们找到了质量更高的健康信息，但同时更多的交互行为频次需要更多的时间，从而会导致实验参与者们完成任务的时间较长。

当实验参与者与网络健康信息内容交互时，其使用的独立查询个数、搜索结果页面浏览数、访问检索系统个数、查询修改次数、点击链接次数越多时，其最后保存的网络健康信息质量越高，反之亦然，这些内容交互行为指标与上述的系统交互行为指标一样，均是实验参与者为了获取有用网络健康信息努力程度的反映，所以它们的频次与任务的交互质量呈正相关。而使用推荐查询次数却与之不同，它的频次越高时，实验参与者最后保存的信息质量越低，这可能与用户使用查询推荐的动机有关[27-28]，即当用户对任务目标或内在信息需求存在较大"不确定性"时，会更愿意接受查询推荐来对已有的查询进行修改或重构，而对任务的"不确定性"更有可能会导致用户不能保存与任务相关性较高且有用的网络健康信息。

（2）交互行为与交互质量的回归分析

以交互行为为自变量，以交互质量为因变量，采用 Stepwise 多重线性回归分析构建关于交互质量的多重线性回归模型 1—6（见表 7-21）。模型 6（F = 15.199，p < 0.01；R^2 = 15.3%，调整后 R^2 = 14.3%）纳入了鼠标移动像素量（MM）、鼠标左键点击次数（MCLB）、浏览条目总数（TNIV）、鼠标滑轮滚动次数（WS）、使用推荐查询数（NRQA）、键盘输入最大间隔时间（MTK）6 个自变量，从 R^2 值、模型显著性来看，模型 6 是最优的。从容差、VIF 值、德宾-沃森检验值、残差正态分布、方差（F 统计量 = 15.199，p < 0.01）等（表 7-21、表 7-22、图 7-6）可以发现模型 6 基本满足多重线性回归的所有假设，即该模型具有显著的统计学意义。根据表 7-22 多重线性回归模型系数，得到关于交互质量的回归方程：

$$交互质量 = 3.627 + 2.438 \times 10^{-6} \times MM + 0.004 \times MCLB - 0.021 \times TNIV +$$

$$2.09 \times 10^{-4} \times WS - 0.049 \times NRQA + 0.001 \times MTK \qquad （公式 7.2）$$

表 7-21　交互行为与交互质量的多重线性回归模型[①]

模型	R	R^2	调整后 R^2	标准错误	F	p	德宾-沃森
1	0.310[②]	0.096	0.094	0.694	54.318	0.000	
2	0.333[③]	0.111	0.107	0.689	31.726	0.000	

续表

模型	R	R²	调整后 R²	标准错误	F	p	德宾 - 沃森
3	0.359④	0.129	0.124	0.683	25.097	0.000	
4	0.373⑤	0.139	0.132	0.679	20.511	0.000	1.676
5	0.382⑥	0.146	0.138	0.677	17.303	0.000	
6	0.391⑦	0.153	0.143	0.675	15.199	0.000	

注：①因变量：交互质量；②预测变量：常量，MM；③预测变量：常量，MM，MCLB；④预测变量：常量，MM，MCLB，TNIV；⑤预测变量：常量，MM，MCLB，TNIV，WS；⑥预测变量：常量，MM，MCLB，TNIV，WS，NRQA；⑦预测变量：常量，MM，MCLB，TNIV，WS，NRQA，MTK。

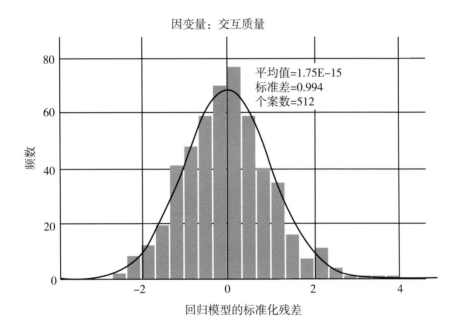

图 7 - 6　标准化残差（交互行为 - 交互质量）

表 7 - 22　交互行为与交互质量的多重线性回归模型系数①

模型		未标准化系数		标准化系数	t	显著性	共线性统计	
		B	标准错误	Beta			容差	VIF
1	（常量）	3.525	0.082		42.917	0.000		
	MM	3.984E - 6	0.000	0.310	9.370	0.000	1.000	1.000
2	（常量）	3.395	0.093		36.473	0.000		
	MM	2.498E - 6	0.000	0.195	3.362	0.001	0.522	1.917
	MCLB	0.003	0.001	0.167	2.890	0.004	0.522	1.917

续表

模型		未标准化系数		标准化系数	t	显著性	共线性统计	
		B	标准错误	Beta			容差	VIF
3	（常量）	3.638	0.118		30.702	0.000		
	MM	2.520E－6	0.000	0.196	3.423	0.001	0.522	1.917
	MCLB	0.004	0.001	0.225	3.753	0.000	0.476	2.102
	TNIV	－0.027	0.008	－0.147	－3.262	0.001	0.839	1.192
4	（常量）	3.694	0.120		30.754	0.000		
	MM	2.558E－6	0.000	0.199	3.492	0.001	0.521	1.918
	MCLB	0.005	0.001	0.242	4.028	0.000	0.469	2.130
	TNIV	－0.024	0.008	－0.133	－2.932	0.004	0.825	1.213
	WS	0.000	0.000	－0.105	－2.451	0.015	0.928	1.078
5	（常量）	3.753	0.123		30.420	0.000		
	MM	2.569E－6	0.000	0.200	3.516	0.000	0.521	1.918
	MCLB	0.005	0.001	0.235	3.907	0.000	0.468	2.139
	TNIV	－0.023	0.008	－0.124	－2.718	0.007	0.816	1.226
	WS	0.000	0.000	－0.112	－2.620	0.009	0.921	1.086
	NRQA	－0.046	0.023	－0.083	－1.997	0.046	0.981	1.020
6	（常量）	3.627	0.138		26.317	0.000		
	MM	2.438E－6	0.000	0.190	3.334	0.001	0.517	1.933
	MCLB	0.004	0.001	0.230	3.838	0.000	0.467	2.142
	TNIV	－0.021	0.008	－0.113	－2.476	0.014	0.805	1.242
	WS	2.09E－4	0.000	－0.120	－2.799	0.005	0.914	1.094
	NRQA	－0.049	0.023	－0.089	－2.149	0.032	0.975	1.025
	MTK	0.001	0.000	0.085	2.036	0.042	0.960	1.042

注：①因变量：交互质量。

从多重线性回归模型 6 中可以发现，鼠标左键点击次数是影响交互质量最重要的行为指标（鼠标左键点击次数标准化系数 Beta = 0.230），其次是鼠标移动像素量（鼠标移动像素量标准化系数 Beta = 0.190）。浏览条目总数、鼠标滑轮滚动次数、使用推荐查询数负向影响实验参与者网络健康信息搜索的交互质量，这几个交互行为频次越高时，用户健康信息搜索任务的交互质量越低，反之亦然。公式 7.2 用数学函数揭示了自变量交互行为与因变量交互质量间的关系，一方面从理论上阐释交互行为与交互质量间的变化规律，另一方面可以在此基础上通过对交互行为的观察或监测来预测用户网络健康信息搜索任务的交互质量，从而实施积极干预或给予帮助。

7.3 本章小结

7.3.1 任务属性/类型对用户网络健康信息搜索的交互质量有显著影响

研究发现不同任务属性（任务复杂度、产品类型与健康信息话题类型）对用户网络健康信息搜索过程中的任务交互质量有明显的主效应作用。具体表现为：用户在进行高复杂度健康信息搜索任务时，选择和使用的健康信息内容质量相较于中复杂度的任务会更高，整个搜索过程交互质量也更高；在进行智识型健康信息搜索时，任务交互质量显著高于决策/问题解决型信息搜索；在进行疾病与医疗类信息搜索时的任务交互质量明显高于生活保健类信息。

任务属性间的交互效应也明显影响了用户网络健康信息搜索的任务交互质量。研究发现健康信息话题类型与任务复杂度、产品类型的二维交互效应对用户搜索健康信息时的任务交互质量有显著影响：中复杂度的疾病与医疗类信息搜索的任务交互质量显著高于中复杂度的生活保健类健康信息搜索，高复杂度的疾病与医疗类信息搜索的任务交互质量也显著高于高复杂度的生活保健类健康信息搜索；智识型疾病与医疗健康信息搜索的任务交互质量显著高于智识型生活保健类信息搜索。在任务复杂度、产品类型、健康信息话题类型的三维交互效应中，中复杂度－智识型的疾病与医疗类信息搜索的任务交互质量显著高于中复杂度－智识型的生活保健类信息搜索；中复杂度－决策/问题解决型的疾病与医疗类信息搜索的任务交互质量却显著低于中复杂度－决策/问题解决型的生活保健类信息搜索；高复杂度－决策/问题解决型的疾病与医疗类信息搜索的任务交互质量显著高于高复杂度－决策/问题解决型的生活保健类信息搜索。

可以发现，健康信息话题类型主效应及其与其他因素的交互效应对任务交互质量均有显著影响。这说明在网络健康信息搜索情境下，要提高信息系统的个性化搜索服务能力，在考虑一般任务属性特征因素的同时，也必须考虑健康信息话题类型，这是网络健康信息搜索任务情境的特殊性决定的。由此，我们可以尝试在 Li 与 Belkin[29]、张鑫与王丹[30] 等研究的基础上进一步将健康信息话题类型纳入任务类型属性，构建适用于健康信息搜索情境下的任务分面分类，进而探索健康信息搜索任务本体的构建，为专业化或垂直化的网络健康信息搜索系统的设计与开发提供新思路。

7.3.2 交互感知对用户网络健康信息搜索的交互质量有显著影响

研究中的交互感知包括信息交互感知（信息有用性判断难度、获取信息的认知强度与确定有用信息努力程度）、任务交互感知（感知任务困难程度、主题内容熟悉程度、方法和过程熟悉程度、感知任务复杂度、搜索经历丰富程度与信心程度）、感知交互绩效（任务感知成功、任务感知挫败感与任务感知满意），而没有考虑用户与信息系统交互理论模型[31]中的技术交互感知，主要考虑用户在日常生活网络健康信息搜索过程中，会多平台或跨平台进行信息检索、浏览或选择，而目前也还没有能涵盖多种不同类型信息平台或系统的评估体系，还需进一步探索用户技术交互感知维度。

研究发现信息有用性判断难度、获取信息的认知强度、方法和过程熟悉程度、感知任务复杂度等 4 个交互感知指标与用户网络健康信息搜索的任务交互质量有显著的相关性，公式 7.1 多重线性回归模型则进一步说明交互感知一定程度上决定了任务的交互质量。信息有用性判断困难程度对任务交互质量的高低影响最大，获取信息的认知强度次之，方法和过程熟悉程度、感知任务复杂度稍小些。需要指出的是，当用户感知到信息有用性判断难度越大时，其搜索网络健康信息的交互质量越低；而当感知获取信息的认知强度越大或感知任务复杂度越高时，其任务交互质量反而越高，这一结论与我们的通常认知存在一定偏差，但也有合理的解释：用户在面对自己感觉认知强度大、任务复杂度大的健康信息搜索任务时，会更加严肃和严谨地面对困难，也会小心地选择自己认为最有用的信息，因此，交互质量与获取信息的认知强度、感知任务复杂度呈现出正相关关系。

通过分析交互感知与任务交互质量间的因果关系，可以帮助我们梳理用户在网络健康信息搜索过程中低质量交互的原因或影响因素，进而通过控制或干预这些影响因素来达到引导用户"走向"高质量交互，从而获取能解决健康问题的高质量健康信息。

7.3.3 交互行为能有效解释用户网络健康信息搜索的交互质量

交互行为是用户信息搜索全过程的外在表现，而用户信息搜索过程的认知状态、情绪变化都在交互行为指标数据的变化中得到反映[32-34]，交互行为也是可以有效解释用户网络健康信息搜索交互质量的重要变量。研究发现鼠标左键点击次数、鼠标移动像素量、任务持续时间、查询修改次数、独立查询个数、使用推荐查询数、搜索结果页面浏览数、点击链接次数、访问检索系统个数等交互行为与交互质量有明显的相关关系（见表 7-20），除了使用推荐查询数与交互质量负相关外，其他几个交互行为均与交互质量正相关，即交互行为指标数值越大，则交互质量越高，用户获取的健康信息内容质量就越高。反之，如果交互质量越高，这些交互行为指标的取值也会越高。

在进一步的 Stepwise 多重线性回归分析中发现（见公式7.2），鼠标移动像素量、鼠标左键点击次数、浏览条目总数、鼠标滑轮滚动次数、使用推荐查询数、键盘输入最大间隔时间等指标能有效解释用户网络健康信息搜索任务交互质量。其中，浏览条目总数、使用推荐查询数负向影响了交互质量，即在用户在网络健康信息搜索过程中，对搜索结果页面中的信息浏览的条目越多，或者使用推荐查询的次数越多，其任务交互质量越低，获取到的健康信息内容质量也会越低。而当鼠标在页面中的移动面积越大，鼠标左键点选的次数越多，鼠标滚动的次数越多，键盘输入最大时间间隔越大，则用户任务交互质量越高。多重线性回归模型量化分析了交互行为与交互质量的因果关系，这在已有研究中较为少见，对健康信息学、用户信息行为、交互信息检索等研究的发展均有理论与实践意义。

参考文献

［1］曹瑞昌，吴建明. 信息质量及其评价指标体系［J］. 情报探索，2002（4）：6 - 9.

［2］查先进，陈明红. 信息资源质量评估研究［J］. 中国图书馆学报，2010（2）：46 - 55.

［3］张辑哲. 论信息形态与信息质量（下）——论信息的质与量及其意义［J］. 档案学通讯，2006（3）：20 - 22.

［4］全国科学技术名词审定委员会. 图书馆·情报与文献学名词［M］. 北京：科学出版社，2019.

［5］［24］邓胜利，赵海平. 用户视角下网络健康信息质量评价标准框架构建研究［J］. 图书情报工作，2017（21）：30 - 39.

［6］LIU J，LIU C，BELKIN N J. Predicting information searchers' topic knowledge at different search stages ［J］. Journal of the association for information science and technology，2016，67（11）：2652 - 2666.

［7］ZHANG X，LIU J，COLE M，et al. Predicting users' domain knowledge in information retrieval using multiple regression analysis of search behaviors［J］. Journal of the association for information science and technology，2015，66（5）：980 - 1000.

［8］JIANG J，HE D，ALLAN J. Searching，browsing，and clicking in a search session：changes in user behavior by task and over time［C］// Proceedings of the 37th international ACM SIGIR conference on research and development in information retrieval，2014：607 - 616.

［9 - 11］［16］［31］李月琳，肖雪，全晓云. 数字图书馆中人机交互维度与用户交互绩效的关系研究［J］. 图书情报工作，2014（2）：38 - 46，120.

［12］［17］李月琳，梁娜，齐雪. 从交互维度到交互功能：构建数字图书馆交互评估理论模型［J］. 中国图书馆学报，2016（1）：66 - 82.

［13］［18］李月琳，张昕. 数字图书馆交互评估：从理论构建到工具开发［J］. 大学图书馆学报，

2018（2）：59 – 70.

[14 – 15][19]李月琳，等. 数字图书馆用户多维交互与评估［M］. 北京：国家图书馆出版社，2019：138 – 139.

[20]邓胜利，赵海平. 国外网络健康信息质量评价：指标、工具及结果研究综述［J］. 情报资料工作，2017（1）：67 – 74.

[21]魏萌萌，马敬东，夏晨曦. 国内外网络健康信息质量评估工作研究综述［J］. 中国卫生事业管理，2012（7）：551 – 553.

[22]孙丽，曹锦丹. 国外网络健康信息质量评价系统的应用现状及启示［J］. 医学与社会，2011（7）：15 – 19.

[23]张会会，马敬东，邸金平. 网络健康信息质量评估研究综述［J］. 医学信息学杂志，2014（3）：2 – 5, 16.

[25]KELLY D. Methods for evaluating interactive information retrieval systems with users［J］. Foundations and trends in information retrieval，2009，3（1/2）：1 – 224.

[26]KIRK，R. Experimental design：procedures for the behavioral sciences［M］. 4th Ed. Thousand Oaks，CA：SAGE，2013：319 – 356.

[27]罗成，刘奕群，张敏，等. 基于用户意图识别的查询推荐研究［J］. 中文信息学报，2014（1）：64 – 72.

[28]张晓娟，彭琳，李倩. 查询推荐研究综述［J］. 情报学报，2019（4）：432 – 446.

[29]LI Y，BELKIN N J. A faceted approach to conceptualizing tasks in information seeking［J］. Information processing and management，2008，44（6）：1822 – 1839.

[30]张鑫，王丹. 用户在线健康信息搜寻任务研究［J］. 情报资料工作，2017（6）：74 – 83.

[32]刘涵蕊，刘畅. 认知风格与话题熟悉度对学习型任务下搜索交互行为的影响研究［J］. 情报理论与实践，2018（4）：56 – 62.

[33]张云秋，安文秀，于双成. 探索式搜索中用户认知的实验研究［J］. 情报理论与实践，2013（6）：73 – 79.

[34]SANCHIZ M，CHIN J，CHEVALIER A，et al. Searching for information on the web：impact of cognitive aging，prior domain knowledge and complexity of the search problems［J］. Information processing and management，2017，53（1）：281 – 294.

8 用户网络健康信息交互行为与引导机制研究

在交互信息检索研究中，预测是非常重要的一项研究工作，它可以将理论研究与实践应用相融合，为系统个性化搜索性能的优化设计提供最直接的参考。已有不少文献对预测问题展开了深入研究，并取得了重要的研究成果。这些研究多从用户信息搜索过程中的交互行为及其所处交互情境两个方面提取可测度的预测因子，利用它们来预测当前用户信息需求或感兴趣的内容、意图，搜索中可能遇到的问题和所需要的帮助，从而提供额外的帮助和支持，以实现用户个性化搜索的目标[1]。因为用户的信息需求或兴趣、意图一方面影响着其交互行为，另一方面也可被相应的交互行为指标来预测[2]，这是已有研究关注的重要主题。此外，用户的任务搜索成功与否、满意与否及情感上是否沮丧也可以通过可观测的用户交互指标来进行预测，进而深入理解用户信息搜索过程，可为信息系统实现个性化信息检索提供支持。

本章在已有相关研究基础上（第2章），将研究聚焦于网络健康信息搜索，尝试构建基于神经网络的用户网络健康信息交互质量预测模型，从而通过对用户个体特征、任务情境、交互感知、交互行为等方面的数据分析来判断用户当前搜索是低质量交互（最终获取的健康信息内容质量较低）还是高质量交互（最终获取的健康信息质量较高），并对正在进行的低质量交互实施有效干预，引导其"走向"高质量交互，进而提高健康信息系统的个性化、智能化信息搜索性能与服务水平。基于以上分析，本研究结合用户实验数据类型与特征，探索了基于完整任务会话的交互质量预测模型，结合预测模型的结果与交互质量的影响因素或路径模型，对用户网络健康信息引导机制与策略进行了分析。

8.1 研究方法

8.1.1 用户实验与数据收集

此研究的原始数据来源于第7章的用户实验，使用的数据有用户网络健康信息搜索过程中的交互感知（任务交互感知、信息交互感知与感知交互绩效）、交互行为（内容交互与系统交互）、交互质量、任务属性等数据及用户个体特征数据。其中，考虑到预测模型对交互质量（高/中/低）的预测，对连续变量交互质量数据进行了分类处理（按等级分类），具体处理方法见各小节内容。

8.1.2 数据分析方法

第 7 章内容系统地分析了任务类型、交互感知、交互行为与交互质量间的影响或关联关系，所构建的多重线性回归模型一定程度上阐释了交互行为、交互感知如何直接或间接影响用户网络健康信息交互质量，但因为多重线性回归模型对自变量与因变量的数据要求较高（需要满足一系列假设），故而在多重线性回归模型构建过程中排除了很多与网络健康信息交互质量存在显著相关关系的变量，从而导致模型对因变量变异的解释能力或预测能力相对较低，其对系统设计个性化健康信息搜索服务的实践价值有待进一步研究。然而，有效预测用户网络健康信息交互质量，并对低质量交互实施积极且有效的干预是本研究的重要目标之一。所以，本章内容尝试通过构建神经网络模型对用户网络健康信息搜索过程中的交互质量进行预测，从而实现对用户网络健康信息交互质量的跟踪、预测和干预。以下内容从 BP 神经网络基本原理与实现步骤、RBF 神经网络基本原理与实现步骤、神经网络模型的评价等方面来介绍用户网络健康信息交互质量预测模型基本原理与构建方法。

（1）BP 神经网络基本原理与实现步骤

BP 神经网络中"Back Propagation"是指误差的反向传播，误差的反向传播是 BP 神经网络学习的方式，通过误差的反向传播来修正或调整隐含层各节点的权值，其基本结构如图 8-1 所示。虽然 BP 神经网络的隐含层可以为多层，但实际上只需一层就能很好地解决大多数复杂非线性问题。本研究的研究结果也表明三层 BP 神经网络具有较好的效果。

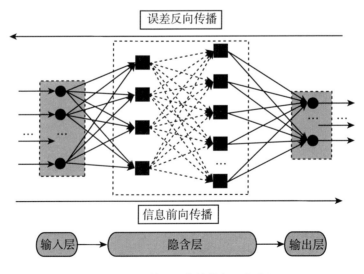

图 8-1 BP 神经网络结构与工作流程

BP 神经网络学习算法的一般过程如下，这里以三层 BP 网络为例。

①网络初始化。将输入（自变量或特征值）表示为 n 维向量 $X = (x_1, x_2, \cdots, x_n)$，将期望输出（与自变量对应的实际因变量值或人工标注特征结果）表示为 l 维向量 $D = (d_1, d_2, \cdots, d_l)$，并由此确定网络输入层、隐含层和输出层的节点个数；输入层第 i 个自变量或特征与隐含层第 j 个节点间的连接权值为 v_{ij}，隐含层第 j 个节点与输出层第 k 个节点间的连接权值为 w_{jk}；隐含层阈值初始化为 a，输出层阈值初始化为 b，并给定学习率与神经元传递函数。

②计算隐含层输出。将向量 X 从输入层传入网络模型，可根据 v_{ij} 与 a 计算隐含层输出 y_i：

$$y_i = f\left(\sum_{j=1}^{n} v_{ij}x_i - a_j\right) = f\left(\sum_{j=0}^{n} v_{ij}x_i\right) i = 1, 2, \cdots, m \qquad （公式 8.1）$$

公式 8.1 中，m 是隐含层节点数，$v_{i0} = -1$，$x_0 = a_j$；$f(*)$ 为隐含层传递函数，如：

$$f(x) = \frac{1}{1 + e^{-x}} \qquad （公式 8.2）$$

③计算输出层输出。将隐含层输出 $Y = (y_1, y_2, \cdots, y_i, \cdots, y_n)$ 传递给输出层，可根据连接权值 w_{jk} 和阈值 b 计算整个神经网络的输出 $O = (o_1, o_2, \cdots, o_k, \cdots, o_n)$：

$$o_k = f\left(\sum_{j=1}^{m} w_{jk}x_j - b_k\right) = f\left(\sum_{j=0}^{m} w_{jk}x_j\right) k = 1, 2, \cdots, l \qquad （公式 8.3）$$

④网络误差计算。根据网络模型的预测值 O 与因变量实际值或标注结果 D，可计算网络模型的整体误差 E：

$$E = \frac{1}{2}(D - O)^2 = \frac{1}{2}\sum_{k=1}^{l}(d_k - o_k)^2 \qquad （公式 8.4）$$

⑤权值更新与模型优化。依据网络模型的整体误差 E，可以按照以下公式更新网络连接权重值 v_{ij}，w_{jk}：

$$v_{ij} = v_{ij} + \Delta v_{ij}, \quad w_{jk} = w_{jk} + \Delta w_{jk} \qquad （公式 8.5）$$

$$\Delta v_{ij} = \eta\left(\sum_{k=1}^{l} \delta_k^o w_{jk}\right)y_j(1 - y_j)x_i; \Delta w_{jk} = \eta \delta_k^o y_j$$

式中的 $\delta_k^o = (d_k - o_k) o_k (1 - o_k)$，$\eta$ 为学习率。

⑥根据网络模型总误差是否达到精度要求或误差不再降低判断网络模型是否最优，如果不是最优，则回到步骤②继续迭代；如达到最优，则停止训练。

在 BP 神经网络学习过程中，通过若干次数据输入，对权重值进行多轮次的修改，使其误差平方和越来越小，即模型判断的正确率越来越高，并将最终学习到的信息记忆在权重链接上，形成了一个带权重的可用神经网络模型。在应用中，向该模型输入一个自变量向量值，则会对目标变量快速准确地判断和预测。从理论上，隐含层的神经元个数越多，网络模型记忆力越强，能够识别的模式越多，但目前研究还未发现确定神经元个数的很好方案[3]。本研究的 BP 神经网络模型构建主要通过 SPSS 软件的"神经网络 – 多层感知器"[4]功能模块完成。

（2）RBF 神经网络基本原理与实现步骤

径向基函数神经网络的径向基函数（RBF）是指在高维空间进行插值的一种技术，其基本思想是：描述复杂空间对象的函数可以理解为是多个简单函数组合而成，用 RBF 作为隐含单元的"基"构成隐含空间，将输入矢量直接映射到隐含空间，而不用权连接[5]。基于 RBF 构建的神经网络被称为径向基神经网络，也作 RBF 神经网络。RBF 神经网络是一种固定的三层神经网络，即它的隐含层只有一层。它从输入层到隐含层是非线性变换，从隐含层到输出层是线性变换，RBF 神经网络的工作流程见图 8 – 2。

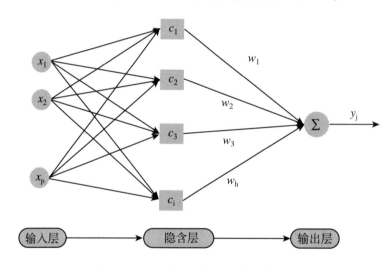

图 8 – 2   RBF 神经网络结构与工作流程

RBF 神经网络算法的学习目标为：①确定基函数的中心（无监督学习）；②确定基函数的方差（无监督学习）；③求解隐含层到输出层间的权值（有监督学习）。RBF 神经网络中常用的径向基函数为高斯函数，因此 RBF 神经网络的激活函数为：

$$R(x_p - c_i) = \exp\left(-\frac{1}{2\sigma^2}\|x_p - c_i\|^2\right) \qquad (公式 8.6)$$

式中的 $\|x_p - c_i\|$ 为欧式范数，c 为高斯函数中心，σ 是高斯函数的方差。

基于输入 x_p，径向基神经网络的输出为：

$$y_j = \sum_{i=1}^{h} w_{ij}\exp\left(-\frac{1}{2\sigma^2}\|x_p - c_i\|^2\right) \qquad (公式 8.7)$$

式中的 x_p 是第 p 个样本或个案，P 是表示样本总数，c_i 是隐含层节点的中心，w_{ij} 是隐含层到输出层的连接权值，i 是隐含层的节点数，y_j 是与输入的样本或个案对应的网络模型的输出。

设输入样本的期望输出值为 d，则径向基函数的方差为：

$$\sigma = \frac{1}{p} \sum_{j}^{m} (\|d_i - y_j c_i\|^2) \qquad （公式 8.8）$$

基于上述步骤，可以构建一个用于分类、模式识别或预测的 RBF 神经网络模型，此研究将基于用户交互行为、交互感知、任务属性等样本数据，来训练 RBF 神经网络模型，以达到对用户网络健康信息搜索过程中交互质量的预测目的。主要使用了 SPSS 软件工具的"神经网络 – 径向基函数"[6]功能模块来完成建模。

（3）神经网络模型的评价

神经网络模型的评价方式有很多，其中最为常用的 ROC 曲线（Receiver Operating Characteristic Curve）与 AUC 值（Area Under Curve）。在 ROC 曲线中涉及两个核心指标：真阳性率（True Positive Rate，TPR）与假阳性率（False Positive Rate，FPR）。真阳性率是指在全部阳性案例中，被正确地判为阳性的比例（如在全部用户网络健康信息低质量交互中，模型将其正确地判定为低质量交互的比例）；假阳性率是指在全部阴性案例中，被错误地判定为阳性的比例（如在全部用户网络健康信息高或中质量交互中，被错误地判定为低质量交互的比例），计算公式为：

$$TPR = \frac{TP}{TP + FN} = \frac{TP}{AllRealPositive} \qquad （公式 8.9）$$

$$FPR = \frac{FP}{TN + FP} = \frac{FP}{AllRealNegative} \qquad （公式 8.10）$$

式中的 TP 是"True Positive"，即正确地判定为阳性的样本或案例数量；FP 是"False Positive"，即错误地判定为阳性的样本或案例数量；TN 是"True Negative"，即正确地判定为阴性的样本或案例数量；FN 是"False Negative"，即错误地判定为阴性的样本或案例数量。

以 FPR 为横轴，TPR 为纵轴，可以得到 ROC 曲线（如图 8 – 3），ROC 曲线距离左上角的（0，1）距离越近，说明模型的预测结果越好。ROC 曲线以下的面积为 AUC，AUC 是一个统计量，它的值越大模型的预测效果越好[7]。AUC = 1 时，则通过训练的模型是完美分类器或理想预测模型，存在阈值实现 100% 预测准确率，实际应用中几乎不存在；当 0.5 < AUC < 1 时，说明当前数据训练出的分类器或预测模型优于随机猜测，存在合适的阈值实现较有价值的预测；当 AUC = 0.5 时，模型与随机猜测一样，没有预测价值；当 AUC < 0.5 时，模型效果比随机猜测还差，但将结果反过来看，则预测价值大于随机猜测。研究中一般将 AUC = 0.5 作为评价模型的基准，即只要模型的预测效果 AUC > 0.5，则表明该模型具有价值。此研究也主要通过 ROC 曲线、AUC 值对用户网络健康信息交互质量预测模型效果进行对比分析与评估。

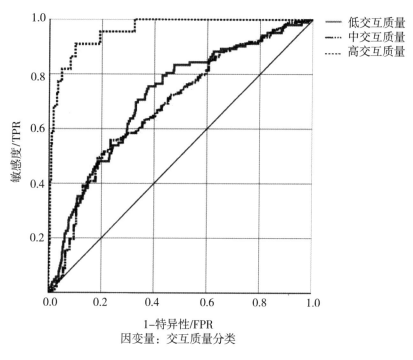

图 8 – 3 　ROC 曲线（示例）

8.1.3　理论分析框架：基于任务的个性化信息检索用户模型

李月琳与张佳[8]从用户获取模型、用户兴趣模型组成与构建及用户任务与信息行为 3 个方面分析已有相关研究，并提出"基于任务的个性化信息检索用户模型"，如图 8 – 4 所示。该模型包括两个主要部分：①用户 – 信息检索系统交互；②基于用户任务的个性化信息检索模型。用户 – 信息检索系统交互为用户与传统信息检索系统交互的一般过程：用户以任务为起点，分析任务内容中包含的问题及解决这些问题所需的信息，并将其以文字或符号表示出来，然后构建查询语句，并通过信息检索系统查询入口提交查询请求，检索系统将查询请求与标引数据库进行匹配，从而向用户返回搜索结果，用户基于任务信息需求来判断搜索结果的相关性，如果"相关"则完成检索，如果"不相关"则返回"问题表示"，开始新一轮的交互。基于用户任务的个性化信息检索模型是系统通过隐式相关反馈工具记录用户 – 信息检索系统交互中用户信息交互行为，并以此来预测用户是否需要个性化检索策略的运行机制，该运行机制从捕捉与分析用户与信息检索系统的交互行为开始，系统工具根据这些交互行为数据来推测用户当前正在执行的任务的特征与类型，进而判断用户是否需要基于任务的个性化搜索策略支持：若结果显示"不需要"，则退出用户模型库；若是"需要"，则激活"用户任务数据库"调用相应的个性化检索策略，所调用的个性化检索策略能有效帮助或干预用户—信息检索系统交互过程中的"查询语句""匹配""输出结果"。

本研究通过借鉴"基于任务的个性化信息检索用户模型"的分析路径，并结合不同任务情境下不同个体特征用户网络健康信息交互行为特征，构建了用户网络健康信息交互行为引导机制（基于完整任务会话预测模型的用户健康信息交互行为引导机制模型）。不同之处在于图 8 - 4 所示模型的个性化检索策略或交互行为引导策略的调用与否是基于对"任务特征与类型"的预测结果，而本研究构建的用户网络健康信息交互行为引导机制则以"交互质量"预测结果为依据，但本质上两者均为基于任务的个性化信息检索用户模型。

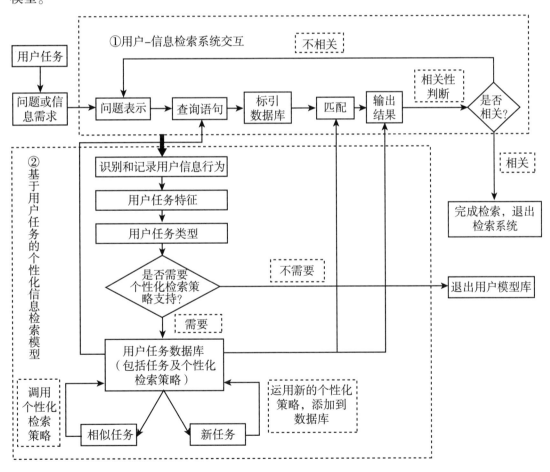

图 8 - 4　基于任务的个性化信息检索用户模型

资料来源：李月琳，张佳. 基于任务的个性化信息检索用户模型 [J]. 情报理论与实践，2015（5）：60 - 65.

8.2 基于完整任务会话的交互质量预测模型

8.2.1 交互质量的等级分类

在预测模型中，因为需要对不同交互质量的任务采取不同的干预措施，所以研究将交互质量进行等级分类。经过专家讨论认为（考虑到健康信息对人的生命健康的深远影响等因素）：网络健康信息交互质量低于4.5分的就应该采取干预措施，而5.5分以上的健康信息基本上可以采纳，4.5—5.5分之间的健康信息不太好给出确定的结论。据此，研究将用户网络健康信息交互质量分为3个等级：高质量交互即大于等于5.5分，用数字"3"标注；中质量交互即大于等于4.5分小于5.5分，用数字"2"标注；低质量交互即小于4.5分，用数字"1"标注。不同等级交互质量的任务频数分布见图8-5，可以发现在512个任务中有382个低质量交互的任务（占比74.6%），仅有22个高质量交互任务（占比4.3%），说明用户在网络健康信息搜索过程中获取的信息质量整体上不是很高，这一方面可能与用户的健康信息素养有关，另一方面也应该与目前网络健康信息资源建设现状有关，如"监管网络信息的法律法规不健全，网络健康信息中存在许多虚假、劣质、失实的信息"[9]，这些问题从侧面反映出用户网络健康信息交互行为研究及高质量健康信息资源建设的重要性和必要性。

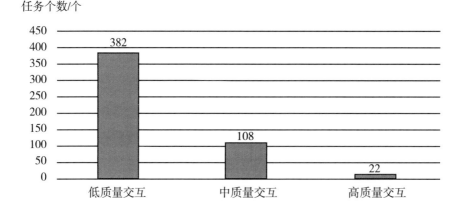

图8-5　任务交互质量频数分布

8.2.2 基于完整任务会话交互质量预测模型的构建

在神经网络预测模型构建过程中需要考虑的一个重要的问题是：哪些变量适合作为输入变量纳入模型的训练？首先，纳入分析的样本个数一般需要达到变量个数的10倍及以上[10]，因样本数据有限，不可盲目将所有变量作为输入，即当数据集或所搜集到的样本量确定时，需要考虑合适的指标数据作为输入变量。其次，不同的自变量与目标变量间的关系强度不一样，没有关联关系的变量作为输入会增加模型训练的噪声，从而影响模型的效果。最后，还应考虑模型的有效性，即如果纳入分析的指标较少，可能会导致模型的效果和稳健性较差。基于这些考虑，研究分为5次：①以交互质量与交互行为、交互感知多重线性回归模型自变量为输入变量，称作变量集合A；②以交互质量与交互行为、交互感知相关性变量为输入变量，称作变量集合B；③以相关性变量及任务属性为输入变量，称作变量集合C；④以任务属性、交互感知、交互行为所有变量为输入变量，称作变量集合D；⑤以相关性变量、任务属性、个体特征为输入变量，称作变量集合E。选取不同的数据指标作为输入变量。从而考察哪些指标对模型存在显著的有效性，以确定合适的指标，并且通过观察不同指标的纳入对模型效果的影响，以发现较优的神经网络模型结构。同时，为了从不同神经网络模型中寻找较优模型，研究构建了1层隐含层BP神经网络、2层隐含层BP神经网络、基于正态化径向基函数RBF神经网络、基于普通径向基函数RBF神经网络等4类模型，并对其预测用户网络健康信息交互质量的正确性、ROC曲线及AUC值进行比较分析［AUC值的基准 =0.5（随机猜测值）］。

（1）以变量集合A为输入层变量的神经网络构建

如表8-1所示，将集合A中的10个自变量作为输入单元。在模型训练中，将512条数据按7：3（356：156）随机分成两份，70%的数据用作模型训练集，30%作为模型测试集，训练得到BP神经网络模型1-1、BP神经网络模型2-1、RBF神经网络模型1-1与RBF神经网络模型2-1等4个神经网络模型。图8-6中ROC曲线表明4个模型预测价值显著高于随机猜测，且AUC值均在0.7以上（除RBF神经网络模型2-1的中质量交互），所以整体来看，4个模型的预测能力均较强。从训练集正确率（查全率）与测试集正确率（查全率）来看，低质量交互的预测正确率最高，且稳定在93%以上，高质量交互预测的正确性最不稳定，这可能与高质量交互的样本数据较少有关，训练数据较少使得模型无法对高质量交互的特征进行全面学习。综合模型的稳定性和正确率来看，BP神经网络模型1-1是4个模型中较优的。

表8-1 基于回归分析自变量的神经网络模型及比较

		BP 神经网络模型 1-1	BP 神经网络模型 2-1	RBF 神经网络模型 1-1	RBF 神经网络模型 2-1
样本量	训练集	356	356	356	356
	测试集	156	156	156	156

续表

		BP 神经网络模型 1-1	BP 神经网络模型 2-1	RBF 神经网络模型 1-1	RBF 神经网络模型 2-1
输入层	单元数	10	10	10	10
	协变量重新标度法	标准化	标准化	标准化	标准化
隐含层	隐含层数	1	2	—	—
	隐含层 1 单元数	5	8	10	10
	隐含层 2 单元数	—	6		
	激活函数	双曲正切	双曲正切	Softmax	指数
输出层	因变量	交互质量分类	交互质量分类	交互质量分类	交互质量分类
	单元数	3	3	3	3
	激活函数	Softmax	Softmax	恒等式	恒等式
	误差函数	交叉熵	交叉熵	平方和	平方和
训练集正确率（查全率）	低质量交互	93.30%	95.20%	97.40%	99.30%
	中质量交互	25.40%	15.50%	15.50%	2.80%
	高质量交互	25.00%	37.50%	25.00%	12.50%
	总体	76.7%	76.70%	77.80%	76.10%
测试集正确率（查全率）	低质量交互	96.5%	96.50%	98.20%	98.20%
	中质量交互	21.60%	5.40%	8.10%	2.70%
	高质量交互	16.70%	0.00%	0.00%	0.00%
	总体	75.60%	71.20%	73.10%	71.80%
AUC	低质量交互	0.768	0.784	0.766	0.733
	中质量交互	0.721	0.74	0.719	0.678
	高质量交互	0.872	0.907	0.888	0.869
自变量重要性（排序）	信息有用性判断难度	0.096（5）	0.088（8）	0.088（7）	0.099（4）
	获取信息认知强度	0.142（2）	0.128（3）	0.100（4）	0.096（7）
	方法和过程熟悉程度	0.137（3）	0.107（5）	0.086（8）	0.106（3）
	感知任务复杂度	0.070（8）	0.054（10）	0.083（9）	0.091（9）
	MM	0.071（7）	0.091（6）	0.095（6）	0.091（9）
	MCLB	0.186（1）	0.147（1）	0.126（2）	0.098（5）
	TNIV	0.087（6）	0.121（2）	0.101（3）	0.116（1）
	WS	0.100（4）	0.117（4）	0.100（4）	0.098（5）
	NRQA	0.064（9）	0.058（9）	0.061（10）	0.096（7）
	MTK	0.047（10）	0.091（6）	0.160（1）	0.109（2）

注：BP 神经网络模型 1-1 表示数据集 A 作为输入变量时，构建的 1 层隐含层 BP 神经网络模型；BP 神经网络模型 2-1 表示数据集 A 作为输入变量时，构建的 2 层隐含层 BP 神经网络模型；RBF 神经网络模型 1-1 表示数据集 A 作为输入变量时，构建的基于正态化径向基函数 RBF 神经网络模型；RBF 神经网络模型 2-1 表示数据集 A 作为输入变量时，构建的基于普通径向基函数 RBF 神经网络模型。

　　分析表明，当只考虑线性相关指标时，BP 神经网络模型 1 – 1 预测用户网络健康信息搜索交互质量的正确率为 75.6%（测试集分数），低质量交互正确率大于 96.0%（测试集分数），低质量交互、中质量交互、高质量交互的 AUC 值分别为 0.768、0.721、0.872，均大于 0.7，说明此模型具有较好的预测价值。从该模型的变量重要程度排序中可以发现，最重要的交互行为指标是鼠标左键点击次数（MCLB）；最重要的交互感知指标是获取信息认知强度，信息有用性判断难度与方法和过程熟悉程度两个交互感知指标对模型的预测也有重要影响，其重要性在 10 个指标中排名第 3 和第 5，而感知任务复杂度的重要性相对较低（其他 3 个模型中感知任务复杂度的相对重要性也均较低）。

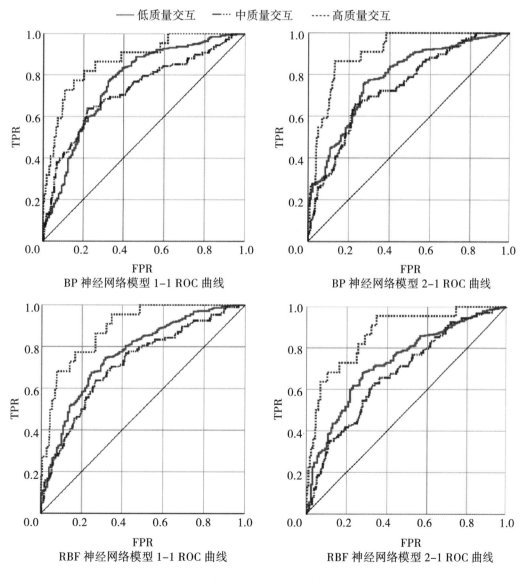

图 8 – 6　不同神经网络模型的 ROC 曲线（集合 A）

（2）以变量集合 B 为输入层变量的神经网络构建

如表 8-2 所示，将集合 B 中与用户网络健康信息交互质量存在显著相关关系的变量作为神经网络模型的输入变量，得到 BP 神经网络模型 1-2、BP 神经网络模型 2-2、RBF 神经网络模型 1-2、RBF 神经网络模型 2-2 等 4 个模型。图 8-7 的 ROC 曲线显示，BP 神经网络模型整体上要优于 RBF 神经网络模型，从训练集与测试的正确性来看，BP 神经网络模型 2-2 比 BP 神经网络模型 1-2 更稳定，所以当将相关性变量作为神经网络模型的输入神经元时，BP 神经网络模型 2-2 是较优的模型。

BP 神经网络模型 2-2 由两层隐含层构成，第一层有 8 个神经元，第二层有 6 个神经元，输入层单元数为 17 个，即 17 个与用户网络健康信息交互质量有相关关系变量被纳入了模型。该模型中低质量交互、中质量交互、高质量交互对应的 AUC 值分别为 0.763、0.718、0.842，均大于 0.7，说明此模型具有较好的预测效果和实用价值。此模型中重要性最强的变量为鼠标左键点击次数（MCLB），前 5 个重要性较强的变量还有信息有用性判断难度、鼠标移动的像素量（MM）、浏览条目总数（TNIV）、获取信息的认知强度，而排在重要性末位的自变量为任务持续时间（TT）。

表 8-2 基于相关性自变量的神经网络模型及比较

		BP 神经网络模型 1-2	BP 神经网络模型 2-2	RBF 神经网络模型 1-2	RBF 神经网络模型 2-2
样本量	训练集	356	356	356	356
	测试集	156	156	156	156
输入层	单元数	17	17	17	17
	协变量的重新标度方法	标准化	标准化	标准化	标准化
隐含层	隐含层数	1	2	1	1
	隐含层 1 单元数	6	8	3	3
	隐含层 2 单元数	—	6	—	—
	激活函数	双曲正切	双曲正切	Softmax	指数
输出层	因变量	交互质量分类	交互质量分类	交互质量分类	交互质量分类
	单元数	3	3	3	3
	激活函数	Softmax	Softmax	恒等式	恒等式
	误差函数	交叉熵	交叉熵	平方和	平方和

续表

		BP 神经网络模型 1-2	BP 神经网络模型 2-2	RBF 神经网络模型 1-2	RBF 神经网络模型 2-2
训练集正确率（查全率）	低质量交互	90.00%	95.90%	100.00%	100.00%
	中质量交互	47.90%	14.10%	0.00%	0.00%
	高质量交互	37.50%	6.30%	0.00%	0.00%
	总体	79.20%	75.60%	75.60%	75.60%
测试集正确率（查全率）	低质量交互	92.00%	96.50%	100.00%	100.00%
	中质量交互	27.00%	13.50%	0.00%	0.00%
	高质量交互	0.00%	0.00%	0.00%	0.00%
	总体	73.10%	73.10%	72.40%	72.40%
AUC	低质量交互	0.806	0.763	0.671	0.647
	中质量交互	0.753	0.718	0.636	0.609
	高质量交互	0.949	0.842	0.733	0.716
自变量重要性（排序）	信息有用性判断难度	0.069（4）	0.098（2）	0.029（13）	0.059（9）
	获取信息的认知强度	0.102（1）	0.093（5）	0.024（16）	0.057（13）
	方法和过程熟悉程度	0.100（2）	0.069（6）	0.038（12）	0.060（6）
	感知任务复杂度	0.048（12）	0.050（9）	0.025（15）	0.058（11）
	MM	0.068（5）	0.097（3）	0.078（7）	0.058（12）
	MCLB	0.060（9）	0.131（1）	0.125（1）	0.063（1）
	TNIV	0.065（7）	0.096（4）	0.048（9）	0.059（7）
	WS	0.062（8）	0.057（7）	0.039（11）	0.057（14）
	NRQA	0.059（10）	0.028（14）	0.012（17）	0.062（3）
	MTK	0.053（11）	0.053（8）	0.026（14）	0.056（15）
	AKs	0.037（15）	0.042（11）	0.083（5）	0.060（4）
	TT	0.066（6）	0.017（17）	0.072（8）	0.054（17）
	NQM	0.022（17）	0.049（10）	0.085（4）	0.062（2）
	NUQ	0.042（14）	0.020（16）	0.079（6）	0.056（16）
	N-SERP-B	0.077（3）	0.032（13）	0.107（2）	0.060（5）
	NISC	0.045（13）	0.026（15）	0.087（3）	0.059（10）
	NHC	0.025（16）	0.042（12）	0.044（10）	0.059（8）

注：BP 神经网络模型 1-2 表示数据集 B 作为输入变量时，构建的 1 层隐含层 BP 神经网络模型；BP 神经网络模型 2-2 表示数据集 B 作为输入变量时，构建的 2 层隐含层 BP 神经网络模型；RBF 神经网络模型 1-2 表示数据集 B 作为输入变量时，构建的基于正态化径向基函数 RBF 神经网络模型；RBF 神经网络模型 2-2 表示数据集 B 作为输入变量时，构建的基于普通径向基函数 RBF 神经网络模型。

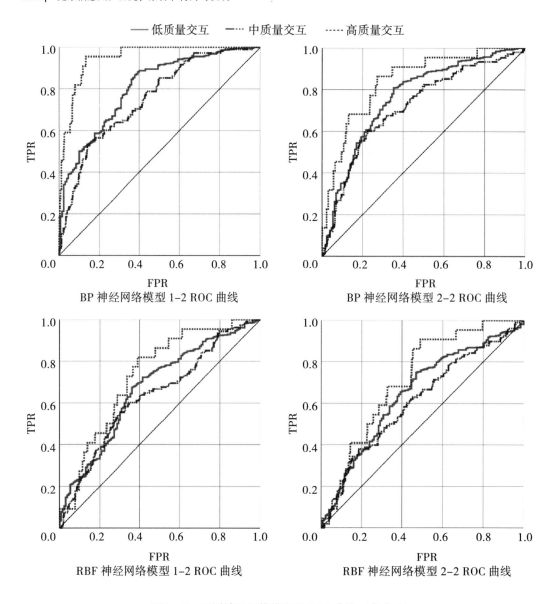

图 8 - 7　不同神经网络模型的 ROC 曲线（集合 B）

（3）以变量集合 C 为输入变量的神经网络构建

在相关性变量的基础上，研究将任务属性变量（任务复杂度、任务产出类型与健康信息话题类型）纳入预测模型中，以观察模型的预测效果。从图 8 - 8 的 ROC 曲线可以发现，BP 神经网络模型的预测效果要好于 RBF 神经网络模型。而在 BP 神经网络模型中，考虑到模型的稳定性、总体正确率及 AUC 值（见表 8 - 3），BP 神经网络模型 1 - 3 要优于 BP 神经网络模型 2 - 3。所以当加入任务属性变量后，BP 神经网络模型 1 - 3 是 4 种模型中对用户网络健康信息交互质量具有较好预测效果和价值的模型。该模型的正确率为 82%，低、中、高质量交互的 AUC 值分别为 0.844、0.804、0.901，均大于 0.8，进一步说明该模型具有很好的预测效果。

BP 神经网络模型 1 – 3 的基本结构：隐含层为 1 层，隐含层激活函数为双曲正切，输出层激活函数。自变量中对预测结果重要性程度较大的 5 个指标分别是：鼠标左键点击次数（MCLB）、浏览条目总数（TNIV）、搜索结果页面浏览数（N – SERP – B）、鼠标移动的像素量（MM）与键盘输入最大间隔时间（MTK），说明这 5 个行为指标在 BP 神经网络模型 1 – 3 中对用户网络健康信息交互质量的预测贡献较大。任务属性 3 个自变量中，产品类型（重要性排序为 8/20）对预测结果影响最大，其次是健康信息话题类型（重要性排序为 12/20），而任务复杂度的影响相对较小（重要性排序为 20/20）。

BP 神经网络模型 1 – 3 在 BP 神经网络模型 2 – 2 基础上加入了任务属性变量，使得模型在训练集总体正确率上从 75.60% 提升到了 82.00%，特别是中交互质量正确率得到了显著的提升。BP 神经网络模型 1 – 3 的 AUC 值也有大幅增加，低质量交互从 0.763 提升到 0.844，中质量交互从 0.718 提升到 0.804，高质量交互从 0.842 提升到 0.901，说明任务属性变量对预测用户网络健康信息交互质量有重要作用。两个模型中的变量重要性排序变化不是很大，鼠标左键点击次数（MCLB）、浏览条目总数（TNIV）、鼠标移动的像素量（MM）在两个模型中的重要性均在前列。

表 8 – 3　基于相关性与任务属性自变量的神经网络模型及比较

		BP 神经网络模型 1 – 3	BP 神经网络模型 2 – 3	RBF 神经网络模型 1 – 3	RBF 神经网络模型 2 – 3
样本量	训练集	356	356	356	356
	测试集	156	156	156	156
输入层	单元数	23	23	23	23
	协变量标度方法	标准化	标准化	标准化	标准化
隐含层	隐含层数	1	2	1	1
	隐含层 1 单元数	6	9	9	5
	隐含层 2 单元数	—	7	—	—
	激活函数	双曲正切	双曲正切	Softmax	指数
输出层	因变量	交互质量分类	交互质量分类	交互质量分类	交互质量分类
	单元数	3	3	3	3
	激活函数	Softmax	Softmax	恒等式	恒等式
	误差函数	交叉熵	交叉熵	平方和	平方和

续表

		BP 神经网络模型 1 – 3	BP 神经网络模型 2 – 3	RBF 神经网络模型 1 – 3	RBF 神经网络模型 2 – 3
训练集正确率（查全率）	低质量交互	95.20%	97.40%	96.30%	98.90%
	中质量交互	47.90%	29.60%	23.90%	4.20%
	高质量交互	12.50%	37.50%	0.00%	0.00%
	总体	82.00%	81.20%	77.50%	75.60%
测试集正确率（查全率）	低质量交互	92.00%	96.50%	98.20%	99.10%
	中质量交互	45.90%	21.60%	18.90%	5.40%
	高质量交互	0.00%	0.00%	0.00%	0.00%
	总体	77.60%	75.00%	75.60%	73.10%
AUC	低质量交互	0.844	0.861	0.787	0.694
	中质量交互	0.804	0.815	0.748	0.664
	高质量交互	0.901	0.937	0.839	0.722
自变量重要性（排序）	任务复杂度	0.009（20）	0.013（20）	0.019（19）	0.026（19）
	产品类型	0.057（8）	0.030（16）	0.033（16）	0.048（17）
	健康信息话题类型	0.038（12）	0.014（19）	0.018（20）	0.014（20）
	信息有用性判断难度	0.071（6）	0.106（1）	0.063（6）	0.060（1）
	获取信息认知强度	0.070（7）	0.104（2）	0.067（5）	0.054（7）
	方法和过程熟悉程度	0.054（9）	0.062（5）	0.043（11）	0.052（13）
	感知任务复杂度	0.010（19）	0.043（11）	0.027（18）	0.053（12）
	MM	0.076（4）	0.052（8）	0.084（2）	0.057（3）
	MCLB	0.088（1）	0.085（3）	0.091（1）	0.055（4）
	TNIV	0.088（1）	0.062（6）	0.039（12）	0.054（6）
	WS	0.048（11）	0.043（12）	0.061（7）	0.053（9）
	NRQA	0.052（10）	0.033（15）	0.036（14）	0.052（15）
	MTK	0.072（5）	0.047（10）	0.081（3）	0.059（2）
	AKs	0.021（18）	0.052（9）	0.061（8）	0.053（11）
	TT	0.026（17）	0.041（13）	0.060（9）	0.053（10）
	NQM	0.030（16）	0.060（7）	0.071（4）	0.054（5）
	NUQ	0.036（14）	0.039（14）	0.035（15）	0.053（8）
	N – SERP – B	0.086（3）	0.066（4）	0.046（10）	0.049（16）
	NISC	0.038（13）	0.027（17）	0.037（13）	0.048（18）
	NHC	0.030（15）	0.022（18）	0.029（17）	0.052（14）

注：BP 神经网络模型 1 – 3 表示数据集 C 作为输入变量时，构建的 1 层隐含层 BP 神经网络模型；BP 神经网络模型 2 – 3 表示数据集 C 作为输入变量时，构建的 2 层隐含层 BP 神经网络模型；RBF 神经网络模型 1 – 3 表示数据集 C 作为输入变量时，构建的基于正态化径向基函数 RBF 神经网络模型；RBF 神经网络模型 2 – 3 表示数据集 C 作为输入变量时，构建的基于普通径向基函数 RBF 神经网络模型。

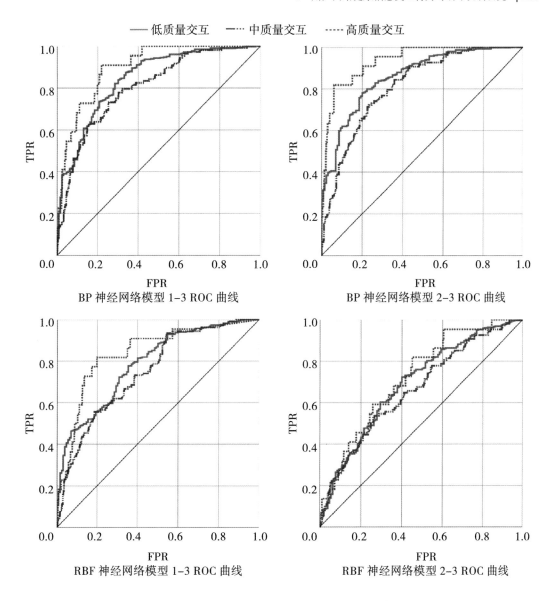

图 8 - 8　不同神经网络模型的 ROC 曲线（集合 C）

（4）以变量集合 D 为输入变量的神经网络构建

以下将研究收集到的所有交互感知、交互行为与任务属性的全部数据变量均纳入分析（不考虑是否相关），进一步观察模型效果的变化情况。由图 8 - 9 的 ROC 曲线可以看出，BP 神经网络模型比 RBF 神经网络模型要好（前者距离左上角更近），在 BP 神经网络模型中，BP 神经网络模型 1 - 4 的稳定性要高于 BP 神经网络模型 2 - 4（比较训练集与测试集的正确率差异大小，见表 8 - 4）。虽然在低质量交互和高质量交互方面，BP 神经网络模型 1 - 4 与 BP 神经网络模型 2 - 4 的正确率、AUC 值表现优于 BP 神经网络模型 1 - 3，但前两个模型的稳定性不高，即测试集正确率（查全率）与训练集正确率（查全率）差异增大，这应该与分析中纳入了更多不存在相关性关系的变量有关，这些变量的加入一方面提高了对样本或案例数据数量的要求，特别是高质量和低质量交互数据本身比例较少，另一方面，由于部分变量本身与目标变量不存在显著的相关关系，其存在可能给模型训练带来更多的数据噪声，因此相应的模型不稳定性增加是很直接的结果。这一分析结果也表明，在用户网络健康信息交互质量预测模型构建之前，进行相关性分析或一定方法的输入变量筛选是非常必要的，它可以有效地降低数据噪声，对模型的预测效果和稳定性均具有很好的优化作用。

表 8 - 4　基于所有交互感知、交互行为与任务属性自变量的神经网络模型及比较

		BP 神经网络模型 1 - 4	BP 神经网络模型 2 - 4	RBF 神经网络模型 1 - 4	RBF 神经网络模型 2 - 4
样本量	训练集	356	356	356	356
	测试集	156	156	156	156
输入层	单元数	34	34	34	34
	协变量标度方法	标准化	标准化	标准化	标准化
隐含层	隐含层数	1	2	1	1
	隐含层 1 单元数	6	9	10	10
	隐含层 2 单元数	—	7	—	—
	激活函数	双曲正切	双曲正切	Softmax	指数
输出层	因变量	交互质量分类	交互质量分类	交互质量分类	交互质量分类
	单元数	3	3	3	3
	激活函数	Softmax	Softmax	恒等式	恒等式
	误差函数	交叉熵	交叉熵	平方和	平方和
训练集正确率（查全率）	低质量交互	94.40%	97.40%	98.10%	99.30%
	中质量交互	39.40%	43.70%	16.90%	5.60%
	高质量交互	18.80%	56.30%	0.00%	6.30%
	总体	80.10%	84.80%	77.50%	76.40%
测试集正确率（查全率）	低质量交互	93.80%	94.70%	99.10%	98.20%
	中质量交互	43.20%	37.80%	5.40%	10.80%
	高质量交互	33.30%	16.70%	0.00%	0.00%
	总体	79.50%	78.20%	73.10%	73.70%
AUC	低质量交互	0.821	0.873	0.752	0.679
	中质量交互	0.787	0.832	0.715	0.646
	高质量交互	0.908	0.958	0.809	0.8

续表

		BP 神经网络 模型 1 − 4	BP 神经网络 模型 2 − 4	RBF 神经网络 模型 1 − 4	RBF 神经网络 模型 2 − 4
自变量重要性 （排序）	任务复杂度	0.012（30）	0.008（31）	0.020（26）	0.012（30）
	产品类型	0.016（28）	0.033（13）	0.029（17）	0.021（29）
	健康信息话题类型	0.016（28）	0.025（21）	0.010（31）	0.010（31）
	信息有用性判断难度	0.057（5）	0.036（10）	0.039（9）	0.035（13）
	获取信息认知强度	0.058（4）	0.066（1）	0.045（7）	0.039（3）
	方法和过程熟悉程度	0.048（6）	0.030（15）	0.022（24）	0.033（22）
	感知任务复杂度	0.022（25）	0.046（5）	0.026（20）	0.035（14）
	MM	0.035（9）	0.022（25）	0.054（3）	0.035（15）
	MCLB	0.067（2）	0.044（6）	0.071（1）	0.040（1）
	TNIV	0.034（11）	0.036（9）	0.023（23）	0.038（5）
	WS	0.028（18）	0.040（7）	0.030（15）	0.039（2）
	NRQA	0.020（27）	0.021（27）	0.012（30）	0.035（12）
	MTK	0.024（21）	0.023（23）	0.055（2）	0.037（6）
	AKs	0.022（24）	0.023（23）	0.036（10）	0.034（20）
	TT	0.026（20）	0.029（17）	0.052（4）	0.036（8）
	NQM	0.038（7）	0.020（29）	0.046（6）	0.038（4）
	NUQ	0.027（19）	0.027（19）	0.029（16）	0.034（21）
	N − SERP − B	0.061（3）	0.055（3）	0.051（5）	0.035（10）
	NISC	0.036（8）	0.027（20）	0.044（8）	0.034（16）
	NHC	0.029（14）	0.031（14）	0.030（14）	0.036（9）
	感知任务困难程度	0.028（16）	0.047（4）	0.023（22）	0.034（18）
	主题内容熟悉程度	0.024（22）	0.025（22）	0.020（25）	0.032（24）
	搜索经历丰富度	0.010（31）	0.039（8）	0.029（19）	0.027（26）
	信心程度	0.021（26）	0.030（16）	0.036（11）	0.033（23）
	确定有用信息努力程度	0.069（1）	0.058（2）	0.029（18）	0.034（17）
	任务感知成功	0.030（12）	0.022（26）	0.016（28）	0.026（27）
	任务感知挫败感	0.030（13）	0.034（11）	0.018（27）	0.028（25）
	任务感知满意	0.028（17）	0.029（18）	0.014（29）	0.025（28）
	MTM	0.035（10）	0.033（12）	0.035（12）	0.037（7）
	MCSA	0.029（15）	0.018（30）	0.024（21）	0.035（11）
	SUD/TNIV	0.023（23）	0.021（28）	0.032（13）	0.034（19）

注：BP 神经网络模型 1 − 4 表示数据集 D 作为输入变量时，构建的 1 层隐含层 BP 神经网络模型；BP 神经网络模型 2 − 4 表示数据集 D 作为输入变量时，构建的 2 层隐含层 BP 神经网络模型；RBF 神经网络模型 1 − 4 表示数据集 D 作为输入变量时，构建的基于正态化径向基函数 RBF 神经网络模型；RBF 神经网络模型 2 − 4 表示数据集 D 作为输入变量时，构建的基于普通径向基函数 RBF 神经网络模型。

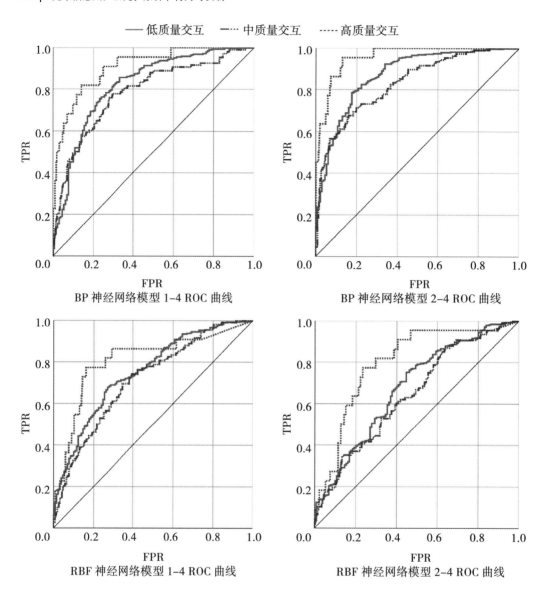

图 8 - 9 不同神经网络模型的 ROC 曲线（集合 D）

（5）以变量集合 E 为输入变量的神经网络构建

为了进一步优化模型，尽可能寻找更多有效的输入变量，研究在剔除不存在相关关系的交互感知、交互行为指标基础上，将用户个体特征纳入模型（包括：性别、学历、学科属性、信息检索学习经历、计算机使用频率、信息搜索经验、信息素养与认知风格等）。分析结果的 ROC 曲线显示（见图 8 - 10），BP 神经网络模型整体表现要好于 RBF 神经网络模型。从正确率［训练集、测试集正确率（查全率）］及 AUC 值（见表 8 - 5）和稳定性［训练集、测试集正确率（查全率）差异性］两方面比较，可以发现 BP 神经网络模型 2 - 5 要优于 BP 神经网络模型 1 - 5。BP 神经网络模型 2 - 5 是拥有 2 层隐含层的神经网络结构，第一层神经元为 6 个，第二层为 5 个，低质量交互的准确率稳定在 94% 以上，中质量交互准确率稳定在 40% 以上。相较于 BP 神经网络模型 1 - 3，BP 神经网络模型 2 - 5 的表现更好，不同类型的交互质量的正确率、模型整体效能均有一定幅度的优化。所以用户个体特征对用户网络健康信息质量预测模型的优化具有重要影响，即如果在能够获得用户个体特征的基础上，通过 BP 神经网络模型 2 - 5 可以对用户搜索网络健康信息时的任务交互质量进行更有效的预测。

在 BP 神经网络模型 2 - 5 中，最重要的变量为搜索结果页面浏览数（N - SERP - B），即用户在网络健康信息搜索过程中浏览了多少查询结果页面的数据可以作为其任务交互质量的最有效的预测因子。重要性排在前 5 位的还有鼠标左键点击次数（MCLB）、获取信息认知强度、浏览条目总数（TNIV）、方法和过程熟悉程度等输入变量。

表 8 - 5　相关性变量、任务属性、个体特征为输入变量的神经网络模型及比较

		BP 神经网络模型 1 - 5	BP 神经网络模型 2 - 5	RBF 神经网络模型 1 - 5	RBF 神经网络模型 2 - 5
样本量	训练集	356	356	356	356
	测试集	156	156	156	156
输入层	单元数	50	50	50	50
	协变量标度方法	标准化	标准化	标准化	标准化
隐含层	隐含层数	1	2	1	1
	隐含层 1 单元数	3	6	4	9
	隐含层 2 单元数	—	5	—	—
	激活函数	双曲正切	双曲正切	Softmax	指数
输出层	因变量	交互质量分类	交互质量分类	交互质量分类	交互质量分类
	单元数	3	3	3	3
	激活函数	Softmax	Softmax	恒等式	恒等式
	误差函数	交叉熵	交叉熵	平方和	平方和
训练集正确率（查全率）	低质量交互	95.50%	94.40%	100.00%	99.60%
	中质量交互	49.30%	46.50%	0.00%	0.00%
	高质量交互	0.00%	68.80%	0.00%	0.00%
	总体	82.00%	83.70%	75.60%	75.30%
测试集正确率（查全率）	低质量交互	89.40%	94.70%	100.00%	100.00%
	中质量交互	43.20%	40.50%	0.00%	0.00%
	高质量交互	0.00%	33.30%	0.00%	0.00%
	总体	75.00%	79.50%	72.40%	72.40%

续表

		BP 神经网络 模型 1 – 5	BP 神经网络 模型 2 – 5	RBF 神经网络 模型 1 – 5	RBF 神经网络 模型 2 – 5
AUC	低质量交互	0.836	0.848	0.667	0.67
	中质量交互	0.777	0.802	0.638	0.655
	高质量交互	0.935	0.961	0.722	0.731
自变量重要性 （排序）	任务复杂度	0.007（25）	0.008（27）	0.000（28）	0.002（27）
	产品类型	0.051（8）	0.049（6）	0.001（27）	0.002（27）
	健康信息话题类型	0.036（10）	0.029（15）	0.004（23）	0.003（26）
	性别	0.019（19）	0.016（24）	0.007（21）	0.014（22）
	学历	0.006（26）	0.011（26）	0.010（19）	0.014（22）
	学科属性	0.018（21）	0.021（20）	0.002（26）	0.019（18）
	信息检索学习经历	0.018（21）	0.015（25）	0.004（23）	0.016（20）
	计算机使用频率	0.029（15）	0.024（18）	0.012（17）	0.015（21）
	信息搜索经验	0.019（20）	0.024（18）	0.009（20）	0.014（22）
	健康信息素养	0.011（24）	0.019（21）	0.005（22）	0.017（19）
	认知风格	0.006（26）	0.008（27）	0.003（25）	0.014（22）
	信息有用性判断难度	0.052（7）	0.041（9）	0.028（15）	0.051（7）
	获取信息认知强度	0.055（6）	0.070（3）	0.021（16）	0.049（13）
	方法和过程熟悉程度	0.059（5）	0.060（5）	0.030（13）	0.050（11）
	感知任务复杂度	0.027（16）	0.019（21）	0.030（13）	0.050（11）
	MM	0.033（12）	0.034（12）	0.087（3）	0.053（4）
	MCLB	0.082（2）	0.086（2）	0.106（1）	0.054（3）
	TNIV	0.073（3）	0.068（4）	0.033（12）	0.051（7）
	WS	0.043（9）	0.037（10）	0.052（9）	0.051（7）
	NRQA	0.034（11）	0.033（14）	0.012（17）	0.055（1）
	MTK	0.069（4）	0.048（7）	0.037（11）	0.049（13）
	AKs	0.026（17）	0.034（12）	0.061（7）	0.049（13）
	TT	0.032（13）	0.042（8）	0.071（6）	0.051（7）
	NQM	0.023（18）	0.035（11）	0.056（8）	0.053（4）
	NUQ	0.032（13）	0.018（23）	0.052（9）	0.047（17）
	N – SERP – B	0.118（1）	0.099（1）	0.086（4）	0.049（13）
	NISC	0.003（28）	0.025（17）	0.086（4）	0.052（6）
	NHC	0.018（21）	0.026（16）	0.093（2）	0.055（1）

注：BP 神经网络模型 1-5 表示数据集 E 作为输入变量时，构建的 1 层隐含层 BP 神经网络模型；BP 神经网络模型 2-5 表示数据集 E 作为输入变量时，构建的 2 层隐含层 BP 神经网络模型；RBF 神经网络模型 1-5 表示数据集 E 作为输入变量时，构建的基于正态化径向基函数 RBF 神经网络模型；RBF 神经网络模型 2-5 表示数据集 E 作为输入变量时，构建的基于普通径向基函数 RBF 神经网络模型。

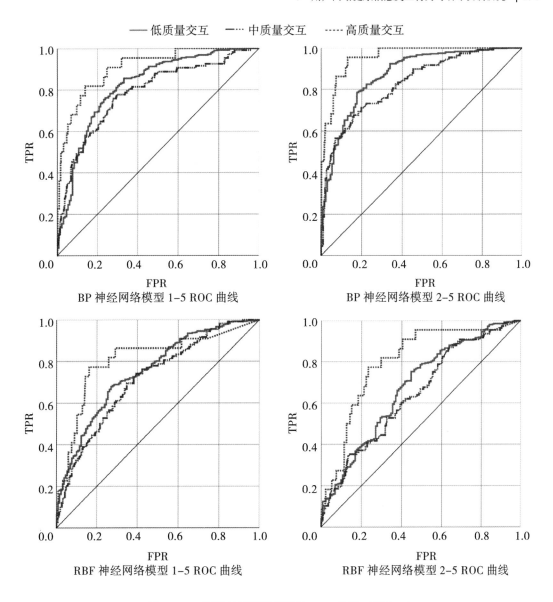

低质量交互 —— 中质量交互 ····· 高质量交互

BP 神经网络模型 1-5 ROC 曲线

BP 神经网络模型 2-5 ROC 曲线

RBF 神经网络模型 1-5 ROC 曲线

RBF 神经网络模型 2-5 ROC 曲线

图 8 – 10 不同神经网络模型的 ROC 曲线（集合 E）

8.2.3 基于完整任务会话的交互质量预测模型的应用分析

研究根据神经网络类型与输入变量数量及类型的不同，一共构建了 20 个（4 × 5）神经网络模型。经比较分析发现，BP 神经网络模型在输入不同类型变量时模型效果均优于 RBF 神经网络模型，由此可以发现 BP 神经网络更适用于构建基于完整任务会话的用户网络健康信息交互质量预测模型，进而对低质量交互过程进行有效预测、实施积极干预，帮助其"走向"高质量交互过程，以获取高质量的健康信息。BP 神经网络模型 1 – 3 与 BP 神经网络模型 2 – 5 稳定性相对较好，正确率较高，是对低质量交互预测正确率较高的两个模型。此两模型的不同之处在于，BP 神经网络模型 1 – 3 是只含有 1 层隐含层的网络结构（神经元个数为 6），输入变量为与交互质量存在显著相关性的交互感知、交互行为指标与任务属性特征，而 BP 神经网络模型 2 – 5 是一个具有 2 层隐含层的网络结构（第一层神经元个数为 6，第二层为 5），输入的变量除了存在显著相关性的交互感知、交互行为指标与任务属性特征外，还将用户个体特征纳入分析。后者的模型效果整体上要优于前者，但需要指出的是，在实际应用中，用户个体特征信息的获取本身存在一定的困难，而且会涉及网络健康信息用户的隐私问题，故虽然 BP 神经网络模型 2 – 5 的模型效果好，但考虑到实际应用，BP 神经网络模型 1 – 3 可能有更好的表现。

从已构建的 20 个神经网络模型中发现，对于低质量的网络健康信息交互，无论是 BP 神经网络还是 RBF 神经网络均有较好的预测效果，且有较高的稳定性，但对于中质量和高质量的网络健康信息交互预测效果的正确率（查全率）较低（0%—70%），且训练集与测试集的正确率大多相差在 15% 以上，说明这些神经网络模型对高质量和中质量的网络健康信息交互的预测效能较低。通过分析，发现主要原因在于此研究中高质量交互任务与中质量交互任务样本或案例数据较少（低、中、高质量交互任务数量比例为 382：108：22），从而导致训练数据不足，神经元记忆的权重值并未修正和调整到最优，由此得到的模型预测效果和价值有待进一步验证与优化，解决这一问题的重要方法是通过更多的实验，获得更多中质量、高质量网络健康信息交互任务的相关数据，对模型进行进一步训练。需要特别说明的是，此研究的重点在于更好地识别低质量的健康信息交互过程，进而对其采取有效方式进行干预或引导，而对中质量或高质量的健康信息交互不采取干预措施，所以所构建的模型在实际应用中具有较大的参考价值（BP 神经网络模型 1 – 3 与 BP 神经网络模型 2 – 5 对低质量交互的预测正确性均达到 90% 以上）。

BP 神经网络模型 1 – 1、BP 神经网络模型 2 – 2、BP 神经网络模型 1 – 3 与 BP 神经网络模型 2 – 5 分别是输入不同变量时 4 种神经网络模型中最优的，对其比较分析发现，当逐步加入更多与交互质量存在显著相关性的变量于模型输入层时，模型的综合效能有显著提升［总体正确率（训练集和测试集）、不同交互质量预测效果（AUC）均有一定幅度的上升趋势，见图 8 – 11］，低质量交互的预测正确率稳定在 90% 以上，中质量预测正确率也有显著提高。这一结果表明，被纳入神经网络输入层的变量需先做相关性分析或类似相关性分析的筛选，这样新增的自变量才有可能给模型效果带来一定提升，反之则会出现 BP 神经网络模型 1 – 4 中的情况，即加入较多不相关的变量，不仅没有带来模型效果提升，还降低了模型的稳定性（比较 BP 神经网络模型 1 – 3 与 BP 神经网络模型 1 – 4 可知此结论）。

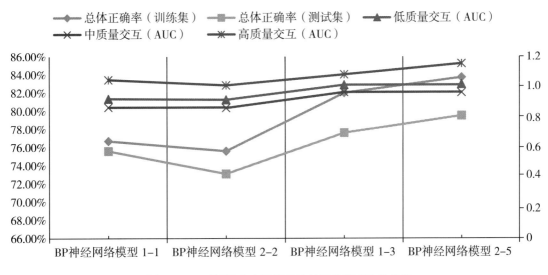

图 8 - 11　不同输入变量最优神经网络模型比较分析

注：BP 神经网络模型 1 - 4 模型加入不相关自变量，模型效果更差，不参与比较。

　　比较分析 BP 神经网络模型 1 - 1、BP 神经网络模型 2 - 2、BP 神经网络模型 1 - 3 与 BP 神经网络模型 2 - 5 中输入变量的重要性程度可以发现，与交互质量有线性关系的自变量在不同模型中的重要性程度排序均较靠前，其中鼠标左键点击次数（MCLB）的重要性最高，其次有交互行为指标：浏览条目总数（TNIV）、搜索结果页面浏览数（N - SERP - B）、键盘输入最大间隔时间（MTK）。在交互感知指标中，信息有用性判断难度、获取信息的认知强度、方法和过程熟悉程度对模型的重要程度也较高，而感知任务复杂度的重要性相对较低（在 BP 神经网络模型 1 - 3 与 BP 神经网络模型 2 - 5 中排到了 19 位与 21 位）。产品类型是 3 个任务属性特征中对用户网络健康信息交互质量预测重要程度最大的一个（在不同模型中的重要性均排在前 10），用户个体特征的重要性相比而言均较低。由此可以发现，不同自变量在对因变量的预测效果中的贡献程度存在较大差异，交互行为指标的整体贡献程度较大，所以使用交互行为指标来预测用户网络健康信息交互质量是可行且具有较强实践意义的方法。

　　在基于完整任务会话的交互质量预测模型中，根据不同输入变量的差异，可以为实际应用提供参考的模型有 4 个：基于线性相关关系输入变量的 BP 神经网络模型 1 - 1，基于相关关系的交互感知与交互行为输入变量的 BP 神经网络模型 2 - 2，基于相关关系的交互感知、交互行为与任务属性的 BP 神经网络模型 1 - 3，以及基于相关关系的交互感知、交互行为、任务属性、用户个体特征的 BP 神经网络模型 2 - 5。此 4 模型均能较好地识别用户网络健康信息搜索过程中的低质量交互。当然，由于研究规模和投入所限，且此研究是领域内首次尝试构建网络健康信息交互质量预测模型，所选取的行为指标、交互感知维度及任务属性特征具有一定代表性，但实际上还可以将更多交互行为指标纳入分析，而且此实验研究收集到的高质量和中质量交互的数据样本较少（虽然不会影响本研究目标的实现），这些问题的存在使得上述 4 个模型还有待进一步优化。

8.2.4　基于完整任务会话预测模型的用户健康信息交互行为引导机制模型构建

基于用户个体特征、任务属性、信息交互感知、任务交互感知与完整任务会话交互行为等数据分析，研究找到了两个较优的用户网络健康信息交互质量预测模型：BP 神经网络模型 1 - 3 与 BP 神经网络模型 2 - 5。后者要更优于前者，但需采集更多的用户个体特征数据才能达到较好的模型效果，需要指出的是两者的低质量交互预测正确率均在 90% 以上，所以可以考虑将两个模型同时封装在用户网络健康信息交互质量预测功能模块中，从而最大程度上提高预测的准确性和有效性。如何基于完整任务会话预测模型来引导用户的交互行为呢？研究在参考了李月琳与张佳[11] 提出的"基于任务的个性化信息检索用户模型"的基础上，构建了基于完整任务会话预测模型的用户网络健康信息交互行为引导机制模型（见图 8 - 12）。该模型由 3 个基础组件构成：①用户 - 健康信息系统交互；②基于完整任务会话预测模型的交互行为引导机制；③用户 - 任务交互。①与③是用户网络健康信息搜索一般行为过程，②则是为了提高用户网络健康信息搜索过程中的交互质量，以帮助他们获取高质量健康信息，而构建的基于完整任务会话预测模型的用户网络健康信息交互行为引导机制模型。

用户在主动或被动情况下获得网络健康信息搜索任务后，会结合自己的知识、经验对任务进行理解或解读，进而形成需要解决的问题或信息需求。当然，问题或信息需求的明确可能不是一蹴而就的，用户在与健康信息系统交互过程中，随着认知结构的不断优化，会进一步完善对当前任务内容及需求的理解，从而更加清晰地建构当前任务信息需求。用户个体特征、任务属性、用户 - 任务的交互是基于完整会话预测模型交互行为引导机制产生作用的基础。

用户 - 健康信息系统交互过程与一般信息检索过程差别不大，都是从问题表示到查询语句，再到健康信息搜索结果的评估与判断。需要指出的是，基础组件③中使用"有用性"代替了"相关性"，这主要考虑：在海量信息的网络世界中搜索任务相关的健康信息并不是难事（很多质量不高的信息也非常相关，特别是有关健康问题的解决方案，个人经验分享与信息需求非常相关，但信息质量不高），更重要的是在相关健康信息中找到"有用"的健康信息，有用信息不仅考虑了"相关性""可靠性"，还考虑了用户主观认知与情感。一条信息即使很可靠也很相关，但与用户当前认知或情感状态不一致，他们会选择

"规避"，因此，相关且可靠的健康信息对用户来说其"有用性"是不确定的。此研究交互质量预测的基本立足点是在保障健康信息"有用性"（愿意选择与使用）的前提下，帮助用户找到"可靠性"高的健康信息。

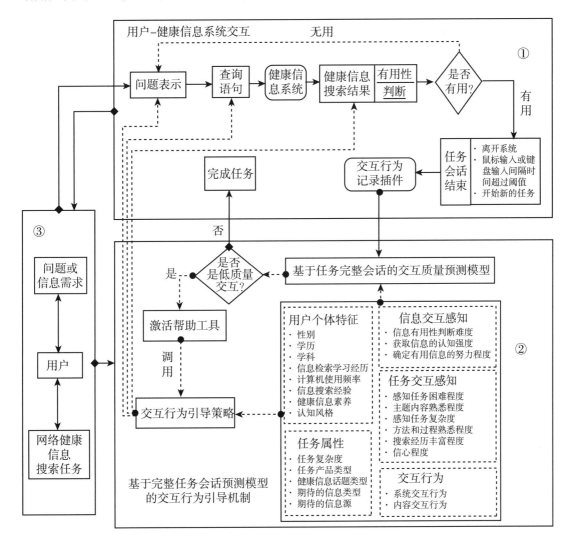

图 8 – 12 基于完整任务会话预测模型的用户健康信息交互行为引导机制模型

为了应用基于完整任务会话交互质量预测模型，帮助用户获取较高质量的网络健康信息，需设计"交互行为记录插件"，对用户 – 健康信息系统交互行为过程进行跟踪记录，并结合系统收集的用户个体特征、任务属性特征、任务交互感知、信息交互感知等数据，对用户任务交互质量进行预测。如果预测结果为"低质量交互"（低交互质量说明其获取到的健康信息内容整体质量不高），则激活帮助工具。帮助工具可以针对"问题表示""查询语句""健康信息搜索结果"等交互采取相应的引导策略，提示并帮助用户进行新一轮的"补充搜索"，以提高其获取网络健康信息的质量。

8.2.5 低质量交互预测与交互行为引导策略触发机制

在基于完整任务会话预测模型交互行为引导机制中，较关键的一步是交互行为引导策略的制定与触发。本研究基于数据分析结果、访谈资料及日常行为实践观察，制定了 12 条供参考的交互行为引导策略。从 BP 神经网络模型 1 – 3 与 BP 神经网络模型 2 – 5 中自变量重要性排序来看，方法和过程熟悉程度、信息有用性判断难度等交互感知变量的重要性排名靠前，第 7 章的分析结果表明：方法和过程熟悉程度正向影响了用户任务交互质量，信息有用性判断难度负向影响了交互质量，即当预测模型发现交互质量偏低时，用户会感觉对当前任务所涉及的方法和过程的熟悉程度较低，并且在判断信息有用性过程中遇到了较大困难。针对"用户感觉对当前任务所涉及方法和过程的熟悉程度较低"，可采取的引导策略有：①结合任务属性或类型，给用户推荐相同任务情境下，其他用户常用的搜索工具或信息平台；②在用户与系统交互过程中，增加对系统各部件功能的说明；③通过知识卡片的形式帮助用户对系统推荐的信息平台进行介绍或说明。针对"在判断信息有用性过程中遇到了较大困难"，可采取的引导策略有：①设计弹出信息比较阅读窗口，方便用户将需要比较分析的信息拖入其中，进行比较阅读；②将与信息需求相关的主题词进行高亮处理；③将能表征信息质量的特征，如作者资质信息、机构认证信息突出显示；④自动开启健康专有名词的"划词 – 解释"功能（借鉴语言翻译软件的"划词 – 翻译"功能）；⑤用户输入查询时，及时推荐备选查询词。基于交互感知困难及相应的引导策略，研究构建了低质量交互触发交互行为引导策略机制，见图 8 – 13。

8.3 本章小结

在交互质量关于交互感知、交互行为多重线性回归模型中，模型的拟合度整体上不是很高，这些模型能从理论上解释不同交互质量产生的机理，但仅考虑当前研究中的少数几个数据指标，还不能很有地效预测用户在搜索网络健康信息时的任务交互质量。这样的结论在已有研究中也有发现，如 Zhang 等[12] 认为通过搜索行为等隐含证据预测用户的知识水平，可以使自适应信息检索系统更好地个性化支持用户交互，他们通过不同的回归分析方法构建了 4 种不同的用户知识水平预测模型，但从整体来看模型的预测能力不是很强（拟合优度 R^2 或调整后 R^2 均小于 0.35）；Liu 等[13] 发现会话早期搜索行为可以预测用户的主题知识水平，可以帮助不同主题知识水平的用户进行个性化搜索，特别是可以帮助主题知识

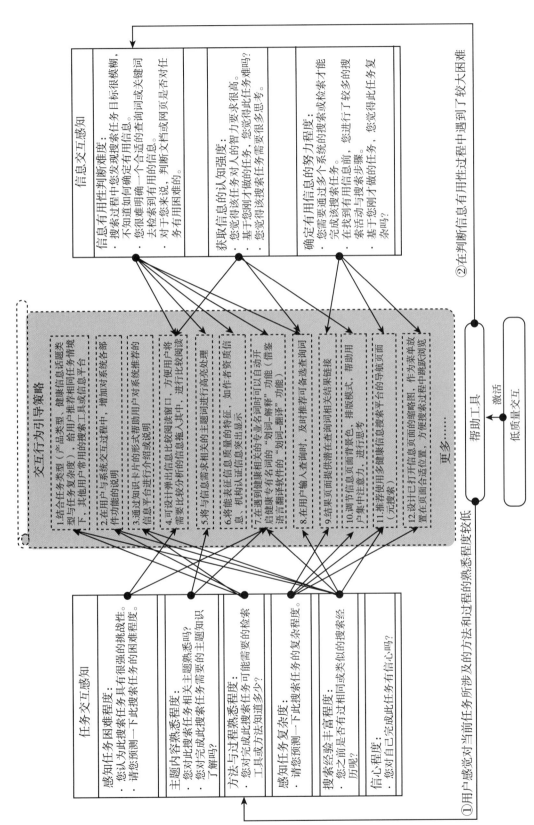

图8-13 低质量交互预测与交互行为引导策略触发机制

水平较低的用户，但是其预测的准确率并不是非常高（正确率或准确率均不超过 65%）。本研究对此问题进行了分析和探索，发现比一般回归模型更有效的神经网络模型在用户网络健康信息交互质量预测上有较好的表现。为了基于当前相关指标数据集合寻找到较优的神经网络模型，研究考虑了输入变量类型、神经网络模型类型，共构建了 20 个基于完整任务会话的交互质量神经网络模型。

从输入变量类型看，并不是所有交互感知与交互行为指标都能给用户网络健康信息交互质量预测模型的准确率带来增量。部分指标或变量在相关性分析、回归分析中与交互质量不存在关联关系，当将其作为输入变量引入神经网络模型中时，训练出来的交互质量预测模型的效果不增反减，且稳定性变差，此结果说明，在进一步优化交互质量预测模型过程中，被纳入神经网络输入层的变量需先做相关性分析或类似相关性分析的筛选，这样新增的自变量才有可能给模型效果带来一定增量。此外，任务属性变量、用户个体特征变量对交互质量的预测效果均有重要影响：任务产出类型对预测模型的重要性在任务属性中是最重要的，在所有模型输入变量重要性排序中也排名靠前，其次是健康信息话题类型，而任务复杂度变量对模型的重要程度或贡献率相对较低，在所有模型输入变量重要性排序中也比较靠后。用户个体特征（性别、学历、学科、信息检索学习经历、计算机使用频率、信息搜索经验、健康信息素养、认知风格等）的重要程度相差不大，整体重要程度不是非常高，但在有条件获取相关数据时，应该将其纳入预测模型中，以提高模型的预测效果。

从神经网络模型类型看，BP 神经网络模型整体上要优于 RBF 神经网络模型。在 20 个预测模型中相对较优的两个模型为 BP 神经网络模型 1 - 3 与 BP 神经网络模型 2 - 5。这两个模型在正确率和稳定性方面表现均较好，特别是对用户网络健康信息搜索的低质量交互的预测正确率均高于 90%。因为 BP 神经网络模型 2 - 5 比 BP 神经网络模型 1 - 3 增加了用户个体特征作为输入变量，其效果更优。然而，在实践应用中，用户个体特征信息的收集是相对敏感的问题，它涉及用户的隐私或信息暴露意愿问题，所以 BP 神经网络模型 1 - 3 可能有更广阔的应用场景。

基于完整任务会话的交互质量预测模型很好地弥补了多重线性回归模型和路径模型中拟合度不高的问题，可以通过对用户个体特征、任务情境、交互感知、交互行为的分析有效地预判用户在当前网络健康信息搜索时处于何种交互状态（是否处于低质量交互），并基于这种预判结果来采取相应的引导策略，帮助用户获取到高质量健康信息。但神经网络模型并不能很好地解释导致用户低质量交互的原因，故而不能直接以神经网络模型来制订有效的引导策略，而需结合不同任务情境下用户网络健康信息搜索行为偏好，以及用户个性特征、任务情境、交互感知、交互行为与交互质量间的关系来深入探讨。

参考文献

［1］LIU J. Deconstructing search tasks in interactive information retrieval：a systematic review of task dimensions and predictors［J］. Information processing and management，2021，58（3）：102522.

［2］LIU J，LIU C，BELKIN N J. Personalization in text information retrieval：a survey［J］. Journal of the association for information science and technology，2020，71（3）：349－369.

［3］张文彤，董伟. SPSS 统计分析高级教程［M］. 3 版. 北京：高等教育出版社，2018：395.

［4］多层感知器［EB/OL］.［2021－10－08］. https：//www. ibm. com/docs/zh－spss－statistics/26.0.0？topic＝networks－multilayer－perceptron.

［5］RBF（径向基）神经网络［EB/OL］.［2021－10－08］. https：//www. ibm. com/docs/zh－spss－statistics/26.0.0？topic＝networks－radial－basis－function.

［6］径向基函数［EB/OL］.［2021－10－08］. https：//www. ibm. com/docs/zh－spss－statistics/26.0.0？topic＝networks－radial－basis－function.

［7］唐亘. 精通数据科学：从线性回归到深度学习［M］. 北京：人民邮电出版社，2018：123－127.

［8］［11］李月琳，张佳. 基于任务的个性化信息检索用户模型［J］. 情报理论与实践，2015（5）：60－65.

［9］李月琳，张秀，王姗姗. 社交媒体健康信息质量研究：基于真伪健康信息特征的分析［J］. 情报学报，2018（3）：294－304.

［10］张文彤，董伟. SPSS 统计分析高级教程[M]. 3 版. 北京：高等教育出版社，2018：396－397.

［12］ZHANG X，LIU J，COLE M，et al. Predicting users' domain knowledge in information retrieval using multiple regression analysis of search behaviors［J］. Journal of the association for information science and technology，2015，66（5）：980－1000.

［13］LIU J，LIU C，BELKIN N J. Predicting information searchers' topic knowledge at different search stages［J］. Journal of the association for information science and technology，2016，67（11）：2652－2666.

9 总结与展望

本章旨在总结本研究的主要研究发现、研究带来的启示及研究的局限性，同时展望研究的未来，提出下一步的研究和工作方向。

9.1 主要研究发现

9.1.1 健康信息素养维度及其影响因素

（1）健康信息素养维度

本研究采用多种研究方法探究网络用户健康信息素养的维度、内涵及成因。通过半结构化深度访谈和问卷调查收集数据，揭示网络用户健康信息素养的主要维度及用户健康信息素养水平不同的成因。研究发现，健康信息素养包括多个维度和子维度，包括搜寻与获取能力维度（包括信息搜寻能力、信息质量评估能力、跨源搜寻能力子维度）和认知维度（包括习得知识、寻求专业帮助、搜寻终止子维度）。同时，研究揭示了元认知能力不足的特征，包括过度自信、既定答案、无意识思维、主导权失控、从众心理。

其中，元认知是健康信息素养概念中的重要维度。元认知是"认知的认知"，在健康信息搜寻过程中，用户的元认知影响着搜寻过程的每一步。过度自信、既定答案、无意识思维、主导权失控、从众心理等问题均阻碍着人们对高质量健康信息的利用。提升用户的元认知意识和能力，引导用户在健康信息搜寻过程中关注并反思自身的认知漏洞，有助于提高用户健康信息搜寻与利用的效率。

此外，研究发现，网络健康信息规避行为是造成低健康信息素养水平用户存在的主要原因之一，即大部分用户并非不具备基本的信息检索能力，他们会利用手机、电脑等设备检索网络信息，但却刻意地规避通过检索网络健康信息系统或平台获取有用的健康信息，这需要从提升用户的网络信息获取意识出发，加强健康教育和培训。

（2）影响健康信息素养的因素

研究表明，年龄、性别、受教育程度、家庭经济水平、居住地等个体特征不同程度地影响和塑造了用户的健康信息素养。

年龄影响着用户整体健康信息素养水平。青年人群体的健康信息素养水平显著高于其他年龄段的群体，中年人的健康信息素养水平亦显著高于老年人。此外，低健康信息素养人数所占比例随着年龄的增长不断加大，而高健康信息素养人数所占比例随着年龄的增长不断减少。可见，总体而言，年龄越大，健康信息素养水平越偏低，尤其是老年用户群体。

用户的年龄除了影响整体健康信息素养水平，还对各维度的能力有不同程度的影响。青年人与中年人的健康信息搜寻能力、信息质量评估能力无显著差异，但与老年人之间有显著差异，老年人的健康信息搜寻能力最弱；青年人的跨源搜寻能力显著强于中年人和老年人，但老年人的跨源搜寻能力显著弱于其他年龄段群体。老年人的习得知识水平显著低于其他年龄段群体；青年人的寻求专业帮助的能力显著强于其他群体；青年人的搜寻终止能力显著强于中年人与老年人；老年人的搜寻终止能力显著弱于其他年龄段群体。青年人的元认知能力显著强于其他年龄段群体。

受教育程度影响着用户整体健康信息素养水平。高中及以下用户与专科用户的 HIL 水平无显著差异，但这两类用户的 HIL 水平显著低于本科、硕士及博士研究生用户。博士研究生用户的 HIL 水平显著高于其他各学历层次的用户。随着受教育程度的提高，低 HIL 的用户占比下降，且以本科学历为"分水岭"，本科及硕士与博士研究生的低 HIL 水平用户占比明显少于高中及以下用户和专科用户群体；高 HIL 水平用户的占比随着受教育程度的提高而增加。

受教育程度对各维度的影响也不相同。在信息搜寻和信息质量评估能力方面，高中及以下和专科学历的用户表现无显著差异，专科学历与本科学历用户之间也无显著差异，但专科用户与硕士和博士研究生用户相比存在显著差异。硕士与博士研究生用户之间没有显著差异。硕士、博士研究生用户跨源获取信息的能力更强，且皆显著强于其他学历群体。从认知维度来说，硕士、博士研究生人群的习得知识、寻求专业帮助和搜寻终止能力水平显著强于其他学历群体。博士及以上学历用户的元认知能力最强，显著强于其他学历层次的用户，且其他学历层次用户之间的元认知能力之间无显著差异。可见，受教育程度最高的博士群体元认知能力、自我觉知能力最强。

家庭经济水平（年收入）影响用户整体健康信息素养水平。年收入低于 10 万元的用户的 HIL 水平显著低于其他收入群体，且家庭经济水平越高，低 HIL 用户的数量越少。对于健康信息搜寻能力来说亦是如此，10 万元以下年收入的用户群体的搜寻能力显著低于其他收入用户群体。信息质量评估能力、跨源搜寻能力及其他几项能力皆是如此，但元认知维度无显著差异。可见，用户的元认知能力与家庭经济水平并不相关。

不同的健康状况关注度与健康信息素养及信息搜寻能力、信息质量评估能力、跨源搜寻能力、习得知识、寻求专业帮助、搜寻终止等方面存在显著差异。就这些能力而言，非常关注和比较关注自身健康状况的用户均强于一般关注的用户，但非常关注与比较关注的用户之间没有显著能力差异。非常关注自身健康状况的用户的元认知水平显著低于比较关注和一般关注的用户。虽然表面看这一结果有违常识，但与访谈发现的研究结果一致，越是在意自身健康的用户，越容易出现元认知的问题。

良好的健康状况对用户的跨源搜寻需求、行为和习得知识能力、寻求专业帮助意识有正向作用。健康状况良好的用户跨源搜寻能力显著强于健康状况为一般和患慢性病的用户，而健康状况一般的用户跨源搜寻能力又显著强于患慢性病的用户；健康状况良好的用户习得知识能力显著强于健康状况为一般和患慢性病的用户，而健康状况一般的用户习得知识能力又显著强于患慢性病的用户。健康状况越好的用户在健康信息搜寻行为中寻求专业帮助的意识越强。

年龄越大，用户的健康信息素养水平越低；女性的习得知识能力显著强于男性；家庭经济条件越好，健康信息素养水平越高；城市居民用户的健康信息素养水平也显著高于农村居民。这些研究发现为进一步有针对性地开展用户健康信息素养的教育和培训提供了实证证据。

9.1.2 健康信息素养与搜寻行为特征

研究发现，高、中、低 HIL 用户的健康信息搜寻行为存在一定的差异，主要表现在对信息源的偏好与要求、信息质量评估标准的选取、跨源的意识和动机及对网络健康信息作用的定位方面。

高、低 HIL 用户对去医院和网络搜寻信息的偏好不同。高 HIL 用户更倾向于用网络搜寻健康信息，而低 HIL 用户更倾向于去医院搜寻健康信息。高 HIL 用户除非面临紧急或严重的病情才会倾向于去医院看病。一方面，高 HIL 用户因"怕麻烦""懒"和"被塑造为喜欢利用网络"3 个原因更喜欢利用网络信息；另一方面，高 HIL 有十分强烈的"症状观察"意愿，这更减少了高 HIL 用户去医院看病的时长和次数。而低 HIL 用户因对网络信息有强烈的排斥，故更倾向于去医院看病。

此外，不同健康信息素养水平的用户对信息源的要求也不同。高 HIL 用户选择信息源的原因更为多样，包括信息源的便利性、依赖性和可采纳性。便利性又包括浏览便利、识别便利和利用便利，而依赖性又包括现实习惯和心理依赖；可采纳性又包括权威和基于权威的关系信赖。HIL 用户的信息源选择原因包括便利性、推荐性和依赖性。而对低 HIL 用户来说，"检索技能不足""怕麻烦""对网络信息信任度低"和"主观认为评估能力不足"是影响他们选择信息源的主要原因。

高、中等、低 HIL 用户对健康信息质量评估的依据不同。高 HIL 用户倾向于通过识别特征来判断健康信息质量，而中等 HIL 用户通常凭"感觉"判断健康信息的质量，低 HIL 用户认为自己没有评估的能力，因此表现出不对健康信息质量进行评估。

研究发现，高 HIL 用户具有强烈的跨源获取健康信息的意识，跨源动机主要包括信任缺失、自我调节（认知调节和情绪调节）和安全心理；中等 HIL 用户对跨源获取信息的需求一般，跨源动机主要包括交流障碍、信任缺失、自我调节（认知调节和情绪调节）和安全心理；低 HIL 用户也会跨源搜寻健康信息，但跨源动机相对单一，通常仅因安全心理而跨源到医生处搜寻健康信息。

高 HIL 用户通常明确地将网络作为辅助信息源，辅助用户做出观察或去医院看病的决策；而中等 HIL 会将网络信息纳入治疗决策和行动中，因此更倾向于做出尝试使用网络上推荐的药物等行为；低 HIL 用户主观认为自己不具备评估判断健康信息质量的能力，对网络信息又具有强烈的戒备心理，因而较少利用网络信息，更愿意通过去医院就医的方式获取健康信息。

9.1.3 健康信息甄别能力及其影响因素

本研究利用构建的伪健康信息特征列表，设计了健康信息甄别实验，探索了不同年龄用户健康信息甄别能力影响因素、甄别能力提升影响因素等。

（1）年龄与用户健康信息甄别能力及能力提升

年龄是影响网络信息用户健康信息甄别能力和能力提升的显著因素。无论实验前测数据还是后测数据均表明，年龄越大，健康信息甄别能力越差，而青年人健康信息甄别能力则显著强于中、老年人。此外，经伪健康信息特征列表学习后，中、青年健康信息甄别能力有显著提升，老年人健康信息甄别能力也有所提升，但提升效果不显著。

本研究发现不同年龄用户健康信息甄别能力的差异，他们学习了伪健康信息列表之后，健康信息甄别能力提升的程度有所不同。该发现表明，可以将该列表应用于中、青年网络用户的健康信息素养的教育中，以提升不同年龄段用户的健康信息甄别能力。研究还发现影响用户健康信息甄别能力提升的主要因素包括性别、年龄、地域、健康知识水平、关注度等，核心因素包括年龄、健康知识水平、生活质量、学习能力等。这些因素与用户健康信息甄别能力的提升之间的关系仍需进一步探究。本研究结果也反映了老年人对伪健康信息识别能力偏低，且对健康信息有着高度的关注度和转发意愿，这导致他们变成网络伪健康信息的积极传播者，对其自身健康和社会健康造成双重危害。因而，如何在复杂的网络环境中提升老年人的健康信息素养是当前的迫切问题。此外，本研究还发现，伪健康信息特征列表对提升老年人健康信息甄别能力没有显著作用，需要探索其他方法提升该用户群体的健康信息甄别能力。

（2）不同年龄人群健康信息甄别能力及能力提升

多种因素影响着不同年龄人群健康信息甄别能力及能力提升。青年人健康信息甄别能力与生源地、家庭年收入、关注度、受教育程度等因素显著相关；中年人健康信息甄别能力与自身健康状况显著相关；而只有对朋友圈中健康信息的转发与否是影响老年用户真伪健康信息甄别能力高低的显著因素。暂未发现性别、教育程度等因素对不同年龄人群健康信息甄别能力的影响。此外，影响不同年龄人群健康信息甄别能力提升的主要因素包括性别、健康状况、居住地、家庭年收入、健康信息关注度、是否质疑健康信息的真伪、甄别能力、满意度等。其中，女性、健康状况良好、居住地为城市、对健康信息比较关注、对微信朋友圈中健康信息持怀疑态度、健康甄别能力自评值一般或比较强、对自己健康信息甄别结果比较满意或者一般满意的中、青年用户，在阅读伪健康信息特征列表后，其健康信息甄别能力有显著提升。

（3）先验知识与用户健康信息甄别能力

研究表明，先验知识对用户健康信息甄别能力无显著影响。无论是青年还是中年用户，是否具有先验知识对其健康信息甄别结果均无显著影响。即便认为自己对某些知识非常了解的用户，也存在很大误判的可能性，这表明用户对自身健康信息甄别能力的认知与实际情况存在差异。

9.1.4 健康信息交互行为及其引导机制

本研究通过用户实验，并结合深度访谈和日记法，对用户个体特征、任务属性/类型、健康信息源选择、交互行为、交互感知、交互质量之间的影响或作用关系展开了一系列研究和探索，主要研究发现总结如下。

9.1.4.1 用户健康信息源选择行为

（1）不同个体特征用户对网络健康信息源的选择偏好有显著影响

通过对多种不同类型实验数据的分析发现，用户在网络健康信息搜索时主要选择在线问答社区、在线健康社区、社交媒体、百科类、专业数据库等信息源；而不同个体特征，包括受教育程度、学科（领域知识）、信息检索学习经历、计算机使用、信息搜索经验、健康信息素养、认知风格等，对用户网络健康信息源选择有显著影响。其中，研究发现大学本科/专科生选择专业数据库信息的比例高于博士研究生，主要原因是本科/专科生实验参与者过于"信赖"专业数据库，为了在甄别真假信息上"省力"而选择信任来自专业数据库的信息。受过信息检索专业训练的用户会选择更多的在线健康社区、社交媒体类健康信息，而无此学习经历的则会选择更多的百科类、在线文库类健康信息。可见，信息检索专业培训可以塑造用户的信息源选择行为。

用户个人的计算机使用频率、信息搜索经验也影响了其对网络健康信息源的选择，但随着用户计算机使用频率的提高、信息搜索经验的增长，其对某一特定健康信息源类型的选择比例并不是线性的，而是呈现"U"型或倒"U"型；健康信息素养高的用户相较于低和中等水平用户会选择更高比例的在线文库信息，而更少选择在线问答社区信息；健康信息素养较低的用户会选择更多比例的"百科类"信息；在不同认知风格中，场依存类用户会选择更高比例的在线问答社区类健康信息，而场独立用户则选择更高比例的百科类、在线文库、专业数据库类信息。这些研究发现可以帮助我们在设计健康信息系统时，构建用户信息需求模型或用户画像（用户网络健康信息选择偏好模型），进而帮助健康信息系统优化和提升其个性化、智能化信息服务能力。

（2）用户在执行不同类型搜索任务时的信息源选择存在显著差异

研究发现，用户在进行8种不同健康信息搜索任务时主要收集和采纳了来自在线健康社区、在线问答社区、百科类、社交媒体、新闻媒体、在线文库与专业数据库等7种信息源的健康信息；任务类型与信息源选择间也存在着明显的对应关系。用户在进行智识型－高复杂度－生活保健类健康信息搜索时选择了最高比例的百科类信息，在决策或问题解决－中复杂度－生活保健类信息搜索时更倾向于选择在线文库信息，在决策或问题解决型－高复杂度－疾病与医疗类健康信息搜索时选择了在线健康社区信息的比例更高，而智识型－中复杂度－疾病与医疗信息搜索任务则对应着更多的专业数据库信息。

基于这些研究发现，本研究构建了任务类型－信息源选择偏好模型，描述了不同任务情境下用户对网络健康信息源的选择存在的一般特征，该模型将信息表达方式或形式作为网络健康信息个性化、智能化服务的重要因素，可以通过信息框架理论对其进行解释和说明，这也是信息框架理论在网络健康信息搜索行为研究领域中的应用。

（3）用户跨源健康信息选择有其主要动机和一般行为路径

从用户心理需求因素出发，研究发现其他用户提供的亲身经历成为用户跨源选择信息源的主要原因：他们倾向于了解具有相似经历的用户的心路历程，以此作为抚慰不安和化解焦虑心态的重要途径；除了医生之外，家人、朋友、经历相似的用户，以及小红书、知乎、微博等故事性、自陈式信息源是用户跨源健康信息搜寻行为的常用信息源。情绪调节也是用户因需心理调节而进行跨源搜寻健康信息的动机之一：面对健康问题时，用户会通过跨源健康信息搜寻行为缓解因未知和错失健康信息而产生的焦虑与恐惧心理，满足心理需求。

从健康信息质量方面看，研究发现对健康信息质量的担忧是促使用户产生跨源搜寻行为的主要动机之一：部分用户能够明确表达对当前各类网络健康信息源质量的不信任，需要通过多种线上、线下信息源相互印证，以获得更可信的健康信息。此外，用户还会凭感觉和常识评估跨源获取的网络健康信息的质量。用户信任也是引发用户跨源健康信息搜索的重要动机之一，研究发现用户跨源获取健康信息的过程中，信任来自两个方面：对健康信息本身的信任及对医生的信任。

研究结果表明用户跨源健康信息搜寻时信息源的选择随着跨源搜寻动机的改变而不断变化，然而，这些变化中其实存在着一般特征的行为路径。因此，研究进一步构建了用户网络健康信息搜寻行为路径模型，该模型以用户初始信息源为起点，通过内容评估产生跨源健康信息搜索动机，进而选择不同类型的健康信息源，展开更全面的信息搜索。

9.1.4.2 基于任务的网络健康信息搜索与交互质量

（1）任务属性/类型对用户网络健康信息交互质量有显著影响

研究发现不同任务属性（任务复杂度、产品类型与健康信息话题类型）对用户网络健康信息搜索过程中的交互质量有明显的主效应作用。用户在进行高复杂度健康信息搜索任务时的交互质量比中复杂度任务高；在进行智识型健康信息搜索时，交互质量显著高于决策/问题解决型信息搜索；在进行疾病与医疗类信息搜索时的交互质量明显高于生活保健类信息搜索。

任务属性间的交互效应对用户网络健康信息搜索的交互质量也有显著影响。研究发现健康信息话题类型与任务复杂度、产品类型的二维交互效应及三维交互效应对用户搜索健康信息时的任务交互质量均存在显著的影响。这些发现同时表明，在网络健康信息搜索情境下，要提高信息系统的个性化搜索服务能力，在考虑一般任务属性特征因素的同时，也需要考虑健康信息话题类型，这是网络健康信息搜索任务情境的特殊性决定的。

（2）交互感知对用户网络健康信息搜索的交互质量有显著影响

研究发现信息有用性判断难度、获取信息的认知强度、方法和过程熟悉程度、感知任务复杂度等4个交互感知指标与用户网络健康信息搜索的任务交互质量有显著的相关关系，进一步的回归分析发现交互感知一定程度上决定了任务的交互质量。信息有用性判断困难程度对任务交互质量的高低影响最大，获取信息的认知强度次之，方法和过程熟悉程度、感知任务复杂度稍小些。这些关系的发现，可以帮助我们梳理用户在网络健康信息搜索过程中低质量交互的原因或影响因素，进而通过控制或干预这些影响因素来达到引导用户"走向"高质量交互，从而帮助用户获取能解决健康问题的高质量健康信息。

（3）交互行为能有效解释用户网络健康信息搜索的交互质量

研究发现鼠标左键点击次数、鼠标移动像素量、任务持续时间、查询修改次数、独立查询个数、使用推荐查询数、搜索结果页面浏览数、点击链接次数、访问检索系统等交互行为与交互质量有明显的相关关系，除了使用推荐查询数与交互质量负相关外，其他几种交互行为均与交互质量正相关，即交互行为越频繁，交互质量越高，用户获取的健康信息内容质量越高。反之，如果交互质量越高，这些交互行为也表现得更频繁。

在进一步的回归分析中发现，鼠标移动像素量、鼠标左键点击次数、浏览条目总数、鼠标滑轮滚动次数、使用推荐查询数、键盘输入最大间隔时间能有效解释用户网络健康信息搜索任务交互质量。其中，浏览条目总数、使用推荐查询数负向影响了交互质量。这些因果关系的发现对健康信息学领域相关研究、用户信息行为、交互信息检索等研究的发展均有理论与实践意义。

9.1.4.3　用户网络健康信息交互质量预测与引导机制

研究根据神经网络类型与输入变量数量及类型的不同，构建了 20 个神经网络模型。经比较分析发现，BP 神经网络模型在输入不同类型变量时模型效果均优于 RBF 神经网络，由此可见 BP 神经网络更适合用于构建基于完整任务会话的用户网络健康信息交互质量预测模型，进而对低质量交互过程进行有效预测、实施积极干预，帮助其"走向"高质量交互过程，以获取高质量的健康信息。20 个模型中，BP 神经网络模型 1 – 1（以"交互质量与交互行为、交互感知多重线性回归模型自变量"为输入变量的 1 层隐含层 BP 神经网络模型）、BP 神经网络模型 2 – 2［以"与交互质量有相关性的交互行为、交互感知指标（包含回归模型自变量，简称'相关性变量'）"作为输入变量的 2 层隐含层 BP 神经网络模型］、BP 神经网络模型 1 – 3（以"相关性变量＋任务属性变量"为输入变量的 1 层隐含层 BP 神经网络模型）与 BP 神经网络模型 2 – 5（以"相关性变量＋任务属性变量＋个人特征变量"为输入变量的 2 层隐含层 BP 神经网络模型）分别是输入不同变量时的 4 种模型（1 层隐含层 BP 神经网络模型，2 层隐含层 BP 神经网络模型，基于正态化径向基函数 RBF 神经网络模型，基于普通径向基函数 RBF 神经网络模型）中最优的，对其比较分析发现，当逐步加入更多与交互质量存在显著相关性的变量于模型输入层时，模型的综合效能有显著增加。

基于完整任务会话的交互质量预测模型中，与交互质量有线性关系的自变量的重要性程度排序均较靠前，其中鼠标左键点击次数的重要性最高，其次有交互行为指标：浏览条目总数、搜索结果页面浏览数、键盘输入最大间隔时间。在交互感知指标中，信息有用性判断难度、获取信息的认知强度、方法和过程的熟悉程度对模型的重要程度也较高，而感知任务复杂度的重要性相对较低。产品类型是 3 个任务属性特征中对用户网络健康信息交互质量预测重要程度最大的一个，与用户个体特征的重要性相比而言均较低。总体来看，同自变量在对因变量的预测效果中的贡献程度存在较大差异，交互行为指标的整体贡献程度较大，使用交互行为指标来预测用户网络健康信息交互质量是可行且具有较强实践意义的方法。

研究构建了基于完整任务会话预测模型的用户网络健康信息交互行为引导机制模型，该模型基于完整任务会话的交互质量预测模型，通过对交互质量的"低质量"预测，触发相对应的交互行为引导策略，从而干预用户低质量交互行为，将其引导向"高质量"交互。

9.2 研究启示

第 1 章已总结了本研究的理论和实践意义。理论方面，创新性地提出了一系列理论观点和研究发现，构建了不同的理论模型以解释健康信息素养的维度、交互行为与交互质量的关系及交互行为引导机制等。实践方面，本研究对推进健康中国战略、服务相关政府部门和机构及推动相关学科的发展均带来了积极的作用。此外，各章节也分析了相应研究带来的启示。本章将基于整体研究的结果和发现，进一步阐述本研究为健康中国建设提供的启示。

9.2.1 提升全民健康信息素养的路径

习近平总书记在党的十九大报告中明确指出要实施健康中国战略，此前政府颁布了《健康中国 2030 规划纲要》，健康中国建设已成为我国迈向社会主义现代化强国的重要组成部分。党的二十大、二十届三中全会继续强调了健康中国建设的重要性。因此，如何实现健康中国目标，有效推进健康中国战略成为相关学术和实践领域思考的重要问题。健康中国战略的实施涉及方方面面，对情报学而言，发挥学科特长，围绕健康信息及其用户和支持技术开展相关研究，寻求提升健康信息质量，改善用户健康信息素养，提高他们的健康信息获取能力无疑成为学者们的重要任务。基于本研究对健康信息素养、成因及其对用户健康信息搜寻行为影响的研究，相关部门应大力推动用户健康信息素养的提升，使用户对疾病和健康有正确的认知，不为虚假的网络健康信息所左右，并能有效地获取和利用健康信息，服务自身及家人、朋友的健康需求和管理。为此，我们提出以下建议或措施。

（1）在基础教育中加强健康教育，改善用户的元认知

研究发现，用户的健康信息素养的不同维度与受教育程度显著相关。可见，教育可以有效提高用户的健康信息素养水平。在基础教育中加强健康教育，可有助于提升用户的元认知，突破个体认知的局限，拓宽个体思维空间和知识视野，助力其更有效地甄别、获取和利用健康信息。

（2）加强信息检索培训，提升用户健康信息搜寻与获取能力

研究结果表明，搜寻与获取健康信息是健康信息素养的重要维度，提升用户健康信息搜寻和获取能力是提升其健康信息素养的重要环节。为此，通过不同的方式和方法开展信息检索培训十分必要。虽然各高校为培养学生的信息素养，开设了多种多样的信息检索课程，然而，面向社会大众的信息检索教育和培训依然相对缺乏，导致民众信息素养偏低，健康信息搜寻和获取能力偏弱。研究揭示，一些健康信息素养偏低的用户，担心网络健康信息的真伪而放弃使用丰富的网络健康信息资源，这一方面造成了资源的浪费，另一方面也使一些本可以通过网络提供的高质量健康信息解决的健康问题，如一些疾病的日常护理等，不能及时得到解决。因而，在社会层面上加强信息检索的教育和培训是十分必要的。

（3）加强医学与健康知识的科普，帮助用户正确认知网络健康信息

甄别网络健康信息的真伪，杜绝低质量甚至是虚假信息的负面影响对非医学专业的网络用户来说十分必要。然而，研究表明，不同年龄段用户存在不同程度的健康信息甄别能力不足，且他们之间存在显著差异。因而，从用户方面讲，加强医学与健康知识的科普十分重要，更多地了解医学和健康知识和科学研究的新发现，有助于用户更好地理解生命的过程和健康的含义，助力他们有效甄别网络健康信息。此外，研究结果表明，老年人群体对健康知识的学习能力随着年龄的增长不断弱化，而身体的健康状况却逐步下行，如何帮助他们更好地利用网络健康信息资源应对自身的健康问题，实现更好的自我健康管理是一个迫切需要解决的问题，尤其我国正迈向老龄化社会，这一问题会更加突出。因而，我们需要长期面向不同人群不断开展相关的培训和教育活动，加强医学与健康知识的科普，普及一般性医学常识，帮助其正确认知疾病和健康在生活与个体生命过程中的意涵。相关机构也需要在这些方面提出更好的措施和策略，以实现全民健康科普教育。

（4）加强公共图书馆及相关机构的健康信息传播责任意识，发挥其公共文化服务的能力，助力公众健康信息素养的提升

如上所言，医学和健康知识的科普，需要相关机构的大力支持。除医疗机构、公共卫生机构之外，图书馆，尤其是公共图书馆及相关机构也应承担健康信息素养教育、健康知识和信息传播的责任。近年来，随着社会经济的发展和繁荣，各地的公共图书馆及公共文化机构得到了极大的发展，成为广大群众经常活动的场所，这无疑为开展健康知识传播教育提供了绝佳机会。各地区、各层级的公共图书馆及相关文化机构应该充分利用这样的机会，设计相关培训或教育项目，推广医疗健康知识，传播高质量的健康信息，开办健康专家讲座，服务社会大众。由此，也可进一步提升公共图书馆的社会影响力，拓展公共图书馆的业务范围，提升公共图书馆服务健康中国建设和发展的能力。

9.2.2 构建精准服务用户健康信息需求的网络健康信息系统或平台

随着"互联网＋医疗健康"的深入发展，网络健康信息系统或平台经过多年的建设，积累了丰富的健康信息资源，信息系统的维护和建设需要大量的资金投入，如不加以充分利用，无疑是极为浪费的。与此同时，健康中国建设当前还受到了我国医疗资源地区分布、城乡分布不平衡等因素的制约，依靠互联网和移动互联网技术平台构建健康信息系统或诊疗平台，将优质的医疗资源推送到所需要的地区和病患手中是我国实现社会大众医疗资源平等获取的重要手段，也是健康中国得以实现的重要技术依托。因此，打造更为智能的健康信息系统，实现精准健康信息服务是实施健康中国战略的重要路径。基于此，本研究提出如下建议。

（1）打造可精准服务于不同层次的健康信息素养用户的健康信息系统或平台

研究表明，不同健康信息素养水平的用户表现了不同的健康信息搜寻和获取能力、认知水平及元认知的水平和能力。然而，当前的健康信息系统仍属于"均码"型的系统，个性化信息检索支持功能欠缺，即使一些系统提供个性化信息推荐服务，其服务质量也急需提升。与此同时，不同年龄的用户群体呈现出不同的健康信息甄别能力。尤其是老年用户，由于年龄的增长与学习能力的下降，在现代信息技术支持的各类健康信息系统平台的使用、健康信息的获取及甄别等方面均存在一定问题。因而，如何构建适用于老年人使用的健康信息系统，为他们提供高质量的、易于他们理解和接受的健康信息是系统开发和建设领域应该深入思考的问题。随着中国老龄化社会发展的深入，这种需求变得日益迫切。本研究的结果无疑为这类实践提供了理论和实证支持。

（2）推进基于任务的个性化健康信息系统或平台的建设，提高用户与系统的交互质量

如前所述，当前的健康信息系统或平台尚未针对不同用户类型提供个性化的信息服

务。而在交互信息检索领域，个性化信息检索已提出多年，基于用户任务实现个性化信息检索也已有不少研究。然而，如何基于用户任务实现个性化信息检索依然难以达成共识，不同的任务属性或特征如何影响和塑造用户的交互行为，及用户的交互行为如何预测用户的任务属性或特征等问题仍然需要深入研究。本研究结果在这一问题上无疑提供了新的思路。本研究发现，一些任务属性或特征，如任务产品类型、健康信息话题的类型等均能显著预测用户与系统的交互质量。同时，研究也发现一些用户交互行为，包括鼠标左键点击次数、鼠标移动像素量、任务持续时间、查询修改次数等与交互质量有显著的相关关系。这些指标都可能成为改善系统个性化检索服务，提高交互质量的主要观察点，基于本研究提到的引导机制，设计具体的实践方案并加以实现，以引导系统更高效、更智能地为用户提供高质量、精准的健康信息服务。

9.3 局限性及未来展望

各章已经分析了相应研究的局限性，本节从整个研究开展的角度分析其总体的局限性，以为后续研究的开展提供新的思路。本研究的局限性包括：首先，虽然采取了多种研究方法开展相关研究，但囿于传统的社会科学研究方法，包括半结构化深度访谈、实验研究方法、问卷调查等，这些方法的样本量偏小，代表性不足以支持研究结果的普适性，甚至可能产生偏差；其次，健康中国战略的实施是一项浩大的工程，从情报学研究的视角如何助力这一工程仍需要更好的谋划和更有效的研究设计；最后，由于受疫情的影响，大规模实地走访计划无法实现，田野研究无法开展，这也导致研究的结果存在局限性。

据此，未来将结合传统社会科学研究方法和大数据挖掘与分析方法，进一步深入分析本研究的理论发现，验证所构建的一系列理论模型。未来的研究也将更紧密地结合健康中国建设的需求，更多地深入不同的用户群体、不同地区的城市和乡村，开展实地走访和调研，识别健康中国战略实施过程中的关键问题，强化相关研究设计，更精准地解决发展过程中存在的问题，服务中国社会的发展需求。

课题组将继续关注健康信息用户、健康信息及健康信息系统或平台之间的关系，不断推动三者的相互促进和共同发展，以科学研究的成果指导并持续推进高质量健康信息素养社会的形成，为高质量的网络健康信息资源建设及基于信息技术的精准信息服务建设贡献力量，全力服务健康中国战略的实施与目标的实现。

附　录

附录1　健康信息素养问卷

您好!

　　我们是南开大学商学院的研究团队，本研究针对用户的健康信息素养开展调研，您的回答对我们来说非常重要，感谢您的参与! 本研究为国家社会科学基金资助的"网络用户健康信息素养及交互信息行为引导机制研究"的一部分。调查的结果仅用于科学研究，您的个人信息是完全保密的，诚请翔实作答。

非常感谢您的支持!

基本信息

1. 您的性别：

○男　　○女

2. 您的年龄（岁）：［填空题］

＿＿＿＿＿＿＿＿

3. 您的受教育程度（含在读）：

○高中及以下　　○专科　　○本科　　○硕士　　○博士及以上

4. 您目前从事的职业：

○全日制学生　　　○生产人员　　　○销售人员　　　○市场/公关人员　　　○客服人员

○行政/后勤人员　　○人力资源　　　○财务/审计人员　　○文职/办事人员　　○技术/研发人员

○管理人员　　　　○教师　　　　　○顾问/咨询　　　○农民

○专业人士（如会计师、律师、建筑师、医护人员等）

○退休人员（原职业）＿＿＿＿＿＿＿＿＿

○其他＿＿＿＿＿＿＿＿＿

5. 您的专业：［填空题］（不是学生不用填）

＿＿＿＿＿＿＿＿

6. 您的年级：［填空题］（不是学生不用填）

＿＿＿＿＿＿＿＿

7. 您所在的城市：

_____

8. 您的家庭年收入（万元）：

○10 万元以下　○10—20 万元　○20—30 万元　○30—50 万元　○50 万元以上

9. 您的户口性质：

○城镇户口　○农村户口

10. 您对自己身体状况的关注程度：

○非常关注　○比较关注　○一般　○不太关注　○不关注

11. 您使用手机或电脑等设备上网的经验：

○1 年以下　○1—3 年　○4—6 年　○7 年以上

12. 您是否接受过如何获取网络信息的相关培训：

○是　○否

13. 您的健康状况：

○良好　○一般　○患慢性病　○患重大疾病

14. 您是否用手机或电脑获取过健康信息：

○是　○否

15. 您是否从微信、微博等处阅读过健康信息：

○是　○否

16. 您每月咨询、获取健康信息的频率：

○1—3 次　○4—6 次　○7—9 次　○10 次以上

以下问题主要测量您与题目描述情况的符合程度或您对题目描述情况的赞同程度，请您根据自己的实际情况勾选。1 代表很不符合/很不赞同、2 代表不符合/不赞同、3 代表基本不符合/基本不赞同、4 代表一般、5 代表基本符合/基本赞同、6 代表符合/赞同、7 代表很符合/很赞同。

17. 我通常选择去医院咨询健康问题，而不是从网络上获取健康信息：

○1　○2　○3　○4　○5　○6　○7

18. 我能清晰地知道自己需要什么健康信息：

○1　○2　○3　○4　○5　○6　○7

19. 我知道如何使用搜索引擎（如百度）获取健康信息：

○1　○2　○3　○4　○5　○6　○7

20. 我能使用跟健康相关的专业术语在网上获取健康信息：

○1　○2　○3　○4　○5　○6　○7

21. 我能判断怎样的健康状况该去医院就诊：

○1　○2　○3　○4　○5　○6　○7

22. 我能顺利地与亲朋好友交流健康问题：

○1　○2　○3　○4　○5　○6　○7

23. 我会根据具体情况选择不同的信息源获取健康信息，如医院、朋友、网络等：

○1　○2　○3　○4　○5　○6　○7

24. 我能识别健康方面的广告信息：

○1　○2　○3　○4　○5　○6　○7

25. 我能识别虚假的健康信息：

○1　○2　○3　○4　○5　○6　○7

26. 我能判断健康信息质量的高低：

○1　○2　○3　○4　○5　○6　○7

27. 我能判断健康信息的内容与我的疾病症状是否相符

○1　○2　○3　○4　○5　○6　○7

28. 我能判断如百度、微信等网络信息源的质量高低：

○1　○2　○3　○4　○5　○6　○7

29. 从单一的信息来源获取的健康信息是不全面的：

○1　○2　○3　○4　○5　○6　○7

30. 我通常会跨越多个信息来源获取健康信息（如从医生、朋友、网络等处获取健康信息）：

○1　○2　○3　○4　○5　○6　○7

31. 在获取网络健康信息时，我通常使用单一的信息源（如只用百度）：

○1　○2　○3　○4　○5　○6　○7

32. 在获取网络健康信息时，我会根据获取到的内容变换关键词再次搜寻：

○1　○2　○3　○4　○5　○6　○7

33. 在获取网络健康信息时，我会联系前后获取到的内容做判断和决策：

○1　○2　○3　○4　○5　○6　○7

34. 在网络健康信息获取过程中，我能获得新的知识：

○1　○2　○3　○4　○5　○6　○7

35. 在评估网络信息质量时，我知道何时应该寻求如医生、当医生的朋友等专业人士的帮助：

○1　○2　○3　○4　○5　○6　○7

36. 当有网络健康信息建议我服用药物时，我会寻求如医生、当医生的朋友等专业人士的帮助：

○1　○2　○3　○4　○5　○6　○7

37. 在获取网络健康信息时，我能判断何时该停止搜寻：

○1　○2　○3　○4　○5　○6　○7

38. 当身体不适时，我会不停地搜寻健康信息，难以停止：

○1　○2　○3　○4　○5　○6　○7

39. 在获取网络健康信息时，呈现的答案有重复，我便会停止搜寻：

○1　○2　○3　○4　○5　○6　○7

40. 我常常凭感觉判断健康信息质量：

○1　○2　○3　○4　○5　○6　○7

41. 与我观点一致的健康信息质量较高：

○1　○2　○3　○4　○5　○6　○7

42. 若网络健康信息中提到的治疗方案跟我自己想的一样，我便会采纳：

○1　○2　○3　○4　○5　○6　○7

43. 我更愿意相信网络上对病症描述较轻的信息：

○1　○2　○3　○4　○5　○6　○7

44. 焦虑、恐惧等负面情绪会促使我不停地搜寻健康信息：

○1　○2　○3　○4　○5　○6　○7

45. 大家都分享的健康信息一定是对的：

○1　○2　○3　○4　○5　○6　○7

46. 您是否愿意接受我们后续的访谈？您的回答对我们来说非常重要，如被采纳，我们将送上一份精美礼物：

○是　○否

47. 请留下您的姓名：＿＿＿＿＿　电话：＿＿＿＿＿＿＿＿＿　［填空题］　＊（如愿意接受后续访谈，请填写）

感谢您的参与！

祝您及家人身体康健，阖家欢乐！

附录2　搜索任务

◆搜索任务1：

　　任务属性：智识型任务、中复杂度、生活保健（I－M－LH）

　　任务情境描述：您想通过跑步来锻炼身体，但是您对跑步这项运动需要注意的健康事项还不太了解，希望通过信息搜索获取相关信息，以对跑步有一个全面的了解，从而写一份关于"健康跑步，健康锻炼"的小报告。

　　搜索任务内容：您需要通过您常用的任何信息系统或网站搜集有关跑步这项运动的健康信息，从而了解跑步及跑步过程中需要注意的问题（如运动前、运动中、运动后等）。请您将您认为有用的7个文档或网页保存在收藏夹内。

◆搜索任务 2：

任务属性：智识型任务、中复杂度、疾病与医疗（I – M – D&M）

任务情境描述：2019 年底以来，新冠疫情一直是世界人民共同面临的"战斗"，疫情期间有很多药物对新冠病毒有治疗作用，其中包括"连花清瘟胶囊"，您希望通过搜索相关信息，对"连花清瘟胶囊"的药理和效用进行了解，从而写一份关于"连花清瘟胶囊药用价值与新冠肺炎防治"的调查小报告。

搜索任务内容：您需要通过您常用的任何信息系统或网站搜集有关"连花清瘟胶囊"的健康信息，梳理此药的基本效用和作用机理，并根据自己掌握的信息来判断它是否真的对治疗或预防新冠病毒有用。请您将您认为有用的 7 个文档或网页保存在收藏夹内。

◆搜索任务 3：

任务属性：智识型任务、高复杂度、生活保健（I – H – LH）

任务情境描述：日常生活中大家对脱发问题非常关注。脱发有不同的类型，有的是暂时性脱发，有的是病症性脱发，等等。脱发的原因各不相同，也有不同的疗养方法。现在您需要对脱发问题进行系统性分析和讨论，希望通过搜集相关信息来帮助自己完成一份有关"脱发问题"的系统性健康报告。

搜索任务内容：您需要通过您常用的任何信息系统或网站尽可能多地搜集有关脱发问题的健康信息，尽可能多地搜集造成不同脱发类型的不同原因以及相关有效治疗方法、有效药物或有效偏方。请您将您认为有用的 7 个文档或网页保存在收藏夹内。

◆搜索任务 4：

任务属性：智识型任务、高复杂度、疾病与医疗（I – H – D&M）

任务情境描述：大学生心理健康是学校、国家和社会关注的重要问题。近日，不少新闻报道了多起大学生因心理抑郁症而导致的自杀事件，让人非常惋惜。您现在还不是很了解抑郁症，希望通过信息搜索了解抑郁症的类型、表现和相关治疗或预防方法，从而对抑郁症有一个较为全面的认识，最后需要形成一份关于"大学生抑郁症与心理健康"的系统性报告。

搜索任务内容：您需要通过您常用的任何信息系统或网站尽可能多地搜集有关抑郁症的相关信息，从而全面了解抑郁症的类型、表现和相关调节或预防方法，等等。请您将您认为正确的抑郁症类型划分、表现和有效的治疗或预防方式等信息的 7 个文档或网页保存在收藏夹内。

◆搜索任务 5：

任务属性：决策/问题解决型任务、中复杂度、生活保健（D/S – M – LH）

任务情境描述：假如您最近晚上睡眠不太好，导致身体疲惫，很不舒服，您希望能够找到一些关于导致睡眠质量不好的原因与一些提高睡眠的方法或建议，并制订一个较好的方案，帮助自己提高睡眠质量。

搜索任务内容：您需要通过您常用的任何信息系统或网站搜集有关睡眠质量不高的原因或病理以及提高睡眠的方法，从而制订提高睡眠质量的方案。请您将您认为有用的 7 个文档或网页保存在收藏夹内。

◆搜索任务 6：

任务属性：决策/问题解决型任务、中复杂度、疾病与医疗（D/S – M – D&M）

任务情境描述：冬季皮肤干燥是很常见的皮肤问题，如脸部紧绷、身上脱皮、浑身发痒，如不合理养护会引发皮炎或其他疾病的感染。您想就冬季皮肤干燥问题进行信息搜索，深入认识相关问题，并根据自己皮肤情况制订科学养护的方案。

搜索任务内容：您需要通过您常用的任何信息系统或网站搜集有关冬季皮肤干燥与护理的相关信息，结合自己的皮肤特征，为自己的皮肤护理总结出一套有效方法或行为指导方案。请您将您认为有用的 7 个文档或网页保存在收藏夹内。

◆搜索任务 7：

任务属性：决策/问题解决型任务、高复杂度、生活保健（D/S – H – LH）

任务情境描述：饮食是我们生活中最重要的一部分，健康的饮食能帮我们合理补充身体营养，提高我们的免疫力。最近，妈妈在家做饭，主张吃素，以清淡饭菜为主，爸爸不是很乐意，他认为吃肉或荤菜才有利于身体机能的保障，两人因此还总是拌嘴。您现在需要搜索相关健康信息，并根据自己掌握的信息对饮食"清淡"与"健康"问题做一个科学的判断，并向爸妈系统性地解释"清淡饮食问题"，并就他们的饮食健康提出您详细的建议，如哪些食物该吃，哪些食物不该吃，哪些食物多吃，哪些食物少吃，等等，帮助他们养成科学合理的饮食习惯。

搜索任务内容：您需要通过您常用的任何信息系统或网站尽可能多地搜集有关健康信息来确定爸爸妈妈每天的食谱结构，并解释特定食物的营养价值、食用方法以及食用量等，将食谱结构推荐给您的爸妈。最后请您将您认为有用的 7 个文档或网页保存在收藏夹内。

◆搜索任务 8：

任务属性：决策/问题解决型任务、高复杂度、疾病与医疗（D/S－H－D&M）

任务情境描述：最近天气变凉，您朋友不小心患上了感冒，他/她的症状有头痛，全身肌肉、关节酸痛，浑身乏力，怕冷。他/她坚持不吃药，说挺一挺就过去了。您觉得生病了就该吃药治疗，于是您想通过搜集相关健康信息，与他/她就感冒要不要吃药的问题进行讨论。如果不该吃药我们该怎么做？如果应该吃药我们该怎么吃，需要注意哪些问题？

搜索任务内容：您需要通过您常用的任何信息系统或网站尽可能多地搜集有关感冒的健康信息以判断您朋友的感冒类型，并就"感冒了该不该吃药"的问题进行分析？如果该吃药，不同的感冒类型该如何吃药？有哪些药可以吃？如果不该吃药也请列举充足的证据和理由。请您将能为您提供有用证据的 7 个文档或网页保存在收藏夹内。

附录 3　用户个体特征问卷或量表

一、用户基本信息

1. 您的学历是_____（学历）

A. 博士研究生　　　　B. 硕士研究生　　　　C. 本科/大专生

2. 您的年级是

一年级	二年级	三年级	四年级	五年级	六年级
1	2	3	4	5	6

3. 您的专业是_____（专业）

4. 您的性别是_____（性别）

A. 女　　　　　　　　B. 男

5. 您的年龄是（年龄）

A. 年龄≤18 周岁　　　　　　　B. 18＜年龄≤25 周岁

C. 25＜年龄≤30 周岁　　　　　D. 年龄＞30 岁

6. 您是否学习过信息检索相关知识，如学习相关课程或接受培训？（是否有信息检索培训）

　　A. 是　　　　　　　　B. 否

7. 您使用计算机的频率为（使用计算机的经验）

几乎不用	小于等于4 小时/周	5—6 小时/周	小于 1 小时/天	2—3 小时/天	4—5 小时/天	6 小时及以上/天
1	2	3	4	5	6	7

8. 您使用网络搜索引擎、数字图书馆、社交媒体等网络工具或资源平台搜索信息的时间经验为（信息搜索经验）

几乎没有经验	小于 1 年	1—2 年	3—4 年	5—6 年	7—8 年	大于 8 年
1	2	3	4	5	6	7

二、其他信息（健康信息素养）

1. 您觉得健康信息很重要，并经常搜索健康信息。（健康信息意识）

非常不同意	很不同意	有点不同意	一般	基本同意	很同意	非常同意
1	2	3	4	5	6	7

2. 遇到健康问题时，您总能找到合适的健康信息，帮助自己解决问题。（健康信息获取）

非常不同意	很不同意	有点不同意	一般	基本同意	很同意	非常同意
1	2	3	4	5	6	7

3. 您能客观地评价和选择自己搜索到的健康信息，从而做出正确的健康决策。（健康信息评价）

非常不同意	很不同意	有点不同意	一般	基本同意	很同意	非常同意
1	2	3	4	5	6	7

4. 您经常通过搜索健康信息帮助自己或家人解决问题。（健康信息应用）

非常不同意	很不同意	有点不同意	一般	基本同意	很同意	非常同意
1	2	3	4	5	6	7

5. 您所获取的健康信息完全不涉及他人隐私或利益。（健康信息道德）

非常不同意	很不同意	有点不同意	一般	基本同意	很同意	非常同意
1	2	3	4	5	6	7

三、镶嵌图形测验（认知风格）——场独立/场依存

镶嵌图形测验

说明：

　　这是一个简单的测验。它测量您从复杂图形中发现某种简单图形的能力。例如，下面左图是一个叫作"X"的简单图形，下面的中图是一个复杂图形，其中隐藏着图形 X。请您在这个复杂图形中找到 X，并用笔把它描出来。（答案在右下图）

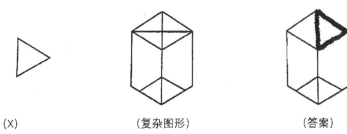

　　　　（X）　　　　　　　　（复杂图形）　　　　　　　（答案）

　　在下面的正式测验中有一些题目。每一道题目是一个复杂图形，其中包含有一种简单图形：要求您尽快地把这个简单图形找出来，并用笔描出，如上例。在每一个图形的下边都标有一个要您找的简单图形的号码，您可以到"简单图形"列表中查看这个图形。

　　注意：

　　（1）　根据您的需要可以随时翻阅"简单图形"；

　　（2）　每一道题只描绘一个简单图形，您可能看到不止一个，但是只要求您描绘出它们中间的一个；

　　（3）　在复杂图形中您指出的简单图形，在大小、比例和指向方面都应该与所表现的相同；

　　（4）　擦掉所有描绘错误的地方。

简单图形

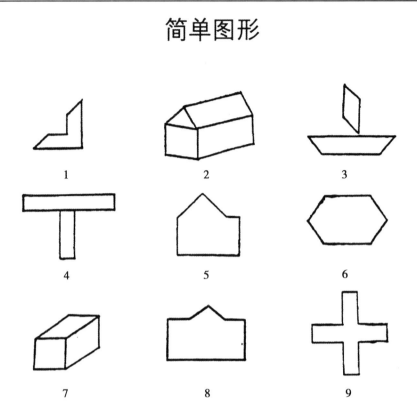

认知风格测试评分说明：

测试分数由第二部分、第三部分的得分相加得来，第一部分测试题的目的是让用户熟悉题型，因此不计入总得分。每一部分的1—2题答对各计0.5分，3—4题答对各计1.0分，5—10题答对各计1.5分，满分为24分。

测试分数计算公式：t = （统计分数 − 常模分数）/常模标准差

因为t的计算结果一般为小数，有时为负数，为了方便描述，将t转换为T：

T = t × 10 + 50

如果T大于50则表明倾向场独立型认知风格，小于50则倾向于场依存认知风格。

注：成年总体的常模分数为9.76，常模标准差为4.57；成年男性的常模分数为9.86，常模标准差为4.45；成年女性的常模分数为9.69，常模标准差为4.89。

第一部分（5分钟）

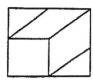

（1）找出简单图形 7

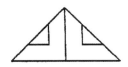

（2）找出简单图形 1

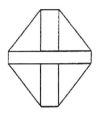

（3）找出简单图形 4

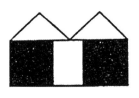

（4）找出简单图形 5

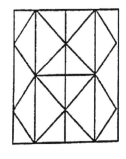

（5）找出简单图形 6

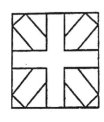

（6）找出简单图形 9

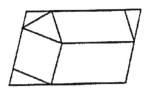

（7）找出简单图形 2

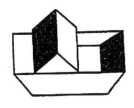

（8）找出简单图形 3

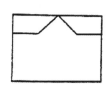

（9）找出简单图形 8

第二部分（5分钟）

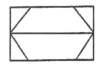

（1）找简单图形 6

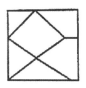

（2）找简单图形 5

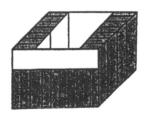

（3）找简单图形 9

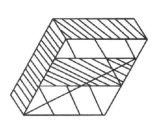

（4）找简单图形 6

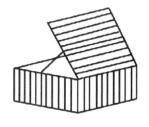

（5）找简单图形 2

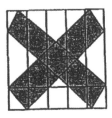

（6）找简单图形 3

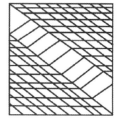

（7）找简单图形 8

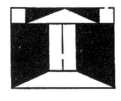

（8）找简单图形 4

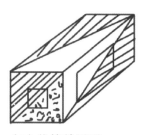

（9）找简单图形 1

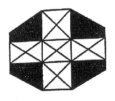

（10）找简单图形 7

第三部分（5分钟）

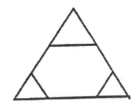

（1）找出简单图形 6

（2）找出简单图形 1

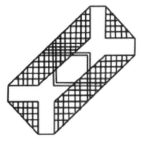

（3）找出简单图形 9

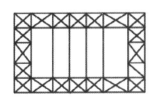

（4）找出简单图形 4

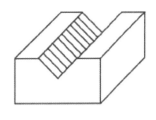

（5）找出简单图形 8

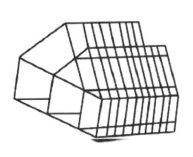

（6）找出简单图形 2

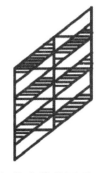

（7）找出简单图形 7

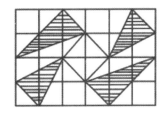

（8）找出简单图形 3

（9）找出简单图形 5

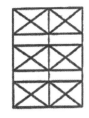

（10）找出简单图形 7

附录4　健康信息搜寻任务书

具体时间	搜寻动机（您搜寻健康信息的缘由？）	搜寻策略（使用何种信息源、如何描述健康问题的？）	搜寻内容（您搜寻到了什么内容？）	搜寻持续时间（整个过程持续了多久？）	搜索结果评价（是否搜寻到想要的健康信息？满意吗？有用吗？）

附录5　访谈大纲

序号	访谈问题
1	您一周大概会花多长时间搜寻健康信息？频率怎么样？
2	您能谈谈您每次想要搜寻健康信息的原因吗？请举一些例子说明。
3	您有搜寻过哪些健康信息？其中，您经常搜寻的健康信息有哪些？
4	您使用过哪些信息源获取健康信息？其中，您经常获取健康信息的信息源有哪些？
5	您会使用多个信息源来获取健康信息吗？
6	请回忆一下您印象深刻的一次健康信息搜寻过程，详细描述一下该过程。
7	您期望最终搜寻到什么样的健康信息？信息的内容和信息的表现形式是怎样的？可否举个例子。
8	请回忆一下您上周的日记记录，您为什么会首选这个信息源搜寻健康信息？您为什么会去选择下一个信息源和其他信息源？最后您选择信任哪个信息源？为什么？
9	您对搜寻到的健康信息是满意的（不满意的）吗？为什么？
10	当遇到不满意的健康信息时，您是如何解决的？

附录6　任务搜索前问卷

　　该问卷在您阅读完每项任务后开始搜索前填写，请您认真作答，并在最接近您当前状态的选项上画"√"。

　　1. 您认为此搜索任务具有很强的挑战性。（感知任务困难程度）

非常不同意	很不同意	有点不同意	一般	基本同意	很同意	非常同意
1	2	3	4	5	6	7

2. 请您预测一下此搜索任务的困难程度。（感知任务困难程度）

非常容易	很容易	比较容易	一般	比较困难	很困难	非常困难
1	2	3	4	5	6	7

3. 您对此搜索任务相关主题熟悉吗？（主题内容熟悉程度）

完全不知道	几乎不知道	知道很少	一般	知道一点	知道很多	完全知道
1	2	3	4	5	6	7

4. 您对完成此搜索任务需要的主题知识了解吗？（主题内容熟悉程度）

完全不知道	几乎不知道	知道很少	一般	知道一点	知道很多	完全知道
1	2	3	4	5	6	7

5. 您对完成此搜索任务可能需要的检索工具或方法知道多少？（方法与过程熟悉程度）

完全不知道	几乎不知道	知道很少	一般	知道一点	知道很多	完全知道
1	2	3	4	5	6	7

6. 请您预测一下此搜索任务的复杂程度。（感知任务复杂度）

非常复杂	很复杂	有点复杂	一般	有点简单	很简单	非常简单
1	2	3	4	5	6	7

7. 您之前是否有过相同或类似的搜索经历呢？（搜索经验丰富程度）

从没有	几乎没有	很少有	一般	比较多	很多	非常多
1	2	3	4	5	6	7

8. 您对自己完成此任务有信心吗？（信心程度）

非常没有信心	很没有信心	有点没信心	一般	有一些信心	很有信心	非常有信心
1	2	3	4	5	6	7

附录7　任务搜索后问卷

该问卷在您完成每项任务后填写，请您认真作答，并在最接近您当前情况的选项上画"√"。

1. 您有足够的时间完成此次搜索任务吗？（任务完成情况——时间充分）

A. 有　　　　　　　B. 没有

（当您在问题 1 中选择"B"请回答此题，否则请您跳过） ＊1－2. 如果您觉得时间不够的话，您还需要多长时间能完成好此任务？

    A. 3 分钟以内   B. 3—5 分钟   C. 6—8 分钟   D. 9—10 分钟

2. 您是否获得了足够的健康信息支持此项工作任务的完成？（任务完成情况——信息充分）

    A. 是   B. 否

（当您在问题 2 中选择"B"请回答此题，否则请您跳过） ＊2－2 如果您觉得已经获得的健康信息不足以完成此任务，您还想在哪些系统上继续搜索？

    A. 结束任务时正在使用的系统   B. 其他_____

3. 在搜索期间，您会选择某个文档或网页信息，是因为它（如何选择有用信息）

完全没用	很没用	几乎没用	一般	比较有用	很有用	非常有用
1	2	3	4	5	6	7

4. 搜索过程中，您所选择的文档或网页对工作任务的完成的作用是：（如何选择有用信息）

    A. 能确定所有文档或网页都对任务有用   B. 大部分有用，其余的可能作用不大

    C. 大约一半有用，剩下的可能没用   D. 只有一小部分有用，大多数可能没用

    E. 不能确定我所选择的文档或网页对任务是否有用

5. 搜索结果列表对您选择有用的文档很有帮助（此题需要您列举出您用过的系统资源如百度文库、知乎、百度百科等名称）（信息源选择）

	完全没帮助	很没帮助	几乎没帮助	一般有用	比较有帮助	很有帮助	非常有帮助
系统 1	1	2	3	4	5	6	7
系统 2	1	2	3	4	5	6	7
系统 3	1	2	3	4	5	6	7
系统 4	1	2	3	4	5	6	7

6. 搜索过程中您发现搜索任务目标很模糊，不知道如何确定有用信息。（信息有用性判断难度）

完全同意	比较同意	有点同意	一般	有点不同意	比较不同意	非常不同意
1	2	3	4	5	6	7

7. 您很难明确一个合适的查询词或关键词去检索到有用的信息。（信息有用性判断难度）

完全同意	比较同意	有点同意	一般	有点不同意	比较不同意	非常不同意
1	2	3	4	5	6	7

8. 对您来说，判断文档或网页是否对任务有用是困难的。（信息有用性判断难度）

完全同意	比较同意	有点同意	一般	有点不同意	比较不同意	非常不同意
1	2	3	4	5	6	7

9. 您觉得该任务对人的智力要求很高。(获取信息的认知强度)

完全同意	比较同意	有点同意	一般	有点不同意	比较不同意	非常不同意
1	2	3	4	5	6	7

10. 基于您刚才做的任务,您觉得此任务难吗?(获取信息的认知强度)

非常容易	很容易	比较容易	一般	比较困难	很困难	非常困难
1	2	3	4	5	6	7

11. 您觉得该搜索任务需要很多思考。(获取信息的认知强度)

完全同意	比较同意	有点同意	一般	有点不同意	比较不同意	非常不同意
1	2	3	4	5	6	7

12. 您需要通过多个系统的搜索或检索才能完成该搜索任务。(确定有用信息的努力程度)

完全同意	比较同意	有点同意	一般	有点不同意	比较不同意	非常不同意
1	2	3	4	5	6	7

13. 在找到有用信息前,您进行了较多的搜索活动与搜索步骤。(确定有用信息努力程度)

完全同意	比较同意	有点同意	一般	有点不同意	比较不同意	非常不同意
1	2	3	4	5	6	7

14. 基于您刚才做的任务,您觉得此任务复杂吗?(确定有用信息的努力程度)

非常复杂	很复杂	比较复杂	一般	比较简单	很简单	非常简单
1	2	3	4	5	6	7

15. 您觉得自己成功地完成了此次搜索任务。(交互绩效——任务感知成功)

完全同意	比较同意	有点同意	一般	有点不同意	比较不同意	非常不同意
1	2	3	4	5	6	7

16. 您在此次搜索过程中感到挫败感或沮丧。(交互绩效——任务过程情绪)

完全同意	比较同意	有点同意	一般	有点不同意	比较不同意	非常不同意
1	2	3	4	5	6	7

17. 您对此任务的完成满意吗?(交互绩效——任务感知满意)

非常满意	很满意	有点满意	一般	有点不满意	很不满意	非常不满意
1	2	3	4	5	6	7

附录8　不同指标下的打分细节和打分参考示例

发布时间打分细节与情况说明

5.5 年以上	5.5≥N＞4.5 年	4.5≥N＞3.5 年	3.5≥N＞2.5 年	2.5≥N＞1.5 年	1.5≥N＞0.5 年	0.5 年及以内
1 分	2 分	3 分	4 分	5 分	6 分	7 分

注：知乎问答或医生问答一个页面多个信息，取前 5 条中质量最高的那个；基准时间以 2021 年 3 月 1 日为参考。

平台权威性打分细节与情况说明

没有权威性	几乎没有权威性	权威性很低	权威性一般	有点权威性	很有权威性	权威性非常高
1 分	2 分	3 分	4 分	5 分	6 分	7 分
打分规则或参考示例：百度知道无名信息、百度贴吧匿名信息	打分规则或参考示例：百度经验、百家号、知乎问答、B站经验、百度文库、360个人图书馆等	打分规则或参考示例：非科普中国的百度百科、维基百科、知乎盐选、微信公众号	打分规则或参考示例：一般新闻媒体，如搜狐网、腾讯网等；健康美容网站，太平洋时尚网等	打分规则或参考示例：有认证的健康类商业网站，如39健康、快速问医生、医学教育网、博禾医生、春雨医生等类似性质的健康网站	打分规则或参考示例：专业科普网站（百度百科中的科普中国·科学百科）、百度健康医典	打分规则或参考示例：官方媒体（澎湃新闻、新华社、中国产经新闻网）、专业科研数据库

作者权威性打分细节与情况说明

没有权威性	几乎没有权威性	权威性很低	权威性一般	有点权威性	很有权威性	权威性非常高
1 分	2 分	3 分	4 分	5 分	6 分	7 分
打分规则或参考示例：没有提供相关信息	打分规则或参考示例：媒体或社交平台没有认证的一般个人用户，个	打分规则或参考示例：媒体或社交平台（如百家号、百度经验、百度知	打分规则或参考示例：社交平台（如百家号、百度经验、百度知道、	打分规则或参考示例：社交平台（如百家号、百度经验、百度知道、	打分规则或参考示例：经过专业认证的主任医师（三甲医院）、有一定	打分规则或参考示例：由官方媒体人发布；由专业认证的

续表

没有权威性	几乎没有权威性	权威性很低	权威性一般	有点权威性	很有权威性	权威性非常高
1分	2分	3分	4分	5分	6分	7分
	人真实信息不详（如百家号、百度经验、百度知道、百度文库、知乎问答、B站等类似信息平台）	道、百度文库、知乎问答、B站等类似信息平台）有个人基本信息，且较为活跃的用户	百度文库、知乎问答、B站等类似信息平台）通过认证的个人用户	百度文库、知乎问答、B站等类似信息平台）认证的知名机构用户或签约作者，发布科普信息的专业健康信息网站，一般新闻媒体人，一般医生	影响力的科研工作者	权威医师发布，且其专业与任务内容吻合；由权威科研专家发布，且其具有较好的科研声誉

注：主要根据作者职称、个人职业信息详细程度、是否专家认证、专业方向与内容的匹配程度等。

材料充分性打分细节与情况说明

没有参考资料	几乎没有参考资料	参考资料很少	一般	有一些参考资料	参考资料很充分	参考资料非常充分
1分	2分	3分	4分	5分	6分	7分
打分规则或参考示例：纯个人经验介绍，没有参考资料	打分规则或参考示例：总结性、提炼性经验，偏常识类的信息	打分规则或参考示例：一般科普知识，文中涉及一些参考数据	打分规则或参考示例：文中有参考资料链接，但没有完整格式的参考资料描述；有医生的指导意见；列举了一些参考资料，但参考文献列举明显不足；没有列举参考文献的期刊或杂志报道（差一点或不太规范的文献）	打分规则或参考示例：列举了较多专家的访谈资料转述，列举了较多参考资料或案例信息，呈现了各种资料截图，引用了一般杂志或报纸文章	打分规则或参考示例：列举了杂志、报纸或媒体内容中学术科研成果或论文的二次介绍，有较好的参考资料或信息来源信息列表（如百度百科、百度医典）	打分规则或参考示例：当前信息为较好信息源，如专业期刊文章、官方文件（如《新型冠状病毒肺炎诊疗方案（试行第八版修订版）》《中国居民膳食指南》《流行性感冒诊疗方案（2018年修订版）》），且参考资料格式规范（专业学术论文等）

内容匹配性打分细节与情况说明

不匹配	几乎不匹配	匹配程度很低	一般	有一些匹配	大部分匹配	完全匹配
1分	2分	3分	4分	5分	6分	7分
打分规则或参考示例：与任务内容完全无关	打分规则或参考示例：有部分词语相关，涉及少数概念并没有涉及任务具体内容，如纯粹的商业广告	打分规则或参考示例：对任务内容的重述或描述，涉及任务内容的外延信息	打分规则或参考示例：能回答任务中的1个方面的问题	打分规则或参考示例：能对应回答任务中的2个以上方面的问题，但不能覆盖全部	打分规则或参考示例：基本上覆盖了任务内容的所有问题	打分规则或参考示例：能系统地回答所有问题

内容正确性打分细节与情况说明

完全不符合	很不符合	有点不符合	一般	有点符合	很符合	非常符合
1分	2分	3分	4分	5分	6分	7分
打分规则或参考示例：有明显的错误知识	打分规则或参考示例：有个人强烈情感的激进表达，广告推销	打分规则或参考示例：有值得怀疑的内容，纯个人经验分享	打分规则或参考示例：基本上没有问题（如一般科普信息、一般经验总结、百度经验等）	打分规则或参考示例：表达观点明确，层次合理，没有违反科学准则（如专家访谈、药品介绍、百度医典、医生建议、百度百科、一般杂志论述型文章）	打分规则或参考示例：内容正确，表达较好，证据充足，有理有据（如研究成果二次报道、较好的科学论文、官方媒体报道）	打分规则或参考示例：内容、表达都非常准确（如高品质或权威期刊科研论文、官方文件）

观点充分性打分细节与情况说明

完全没有	几乎没有	很少有	一般	有一些	有较充分的支持	充分案例或研究支持
1分	2分	3分	4分	5分	6分	7分
打分规则或参考示例：与任务无关的信息	打分规则或参考示例：个人经验分享	打分规则或参考示例：总结性、提炼性经验	打分规则或参考示例：医疗/健康信息平台发布的缺乏案例	打分规则或参考示例：文中有示意图、截图或数据举例说	打分规则或参考示例：提及正式发表的科学研究成果、实	打分规则或参考示例：本身是正式发表的科研

完全没有	几乎没有	很少有	一般	有一些	有较充分的支持	充分案例或研究支持
1分	2分	3分	4分	5分	6分	7分
			或科研数据/证据的科普信息或医生问答信息	明的科普信息或医疗常识，提到一些已有的非学术调查结果，提及正式的杂志报纸文章	验或正式社会调查报告，正式媒体科研论文成果报道或科研成果论文的二次报道，权威文件	成果